Mosaik

GERRY THOMPSON

HANDBUCH SHIATSU

Schmerzen lindern · Spannungen lockern ·

Energie freisetzen · sich rundum wohlfühlen

Anleitung zur Selbst- und Partnermassage

Fotos Sue Atkinson

Mosaik Verlag

Für Shizuko Yamomoto,
meinen ersten Shiatsu-Lehrer

Erstausgabe: Headline Book Publishing 1994
Originaltitel: *The Shiatsu Manual*
Fachberatung: Elaine Liechti
Übersetzung: Ursula Fischer
Einbandgestaltung Martina Eisele, München
Einbandfoto: Sue Atkinson

Der Mosaik Verlag ist ein Unternehmen
der Verlagsgruppe Bertelsmann

Satz: Filmsatz Schröter GmbH, München
Druck und Bindung: Graficromo S.A., Cordoba
Printed in Spain . ISBN 3-576-10595-6

Gegenüber: *Das Schriftzeichen für T'ai, das »groß« bedeutet, drückt den traditionellen Geist des Shiatsu und seine Beziehung zum menschlichen Leben aus.*

INHALT

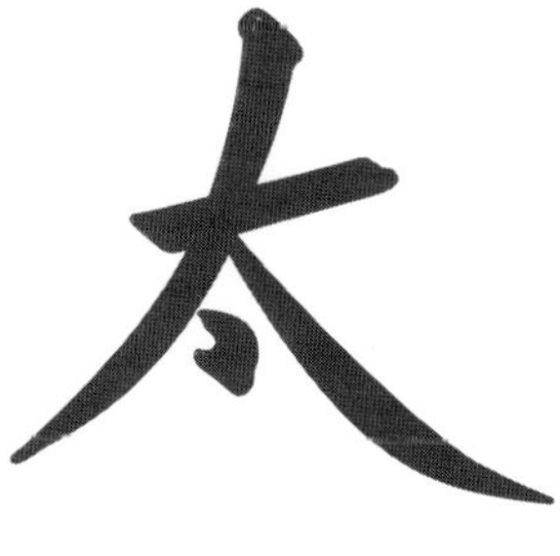

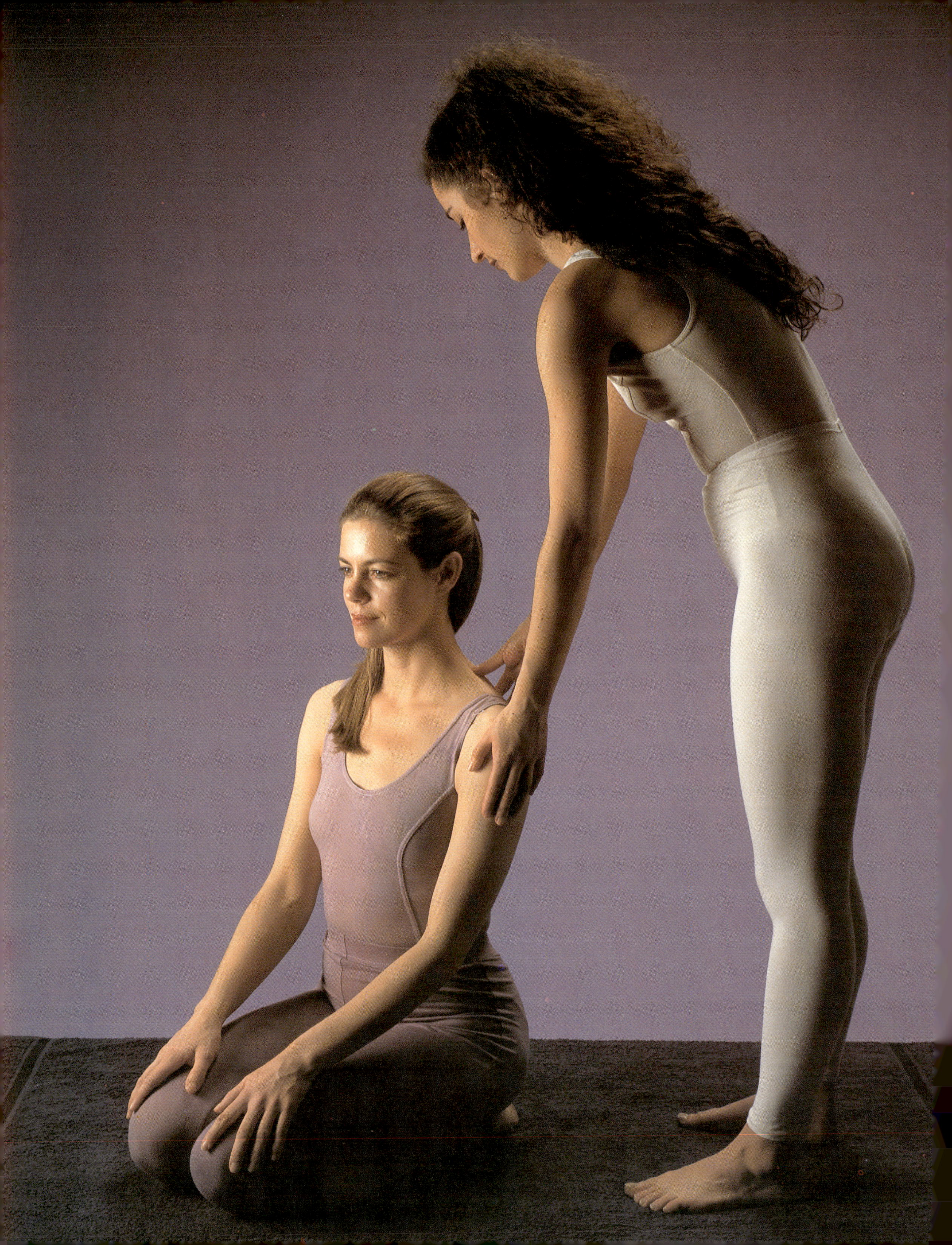

EINFÜHRUNG

Diese Einführung gibt Ihnen viele wichtige Hinweise, die Ihnen helfen, die Kunst des Shiatsu zu erlernen, und erklärt Ihnen, was später bei der Shiatsu-Behandlung zu tun und was zu unterlassen ist. Deshalb sollten Sie sie auf jeden Fall lesen, bevor Sie zu Teil I übergehen.

Während Sie in Teil I praktische Fertigkeiten der Shiatsu-Behandlung erlernen, zeigt Ihnen Teil II einige Techniken zur Selbstbehandlung. Sie lassen sich als selbständige Übungen oder zum Aufwärmen vor der eigentlichen Shiatsu-Behandlung einsetzen.

Wenn Sie das bis dahin Neuerlernte erst einige Male angewandt haben und sich beim Shiatsu-Geben schon recht sicher fühlen, können Sie zu Teil III übergehen. Dort finden Sie eine Reihe zusätzlicher Techniken und Hintergrundinformationen, mit denen Sie Ihren Shiatsu-Stil verbessern und Ihre Behandlung vielseitiger gestalten können.

Wenn Ihnen Shiatsu Spaß macht und Sie gut damit zurechtkommen, dann empfehle ich Ihnen, einen Shiatsu-Kurs zu besuchen. Das ist vor allem dann unerläßlich, wenn Sie sich zum Shiatsu-Therapeuten ausbilden lassen wollen. Im Anhang finden diejenigen, die sich in Shiatsu weiterbilden wollen, die nötigen Kontaktadressen.

Was ist Shiatsu?

Shiatsu ist eine Form der natürlichen Körperarbeit, die sich der Berührung bedient, um den Energiefluß des Körpers zu beeinflussen. Das Wort *Shiatsu* heißt wörtlich zwar »Fingerdruck«, es können aber auch Daumen, Hände und andere Körperteile wie Ellbogen und Füße eingesetzt werden. Diese heilende Kraft der Berührung wird zusammen mit dem Wissen über die Meridiane, das heißt die Energiekanäle im Körper, derer sich auch die Akupunktur bedient, eingesetzt.

Diese Behandlung wirkt in vielerlei Hinsicht: Sie unterstützt den Kreislauf und fördert den Lymphfluß, beeinflußt das Nervensystem, setzt tiefsitzende Spannungen aus den Muskeln und Gifte aus dem Körpergewebe frei, stimuliert das Hormonsystem und mobilisiert insgesamt die Selbstheilungskräfte des Körpers. Damit kann Shiatsu bei praktisch allen Beschwerden, einschließlich psychischer Störungen, helfen. Mit dem in diesem Buch vorgestellten Einführungswissen erreichen Sie bereits ein solches Behandlungsniveau, daß Sie bei Familienmitgliedern und Freunden Spannungen lösen und Entspannung herbeiführen, Energie freisetzen, Schmerzen lindern und insgesamt zu körperlichem, geistigem und spirituellem Wohlbefinden beitragen können.

Die Ursprünge des Shiatsu

Shiatsu kommt aus Japan. Es hat zwei Hauptwurzeln, die beide noch immer das Shiatsu, so wie es heute praktiziert und gelehrt wird, stark beeinflussen. Die eine Quelle ist das alte System der klassischen chinesischen Medizin, das vor einigen Jahrhunderten in Japan eingeführt wurde, während es sich bei der anderen um einen mehr traditionellen, volksmedizinischen Massageansatz handelt, der sich aus der fernöstlichen Kunst des Heilens durch Berühren, die von Generation zu Generation weitergegeben wurde, entwickelt hat. Diese Verschmelzung verschiedener Einflüsse erklärt auch die Effektivität des Shiatsu nicht nur als hochentwickelte klinische Therapie, sondern auch als einfache, natürliche, persönliche und körperliche Aktivität, die für den privaten Bereich bestens geeignet ist. Das ist sicher auch der Grund dafür, daß jene, die im Shiatsu-Geben noch recht unerfahren sind, schon jetzt anderen mit den wirklich einfachen Techniken helfen können.

Im letzten Jahrhundert begannen die Japaner, sich für westliche Anatomie und Physiologie zu interessieren, so daß damit auch die Entwicklung des Shiatsu beeinflußt wurde. Seit etwa fünfzehn Jahren hat Shiatsu weit außerhalb seiner Heimat – dem Fernen Osten – hauptsächlich in Europa, den USA und in Australien Verbreitung gefunden. So hat sich die Shiatsu-Technik auch ganz natürlich in westlichem Sinn entwickelt, in einer Form, die dem modernen westlichen Lebensstil und den

Links. *Die Shiatsu Behandlung der Schultern ist der schnellste Weg, Ihrem Partner zur Entspannung zu verhelfen.*

daraus erwachsenden Gesundheitsproblemen Rechnung trägt.

Wie Shiatsu funktioniert

Shiatsu bedeutet in erster Linie – in welcher Form auch immer praktiziert –, auf die Gesamtverfassung eines Menschen einzuwirken, indem man auf das Muster der inneren Energie, auch *Ki* genannt, die durch den menschlichen Körper strömt, Einfluß nimmt. Ki ist ein Wort, dem wir in der Folge noch oft begegnen werden. Es bedeutet »Lebensenergie«, entspricht dem chinesischen *chi*, wie es beispielsweise im Tai Chi vorkommt, oder dem indischen Begriff *prana*. Wann immer Sie in diesem Buch über das Wörtchen Energie stolpern, wird es in genau diesem Sinn gebraucht und nicht etwa in dem herkömmlichen westlichen. Am Anfang mag Ihnen der Begriff Ki noch ziemlich verschwommen erscheinen, wenn Sie aber erst einmal Shiatsu anwenden, werden Sie schnell verstehen, was er bedeutet: Wenn der Fluß unserer Körper- oder Lebensenergie gestört ist, stellen sich Beschwerden ein. Shiatsu hilft hier auf drei Ebenen, das Körpergleichgewicht wiederzufinden, indem es

- Blockierungen im Energiefluß auflöst,
- einen Mangel oder einen Überschuß an Ki mindert und
- Ki-Ungleichgewichte im Organismus ausgleicht.

Für den Augenblick aber ist es nicht unbedingt erforderlich, diese Prozesse zu erkennen; wertvolle Ergebnisse lassen sich schon durch das Geben von Shiatsu erzielen. Teil III beschäftigt sich eingehender mit dem Ki, damit Sie diesen Begriff verinnerlichen und dadurch seine jeweilige Qualität beurteilen und Ihre Technik verbessern können.

Als man Shiatsu in den späten siebziger Jahren bei uns im Westen zu lehren begann, war der aus Japan stammende Behandlungsstil im Vergleich zu der im Westen vorherrschenden Vorstellung von Körperarbeit recht energisch und kraftvoll. Deshalb glauben manche Menschen noch heute, Shiatsu sei etwas ziemlich schmerzhaftes. In den letzten zehn Jahren hat sich die westliche Technik jedoch verändert. Was sich aber nicht verändert hat ist, daß das Drücken bestimmter Punkte, in denen das Energiegleichgewicht gestört ist, bis zu einem gewissen Grad und auf eine bestimmte Art unangenehm sein kann – ein Gefühl, das der regelmäßige Shiatsu-Empfänger jedoch schnell zu erkennen lernt. Darüber sollten Sie vor Beginn einer Anwendung Ihren Shiatsu-Partner aufklären, ihn aber bitten, Sie sofort darauf hinzuweisen, wenn die Behandlung für ihn zu schmerzhaft ist. Und damit sind wir bereits bei dem wichtigen Thema, worauf bei der Behandlung zu achten ist.

Was vor der Behandlung zu beachten ist

Es gibt beim Shiatsu eine ganze Reihe wichtiger Einschränkungen, deren Vorliegen Sie vor jeder Behandlung überprüfen müssen. Damit Sie überhaupt wissen, was Sie zu berücksichtigen haben, müssen Sie dem angehenden Shiatsu-Empfänger einige einfache Fragen stellen und ihn aufmerksam beobachten. Haken Sie einfach die folgenden Punkte als eine Art geistiger Checkliste vor jeder Behandlung ab:

1. Beurteilen Sie die Kondition und die allgemeine Verfassung Ihres Shiatsu-Partners, um Ihren Behandlungsstil festzulegen: Einer älteren, gebrechlichen, kranken oder einfach sehr zarten Person werden Sie natürlich eine sanftere, mit insgesamt weniger Druck ausgeführte Behandlung angedeihen lassen als einer robusten, kräftigen und vor Gesundheit strotzenden.
2. Stellen Sie fest, ob Ihr Partner Verletzungen, Krampfadern oder noch nicht ganz verheilte Operationswunden hat, und vermeiden Sie in diesen Bereichen direkten Druck.
3. Erkundigen Sie sich, ob Ihr Partner erst kurz zuvor eine schwere Mahlzeit zu sich genommen hat, unter Fieber oder starkem Bluthochdruck leidet – diese Fälle schließen eine Behandlung aus.
4. Personen mit ernsthaften Gesundheitsstörungen wie Krebs, Herzschwäche oder fortgeschrittene Arthritis dürfen nur von einem ausgebildeten Shiatsu-Therapeuten behandelt werden.
5. Stellen Sie bei weiblichen Shiatsu-Empfängern fest, ob eine Schwangerschaft vorliegt. Verzichten Sie in den ersten drei Schwangerschaftsmonaten ganz auf eine Behandlung. In der restlichen Schwangerschaft dürfen Sie unterhalb des Knies und an bestimmten anderen, in den Warnhinweisen im Ganzkörper-Shiatsu-Grundprogramm angegebenen Punkten keinen starken Druck ausüben. Diese Punkte liegen auf der Schulter, in Nackennähe, direkt oberhalb des Innenknöchels und auf der Hand zwischen Daumen und Zeigefinger *(siehe Seite 24, 61–66 und 75).*

6. Üben Sie während der Menstruation keinen tiefen Bauchdruck aus, und verzichten Sie auch auf Manipulationen im Beckenbereich.

Sobald Sie mit der Behandlung begonnen haben: Hören Sie unverzüglich auf, wenn der Shiatsu-Empfänger beim Drücken eines bestimmten Punkts plötzlich über starke Schmerzen klagt, und meiden Sie diesen Punkt während der restlichen Behandlung.

Vorbereitung einer Sitzung

Die Umgebung: Der Behandlungsraum sollte so groß sein, daß sich eine Person hinlegen kann und Sie problemlos um sie herumgehen können. Sorgen Sie für eine bequeme Unterlage – ideal wäre eine dünne Matratze oder ein Futon, es reicht aber auch eine dicke Decke, die jedoch so groß sein sollte, daß Sie neben Ihrem Partner darauf knien können. Halten Sie auch einige Kissen oder Polster griffbereit. Der Raum sollte ruhig und gegen Lärm von draußen abgeschirmt sein. Manche Menschen hören während der Behandlung auch gerne sanfte, stimmungsvolle Musik. Für eine angenehme Atmosphäre sorgen außerdem ein Kaminfeuer oder Kerzenlicht, eine Duftlampe, Räucherstäbchen und ähnliches. Die Temperatur sollte etwas höher als normal liegen. Sie selbst bewegen sich zwar, der Shiatsu-Empfänger jedoch kühlt im Zustand tiefer Entspannung meist rasch ab. Während bestimmter Behandlungssequenzen können Sie zwischenzeitlich eine Decke über ihn breiten. Wenn der Raum plötzlich stickig, staubig oder sonst unangenehm auf Sie wirkt, dann liegt das an den Ausscheidungsprozessen, die während der Behandlung stattfinden, wenn auch nur auf der Ebene eines Energieausstoßes. Abhilfe schafft hier Lüften oder, wenn nicht schon geschehen, eine angezündete Kerze oder Weihrauch.

Sie selbst: Das wichtigste ist, daß Sie sich selbst in Ihrem Innern ruhig und konzentriert fühlen – nicht übermüdet, nervös oder unwohl. Ein paar Entspannungs- oder Meditationsübungen zur Vorbereitung können hier hilfreich sein. Tragen Sie während der Behandlung locker sitzende, bequeme Kleidung, die Ihnen völlige Bewegungsfreiheit läßt – am besten aus natürlichen Fasern wie Baumwolle. Nehmen Sie direkt vor einer Behandlung keine schwere Mahlzeit zu sich. Achten Sie darauf, daß Ihre Hände sauber und die Fingernägel nicht zu lang sind, besonders wichtig sind die Daumennägel. Binden Sie langes Haar zusammen, damit es während der Behandlung nicht Ihren Partner stört.

Der Shiatsu-Empfänger: Shiatsu empfängt man normalerweise bekleidet, damit mit der tief unter der Haut sitzenden Energie Fühlung aufgenommen werden kann, ohne daß Hautreizungen ablenken. Auch die Kleidung des Shiatsu-Empfängers sollte volle Bewegungsfreiheit gewähren und bequem sein. Er sollte Schmuck, Brille, Kontaktlinsen, Gürtel, Schuhe und metallene Accessoires, die sich leicht entfernen lassen, abnehmen. Auch er sollte vor einer Behandlung keine schwere Mahlzeit zu sich genommen haben, doch auch nicht zu hungrig sein.

Klären Sie Ihren Partner vor jeder Erstbehandlung darüber auf, was ihn erwartet. Sie können in ein, zwei Worten sagen, was Shiatsu eigentlich bedeutet, und ihm die drei Grundpositionen erklären, die er während der Behandlung einnehmen wird *(siehe Seite 15)*. Betonen Sie vor allem auch, daß er sich völlig entspannen kann und Ihnen nicht durch Bewegen des einen oder anderen Körperteils entgegenkommen muß – abgesehen von den Augenblicken, wenn Sie ihn bitten, sich hinzulegen oder umzudrehen. Weisen Sie ihn auch darauf hin, daß sich bestimmte Punkte zwangsläufig etwas schmerzhafter anfühlen, daß er Sie aber sofort alarmieren muß, wenn eine Dehnung oder ein Druck jäh und heftig schmerzt.

Gehen Sie die Checkliste auf Seite 8 durch, um festzustellen, ob bestimmte Gesundheitsstörungen oder Zustände die Behandlung beeinträchtigen und eine Sonderbehandlung erforderlich machen oder einer Behandlung entgegenstehen. Manche Menschen reagieren an bestimmten Stellen sehr empfindlich auf Berührung oder können sie hier gar nicht ertragen, so etwa am Bauch oder an den Zehen. Mit zunehmender Praxis und Erfahrung werden Sie selbst herausfinden, was sich Ihr Partner von der Behandlung verspricht, und dementsprechend vorgehen.

Es ist durchaus nicht ungewöhnlich, wenn bei dem Shiatsu-Empfänger innerhalb von etwa 24 Stunden nach einer Behandlung eine vorübergehende »Reaktion« auftritt, etwa eine extreme Müdigkeit, grippeähnliche Symptome oder auch eine milde Form von Durchfall. Bewirkt wird diese Reaktion durch Toxine – also Giftstoffe –, die vor der Ausscheidung in den Blutstrom gelangen – und genau das kann man seinem Partner erklären,

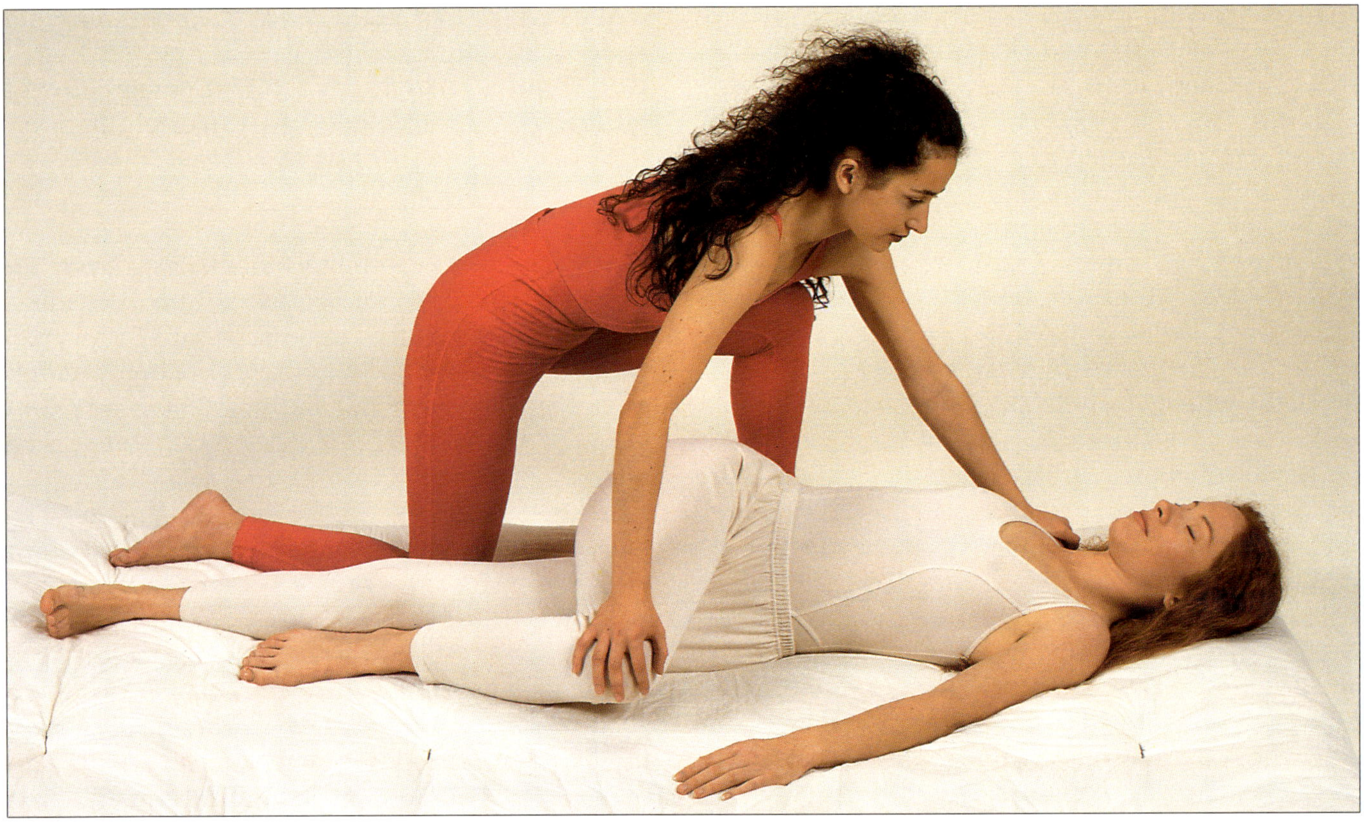

Oben: *Eine typische Ganzkörperdehnung in der oft benutzten »Ausfall«-Stellung.*
Rechts: *Ein Beispiel für Handflächendruck, der im Vierfüßlerstand gegeben wird.*
Unten: *Der mit der Daumenspitze ausgeübte Druck ist am intensivsten, präzisesten und stimuliert am meisten.*

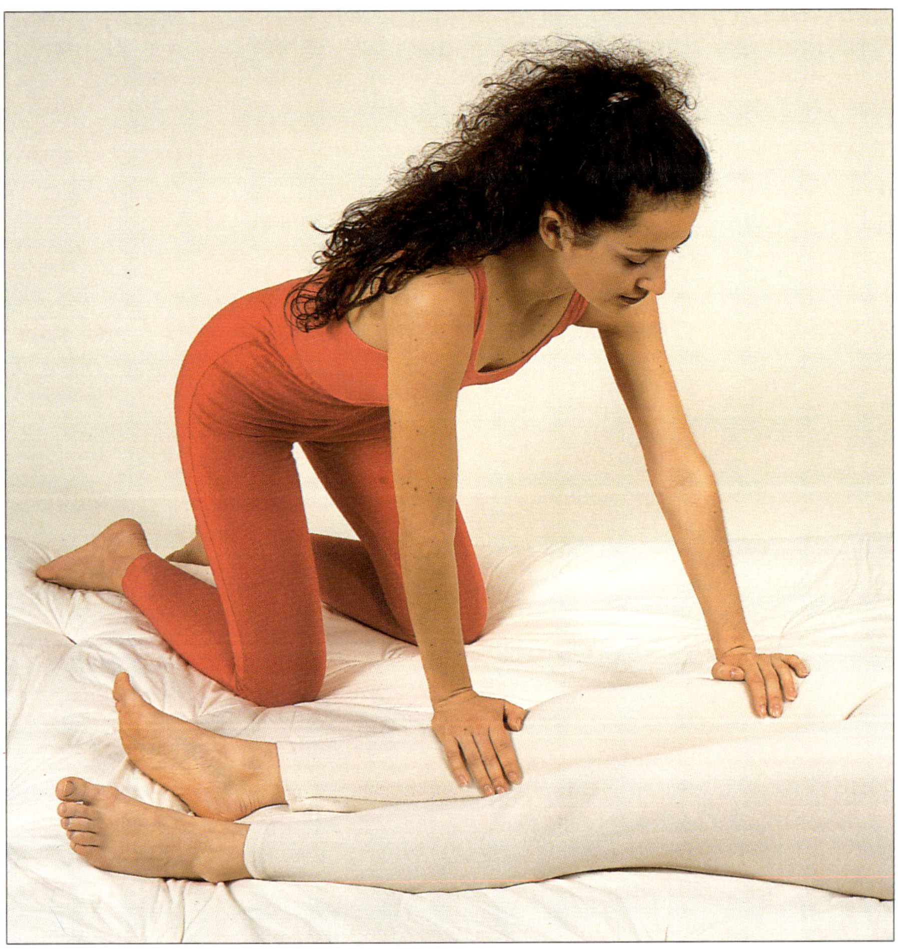

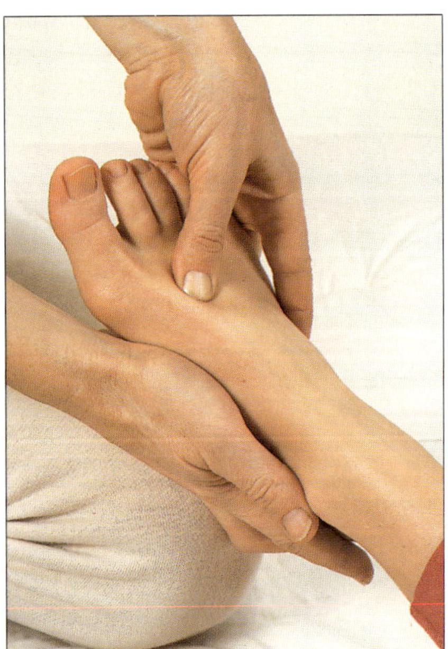

wenn dieser Fall eintritt. Manchmal kommt es auch zu einer mehr emotionalen Reaktion, wie unerklärliche, vorübergehende Reizbarkeit. Sinnvoll ist es deshalb in jedem Fall, Ihren Partner vor den möglichen Reaktionen zu warnen.

Techniken

Es gibt kein Standardverfahren oder feststehendes Programm für eine Shiatsu-Ganzkörperbehandlung. Vielmehr hat jeder Therapeut und Lehrer sein eigenes individuelles Repertoire an Techniken, das er fallbezogen anwendet. Der Behandlungsleitfaden in Teil I stellt eine umfassende Grundbehandlung dar, die häufig eingesetzte Behandlungselemente beinhaltet. Wenn Sie sich danach noch weiter und intensiver mit Shiatsu beschäftigen wollen, kann Ihnen dieses Grundprogramm als Rahmen für neue Komponenten dienen und je nach Fall und besonderen Umständen abgewandelt werden. Mit zunehmender Erfahrung werden Sie auch Ihren eigenen Stil entwickeln.

Shiatsu arbeitet mit Druck, um – wie bereits beschrieben – die Körperenergie, das Ki, zu beeinflussen. Das kann durch Druck-, Dehn- und Massagetechniken wie Kneten, Reiben, Schütteln, Schlagen und Rütteln geschehen. Der Druck selbst kann mit Daumen, Handfläche, Fingern, Ellbogen oder Füßen ausgeübt werden. Die in diesem Buch vorgestellten Techniken konzentrieren sich auf den Daumen- und Handflächendruck; doch auch Finger- und Fußdruck werden kurz angesprochen.

Die am häufigsten eingesetzten Techniken, mit denen Sie sich auch zuerst vertraut machen müssen, sind:

- Ganzkörperdehnungen
- Handflächendruck
- Daumendruck

Vermeiden Sie es hierbei, mit der Spitze des Daumens zu arbeiten, setzen Sie vielmehr die Fläche des Daumenglieds ein. Halten Sie den Daumen beim Druckgeben immer gestreckt, auch wenn Ihnen das Daumengelenk am Anfang hierfür zu schwach erscheint – das gibt sich mit der Zeit.

Beim Handflächen- oder Daumendruck arbeiten Sie in erster Linie mit dem sogenannten Zwei-Hände-Shiatsu: Die »arbeitende« Hand übt Druck aus und folgt dabei dem Ki auf seinem Weg durch den Körper, während die »stützende« Hand auf der Stelle ruht und den Druck der arbeitenden Hand ausgleicht.

Alle diese Techniken werden Ihnen in dem Ganzkörper-Shiatsu-Grundprogramm in Teil I durch chronologisch aufeinanderfolgende Fotografien mit ausführlichen Bildunterschriften erklärt.

Wie Sie die Druckpunkte finden

Das erste, was sich ein Shiatsu-Neuling fragt, ist: »Drücke ich auch den richtigen Punkt?« Werden Sie mit zunehmender Praxis auch Ihre Berührung für sich selber sprechen lassen können, mögen Ihnen am Anfang folgende Hinweise als Orientierungshilfe dienen: Die Hauptdruckpunkte, die Tsubos, liegen an Kanälen bzw. Meridianen, deren Weg oft mit Wasserläufen verglichen wird, die der natürlichen Körper-»Geographie« folgen. Die Druckpunkte befinden sich in den Räumen zwischen den Muskeln und anderem Körpergewebe, beispielsweise den Knochen. Shiatsu kann aber auch ohne diese konventionellen Druckpunkte wirksam sein. Um eine erste grobe Lokalisierung zu erhalten, richten Sie sich am besten nach den Fotografien und spüren dann mit Ihrem Tastsinn den genaueren Ort auf. Der Verlauf der Meridiane und die Lokalisierung der Tsubos werden in Teil III behandelt.

Wieviel Druck ist anzuwenden

Bis Sie so erfahren sind, daß Sie dies selbst beurteilen können, gibt es auch hier einige Eselsbrücken. Das beste ist, Sie bitten Ihren Partner, Ihnen zu sagen, was er fühlt. Der Druck, richtig ausgeübt, kann zwar schmerzhaft sein, dies aber auf eine tolerierbare, ja angenehme Art und Weise. Keinesfalls darf er unangenehm werden und stark schmerzen. Spürt Ihr Partner jedoch gar nichts, sind Sie wohl einfach übervorsichtig. Wenn Sie die unten beschriebenen Richtlinien zur Körperhaltung beachten, werden Sie überrascht sein, wieviel Körpergewicht Sie tatsächlich einsetzen können, ohne daß dies als unangenehm empfunden wird. Wirklich starker, direkter Druck sollte auf die Gelenke selbst – also Knöchel, Knie, Hüften, Ellbogen und Schultern – nicht ausgeübt werden.

Behandlungsrichtlinien

Es gibt einen bestimmten »Stil« beim Shiatsu, welcher der Behandlung eine spezielle Qualität und Wirkung verleiht. Damit auch Sie diesen Stil übernehmen können, habe ich ihn in Einzelelemente

Rechts: *Arbeiten Sie mit Ihrem Körpergewicht und nicht mit Körperkraft. Konzentrieren Sie sich auf Ihren Bauch. Hier bewegt sich die arbeitende Hand, während die andere passiv ist und auf der Stelle ruht.*
Unten: *Halten Sie Ihren Körper entspannt, und verlagern Sie Ihren Schwerpunkt nach unten. Entwickeln Sie ein Gefühl der Ruhe.*

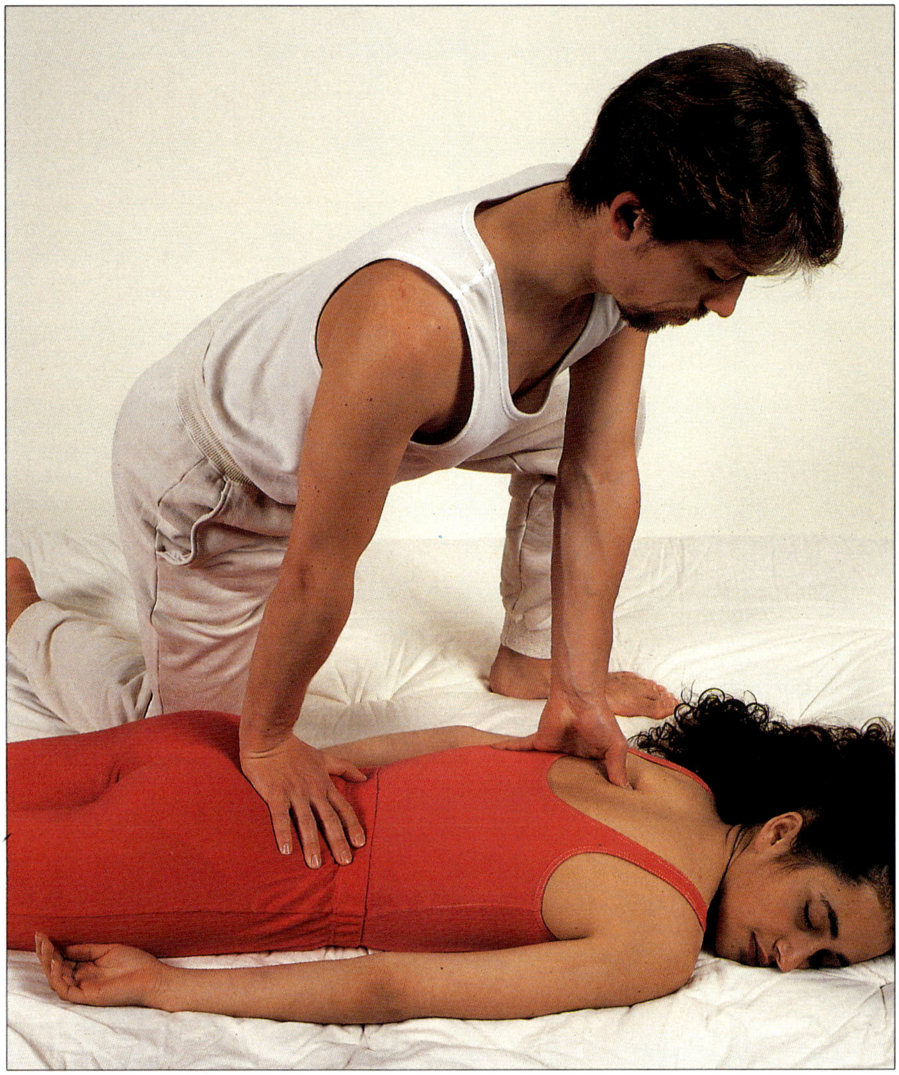

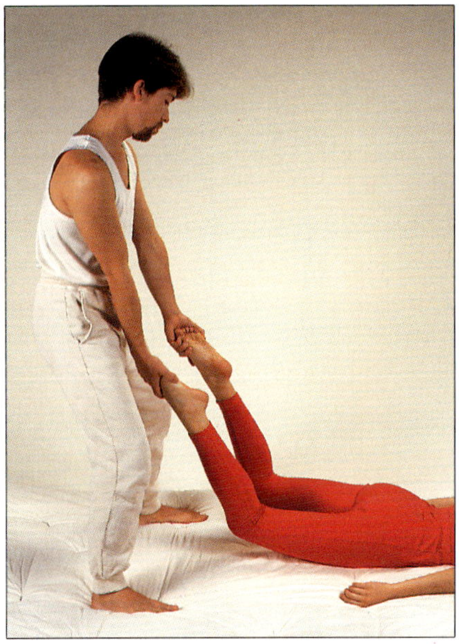

zerlegt, die ihn in ihrer Gesamtheit charakterisieren. Die Grundbestandteile, die das A und O jeder Behandlung bilden, sind:

1. Arbeiten Sie mit Ihrem Körpergewicht, nicht mit Muskelkraft.
2. Halten Sie während der Behandlung Ihren gesamten Körper, einschließlich der Arme, in einem entspannten Zustand.
3. Konzentrieren Sie sich auf Ihren Bauch, achten Sie aber auch darauf, wie Ihr Partner auf Ihre Behandlung reagiert – beobachten Sie beispielsweise sein Gesicht. Indem Sie in den Bauch atmen, verlagern Sie Ihren eigenen Schwerpunkt weiter nach unten, wodurch Sie einen sicheren Stand erlangen und wirksamer Druck ausüben können. Um hierfür ein Körpergefühl zu entwickeln, strecken Sie Ihren Bauch heraus und drücken Ihre Knie auseinander, wenn Sie im Sitzen arbeiten.
4. Halten Sie den arbeitenden Arm zwar gerade, aber nicht starr durchgedrückt. Dazu müssen Sie fortlaufend Ihre Position zur Behandlungsfläche hin neu ausrichten.
5. Üben Sie Druck aus, indem Sie sich in die Bewegung hineinlegen, während Sie und Ihr Partner ausatmen – halten Sie die Position eine volle Ausatmung lang.
6. Nehmen Sie eine Stellung ein, in der Sie im rechten Winkel zur Behandlungsfläche arbeiten.
7. Entwickeln Sie ein Gefühl der Ruhe und einen regelmäßigen Rhythmus.

Gewalt hat beim Shiatsu nichts zu suchen, gutes Shiatsu muß immer mühelos und ohne Anstrengung geschehen. Shiatsu soll dem, der es gibt, neue Energie verleihen und ihn nicht etwa ermüden, und bei dem, der es empfängt, den Kontakt mit seinem Ki herstellen.

Zu Anfang haben Sie sicher das Gefühl, Sie müßten an hundert Dinge gleichzeitig denken. Mit der Zeit und zunehmender Erfahrung aber wird Ihnen das alles ganz selbstverständlich erscheinen.

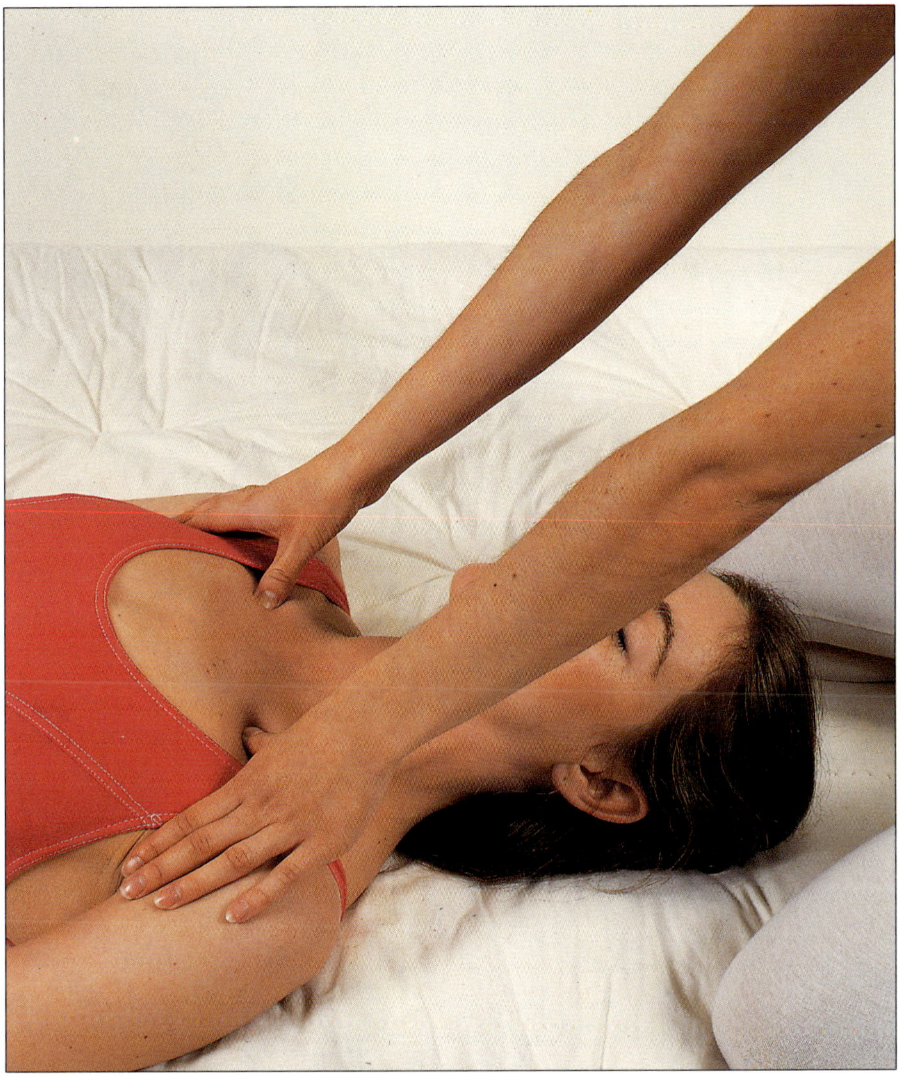

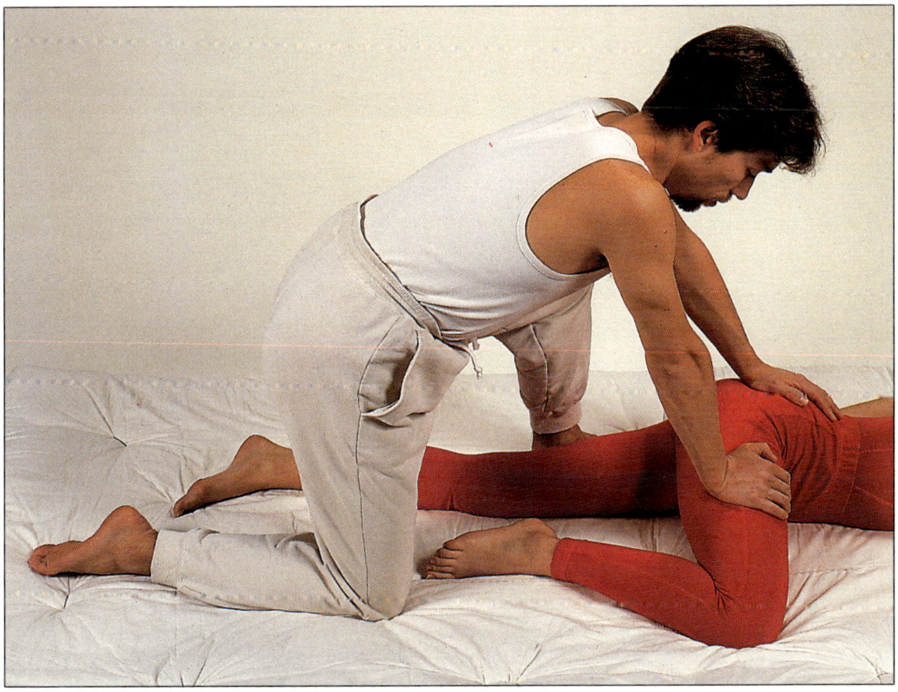

Oben links: *Halten Sie den arbeitenden Arm gerade, jedoch nicht starr durchgedrückt.*
Unten links: *Arbeiten Sie im rechten Winkel zur Behandlungsfläche; legen Sie beim Ausatmen Ihr Gewicht hinein, und halten Sie die Position.*

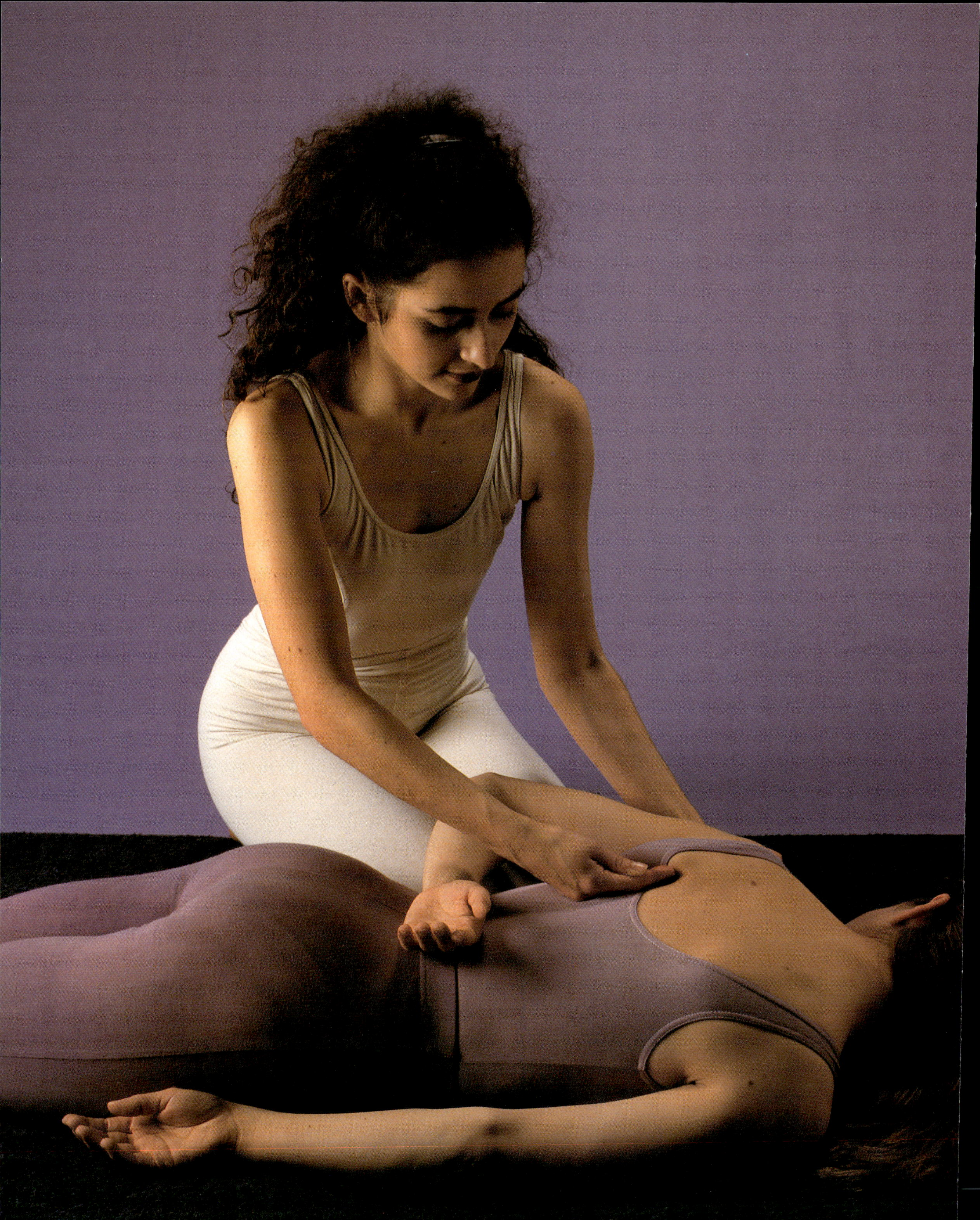

TEIL I

DAS GANZKÖRPER-SHIATSU-GRUNDPROGRAMM

Bevor Sie mit diesem Teil beginnen, müssen Ihnen die in der Einführung vorgestellten Informationen, die Sie auf die Techniken dieses Abschnitts vorbereiten, absolut geläufig sein. Die Shiatsu-Sitzung bzw. dieses Grundprogramm ist in zehn jeweils verschiedene Körperregionen betreffende Abschnitte unterteilt. Der Shiatsu-Empfänger nimmt insgesamt drei Grundhaltungen ein: Die Behandlung der Schultern erfolgt im Sitzen, die der Körperrückseite auf dem Bauch und die der Körpervorderseite auf dem Rücken. Der Behandlungsverlauf findet auf der Körperrückseite von oben nach unten, auf der Vorderseite von unten nach oben statt – und folgt damit dem Fluß der Lebensenergie, dem Ki. Jede Behandlungseinheit geht vom Allgemeinen zum Besonderen: Sie beginnt mit Lockerungsübungen und Ganzkörperdehnungen zur Vorbereitung, geht über zu der mehr lokal wirksamen Behandlung in der Handflächentechnik und endet schließlich mit der Behandlung spezieller Druckpunkte unter Zuhilfenahme von Fingern oder Daumen.

Jeder Schritt wird mit Fotos und detaillierten Bildunterschriften erläutert. Zusätzliche Fotografien zeigen mit einer auf dem Körper einkopierten Punktlinie, wo der Druck auszuüben ist. Sie müssen die einzelnen Punkte nicht genau lokalisieren, es reicht, wenn Sie der angegebenen Linie ungefähr in den gezeigten Abständen folgen. Farbig unterlegte Kästen mit Warnhinweisen signalisieren, wann Sie bei einer bestimmten Technik besondere Vorsicht walten lassen müssen.

Üben Sie sich erst an einzelnen Teilen des Grundprogramms, statt alle auf einmal lernen zu wollen. Tatsächlich bieten sich bestimmte Abschnitte für Kurzbehandlungen an *(siehe Seite 101)*. Eine Ganzkörperbehandlung sollte zwischen 45 Minuten und einer Stunde dauern, kann aber, solange Sie noch lernen, auch etwas länger ausfallen.

Links: *Der Rücken weist Behandlungszonen für den ganzen Körper und alle inneren Organe auf. Das Bild zeigt, wie Energie aus dem Bereich um die Schulterblätter frei gesetzt wird.*

1

Die Schultern

Die Schultern läßt sich jeder gern behandeln. Sobald man den Menschen die Hände auf die Schultern legt, seufzen sie meist wohlig auf. Das liegt daran, daß unsere Schultern eine so wichtige Rolle in unserer modernen Gesellschaft spielen. Sie stehen stellvertretend für die Fähigkeit, Verantwortung zu übernehmen, eine Bürde zu tragen, sich »eine Last auf die Schultern zu laden«. Wer unter Streß steht und Probleme hat – ob diese nun im beruflichen oder im privaten Bereich liegen –, hat meist auch Probleme mit diesem Körperbereich. Die Behandlung der Schultern beinhaltet auch das Gefühl der Anteilnahme oder Unterstützung, das vermittelt wird, wenn jemand seine Hand auf die Schultern eines anderen legt.

Tatsächlich stellt der Oberkörper in der westlichen Gesellschaft – die Probleme stets mit dem Kopf löst und in den Schultern Spannung und Energie ansammelt – eine besonders problematische Region dar. Es sind vor allem die Schultern, die die Unfähigkeit widerspiegeln, sich jeweils nur auf eine Sache zu konzentrieren. Eine Unfähigkeit, die bei vielen unter dem Druck entsteht, gleichzeitig auch an alle anderen Schwierigkeiten, Verpflichtungen oder unerledigten Dinge denken zu müssen. Die Schultern stehen darüber hinaus in enger Verbindung mit dem Nacken und bilden mit ihm zusammen eine Brücke zum Kopf. Und es sind die Schultern, in denen sich die Spannung staut, wenn der Energiefluß zum Kopf blockiert ist.

Auch eine vorwiegend sitzende Lebensweise kann Verspannungen verursachen: Mangelnde Bewegung schränkt die Beweglichkeit und Flexibilität der Schultern ein. Andererseits kann auch übertriebenes Training, wie etwa beim Gewichtheben, ständige Spannung erzeugen. Bei all diesen Problemen kann eine Behandlung der Schultern Abhilfe schaffen.

Zu dieser Behandlungseinheit

Die Schulterbehandlung erfolgt im Sitzen – eine etwas aktivere Erfahrenshaltung, bevor sich der Shiatsu-Partner hinlegt und völlig entspannt. Die Schulterbehandlung beginnt mit allgemeinen Lockerungsübungen, an die sich zur Vorbereitung Übungen in der Handflächentechnik und spannungslösende Dehnübungen anschließen. Den Abschluß bildet die Arbeit direkt an den Druckpunkten. Schulter-Shiatsu eignet sich bestens als eigene Kurzbehandlung, genausogut aber läßt sich damit eine umfassende Ganzkörpersitzung einleiten. Schulter-Shiatsu ist ideal, um Neulinge mit Shiatsu vertraut zu machen, ohne daß sie sich gleich ausgeliefert fühlen.

Zu den Störungen, die besonders gut auf diese Behandlung ansprechen, gehören Verspannungen in Nacken und Schultern, *Periarthritis humeroscapularis*, Steifigkeit zwischen den Schulterblättern, Schmerzen im oberen Rückenbereich, Haltungsfehler und Spannungskopfschmerzen. Damit in Beziehung stehende Organe, die ebenfalls von der Schulterbehandlung profitieren, sind Darm, Gallenblase und Lungen.

MERKE

- *Arbeiten Sie mit Ihrem Körpergewicht, nicht mit Muskelkraft.*
- *Halten Sie Ihren eigenen Körper entspannt.*
- *Konzentrieren Sie sich auf Ihren Bauch, atmen Sie aus ihm heraus.*
- *Halten Sie den arbeitenden Arm gerade, aber nicht starr durchgedrückt.*
- *Legen Sie sich immer beim Ausatmen in die Bewegung, und halten Sie diese Position.*
- *Arbeiten Sie im rechten Winkel zur Behandlungsfläche.*
- *Entwickeln Sie ein Gefühl der Ruhe und einen regelmäßigen Rhythmus.*

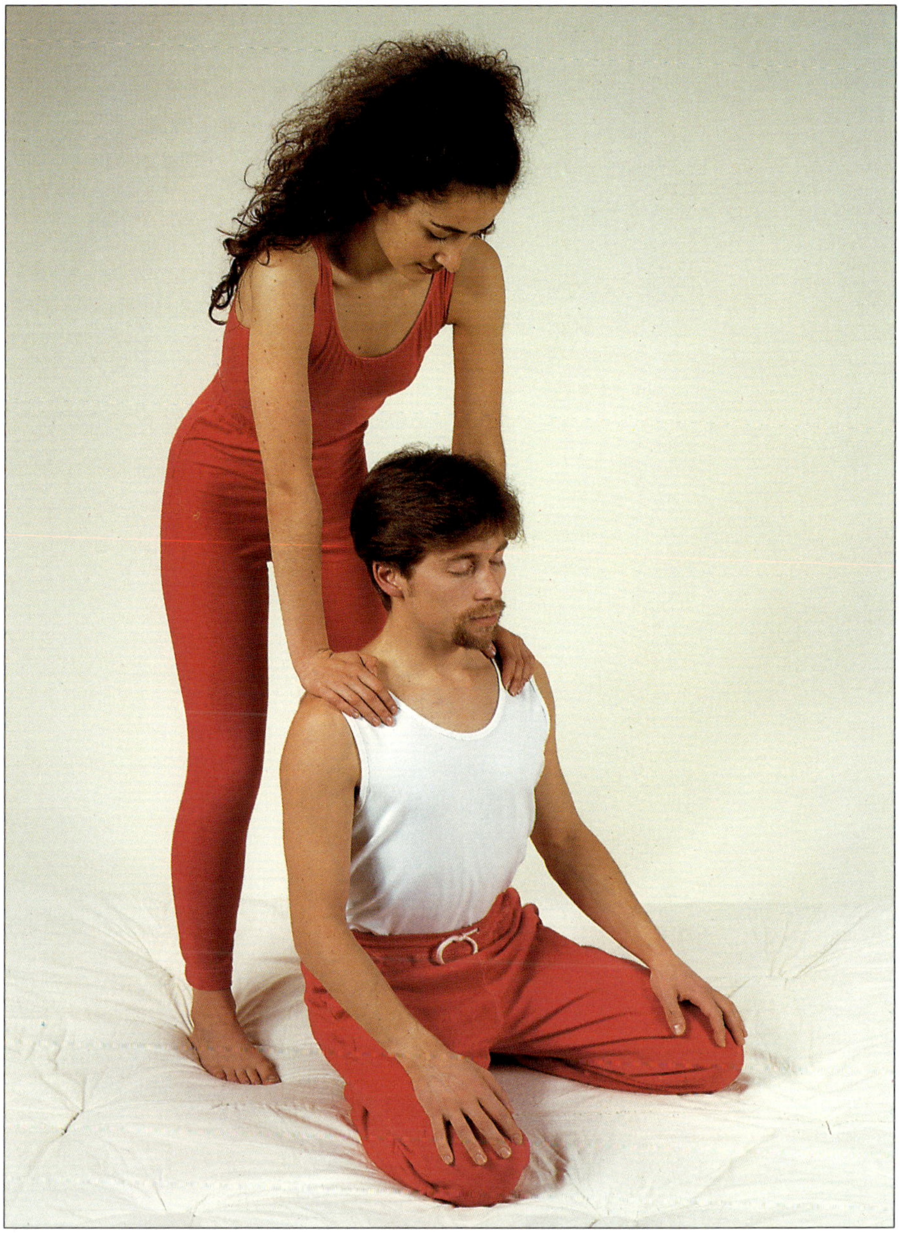

WARNHINWEIS

Arbeiten Sie sanft an den Schultern, wenn Ihr Partner alt oder gebrechlich ist, wenn eine Schulterverletzung oder Arthritis vorliegt oder wenn sich die Druckpunkte besonders schmerzhaft anfühlen. Was bei einer Schwangerschaft zu beachten ist, lesen Sie auf den folgenden Seiten.

1 Ihr Partner kniet mit leicht auseinandergedrückten Knien *(links)*. Ist diese Haltung aus Altersgründen, wegen Gelenksteifigkeit oder Durchblutungsstörungen undurchführbar oder unbequem, kann er sich auch in den Schneidersitz *(unten links)*, mit ausgestreckten Beinen *(unten Mitte)* auf den Boden oder auf einen Stuhl ohne Armlehne *(unten)* setzen. Diese Sequenz arbeitet mit der knienden Haltung. Wenn Sie sich also für eine der anderen Optionen entscheiden, müssen Sie Ihre Arbeitshaltung entsprechend anpassen. Bei der Stuhlversion beispielsweise können Sie nur im Stehen arbeiten; die Dehnungsübungen von Seite 23–25 fallen dabei ganz weg. Versuchen Sie, Ihren Rücken gerade zu halten, vor allem beim Dehnen. Lassen Sie die Kraft Ihrer Beine für sich arbeiten, statt den Rücken zu krümmen. Stellen Sie den Kontakt mit Ihrem Partner her, indem Sie ihm sanft die Hände auf die Schultern legen.

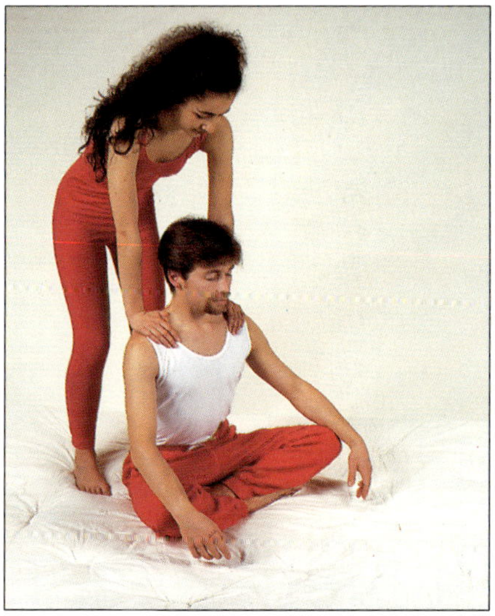

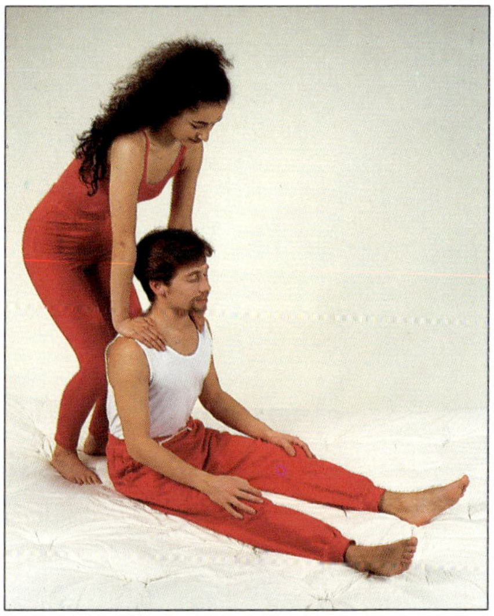

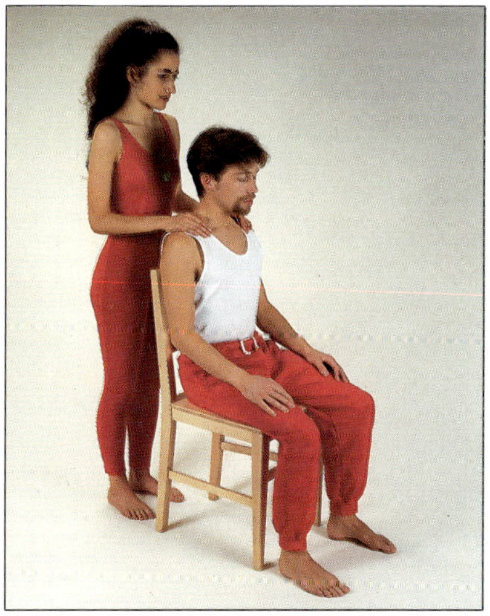

2 Knien Sie sich hinter Ihren Partner *(rechts)*, ein Bein ist aufgestellt, um nötigenfalls mit dem Knie seinen Rücken abzustützen. Legen Sie beide Hände einen Moment lang auf seine Schultern, um die Verbindung zwischen Ihren beiden Körperenergien herzustellen. Ihre Atmung ist natürlich und entspannt. Halten Sie diese Position so lange, wie es Ihnen angebracht erscheint.

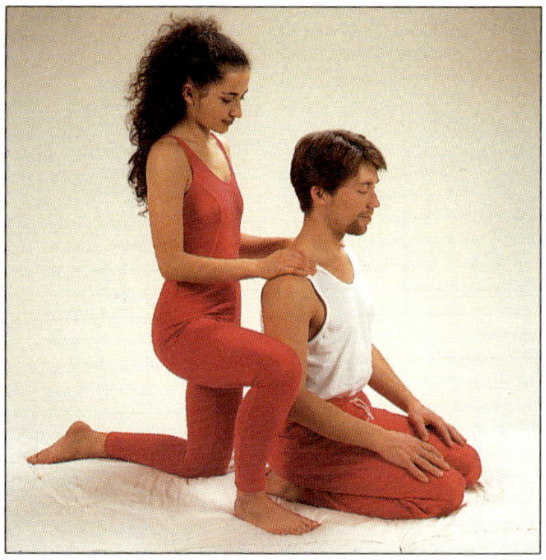

3 Heben Sie die Schultern Ihres Partners an *(unten)*, und lassen Sie sie dann durch ihr natürliches Gewicht wieder nach unten fallen. Wiederholen Sie dies so lange, bis sich die Schultern locker und schwer anfühlen und entspannt sind. Wenn Sie merken, daß Ihr Partner Ihnen zu helfen versucht, indem er die Schultern bewußt hochzieht, machen Sie ihn darauf aufmerksam, und ermuntern Sie ihn, sich zu entspannen und gehenzulassen.

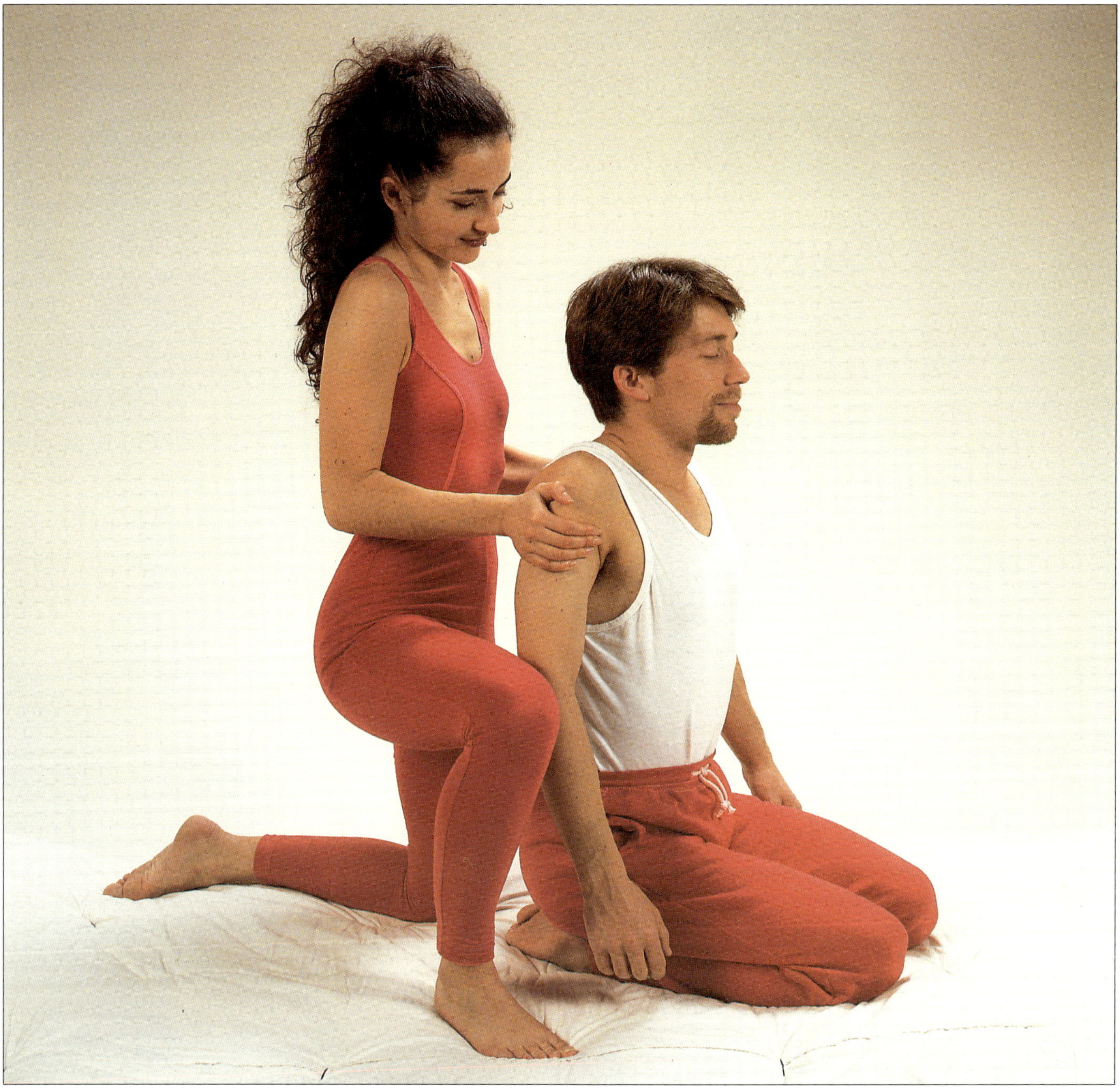

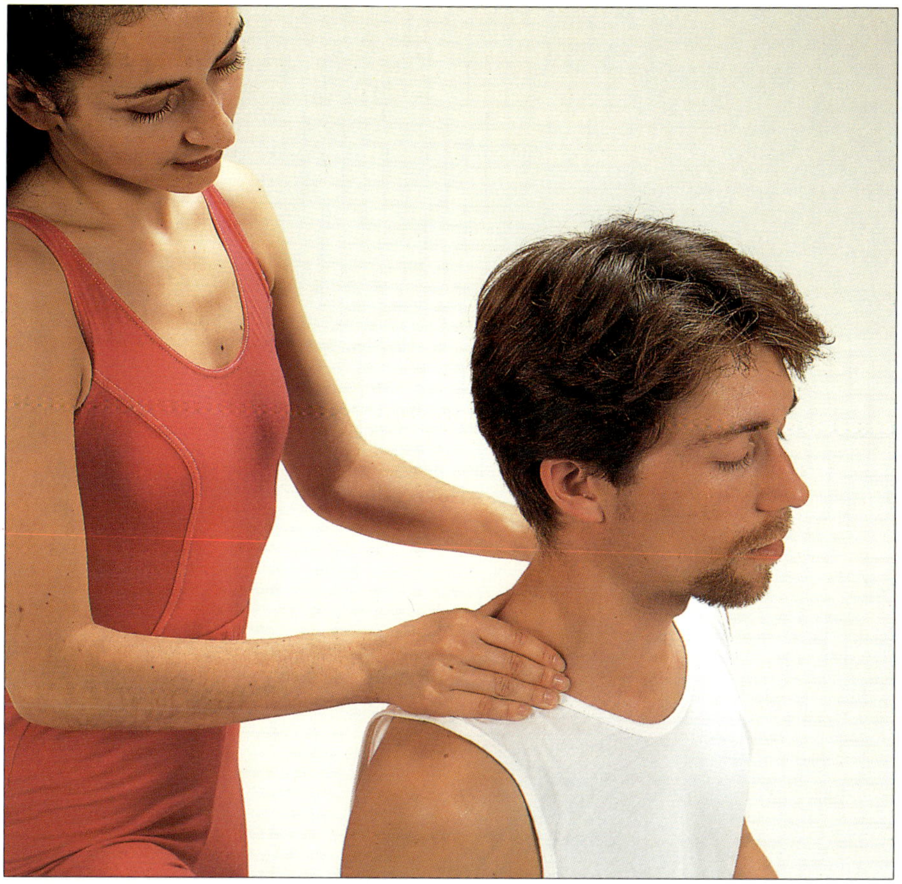

4 Beginnen Sie, die Schultermuskeln mit Daumen, Fingern und Handfläche kräftig zu kneten *(links)*. Achten Sie dabei auf den Zustand der Muskeln – sind sie hart oder verspannt? Lassen sich bestimmte Punkte aufspüren, in denen die Energie blockiert zu sein scheint? Spüren Sie einen guten Muskeltonus, fest und doch nicht zu angespannt? Oder ist der Muskeltonus kaum spürbar, stellen Sie ein Gefühl der Leere fest? Merken Sie sich diese Eigenschaften, und überprüfen Sie sie nach Beendigung der Schulterbehandlung aufs neue. Wahrscheinlich werden Sie eine deutliche Besserung feststellen.

Diese knetende Bewegung liefert Ihnen nicht nur Informationen über den Zustand der Schultern, sondern verbessert auch die Durchblutung und den Energiefluß in diesem Bereich und bereitet ihn so auf die nachfolgenden konzentrierteren Techniken vor. Sie können diese Übung noch ausbauen, indem Sie im oberen Rückenbereich mit den Daumen in die Muskeln zu beiden Seiten der Wirbelsäule drücken.

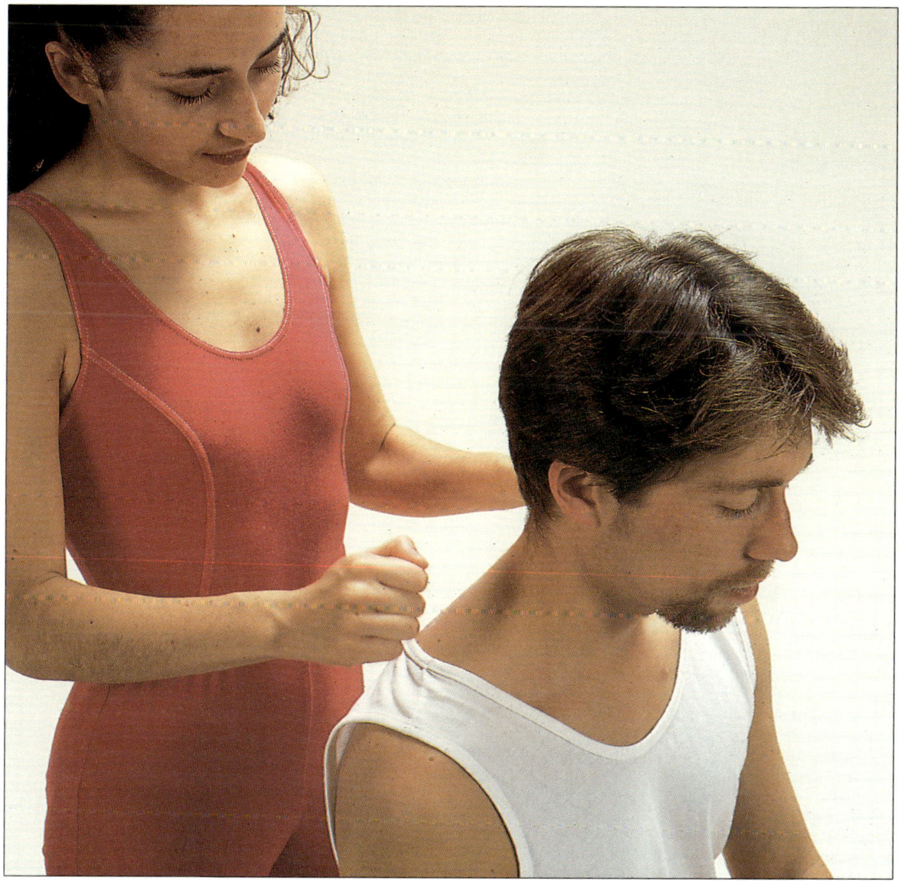

5 Schließen Sie Ihre Hände locker zur Faust, und bearbeiten Sie – die Handgelenke hängen dabei schlaff herunter – mit den Fingerknöcheln *(links)* ein, zwei Minuten lang die Schultermuskeln. Wenn Ihr Partner robust wirkt, können Sie hier ziemlich energisch vorgehen. Diese Übung hilft, Spannungen zu lösen und Blockierungen im Ki-Fluß aufzuheben.

6 Stellen Sie sich hinter Ihren Partner. Jetzt ist der Augenblick gekommen, wo Sie beide mit der regulären »Shiatsu-Atmung« zu arbeiten beginnen: beim Ausüben des Drucks zusammen aus- und beim Nachlassen leicht einatmen und so in diesem entspannten Rhythmus fortfahren.

Legen Sie Ihre linke Hand auf seine linke Schulter – dies ist Ihre ruhende bzw. stützende Hand *(unten)*. Bitten Sie Ihren Partner einzuatmen, und tun Sie ein gleiches. Wenn Sie dann beide ausatmen, stützen Sie Ihr Gewicht eine volle Ausatmung lang mit dem rechten Handballen (die »arbeitende« Hand) auf die rechte Schulter. Halten Sie dabei den rechten Arm gestreckt, und lassen Sie Ihr Körpergewicht auf die Schulter Ihres Partners einwirken. Ist Ihr Partner größer als Sie, müssen Sie sich auf die Zehenspitzen stellen.

Wiederholen Sie die Übung vier- bis fünfmal in kurzen Abständen. Beginnen Sie dabei in Nackennähe, und arbeiten Sie sich dann nach außen bis über die Schulter vor. Achten Sie auf Ihren Atemrhythmus! Wiederholen Sie das Ganze, nur daß jetzt die rechte Hand passiv auf der rechten Schulter ruht und die linke Hand die linke Schulter bearbeitet.

WARNHINWEIS

Vermeiden Sie es während der Schwangerschaft, oben auf die Schultermuskeln Druck auszuüben (rechts). *Verzichten Sie auf die Dehnung* (Abbildung gegenüber), *wenn die Schultern schwach, verletzt oder arthritisch sind.*

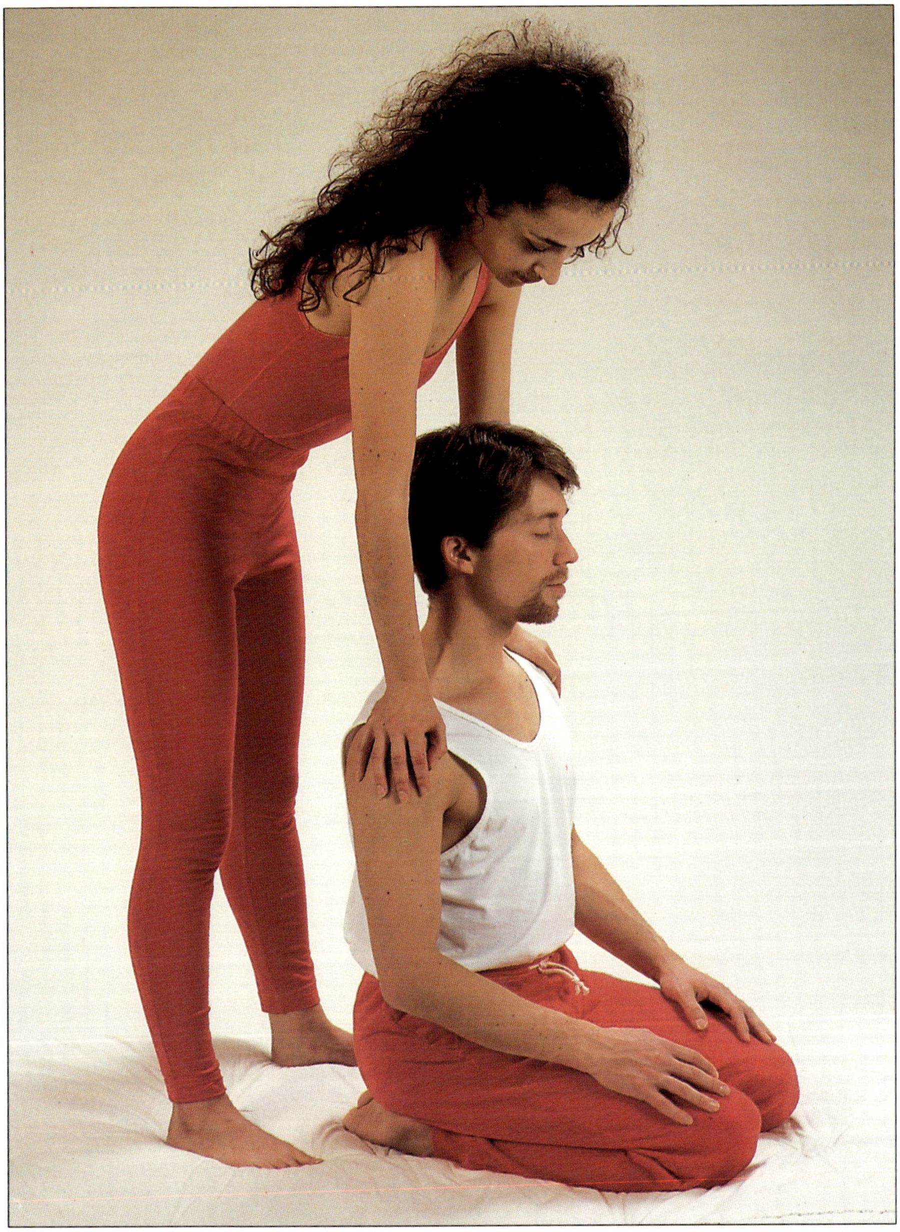

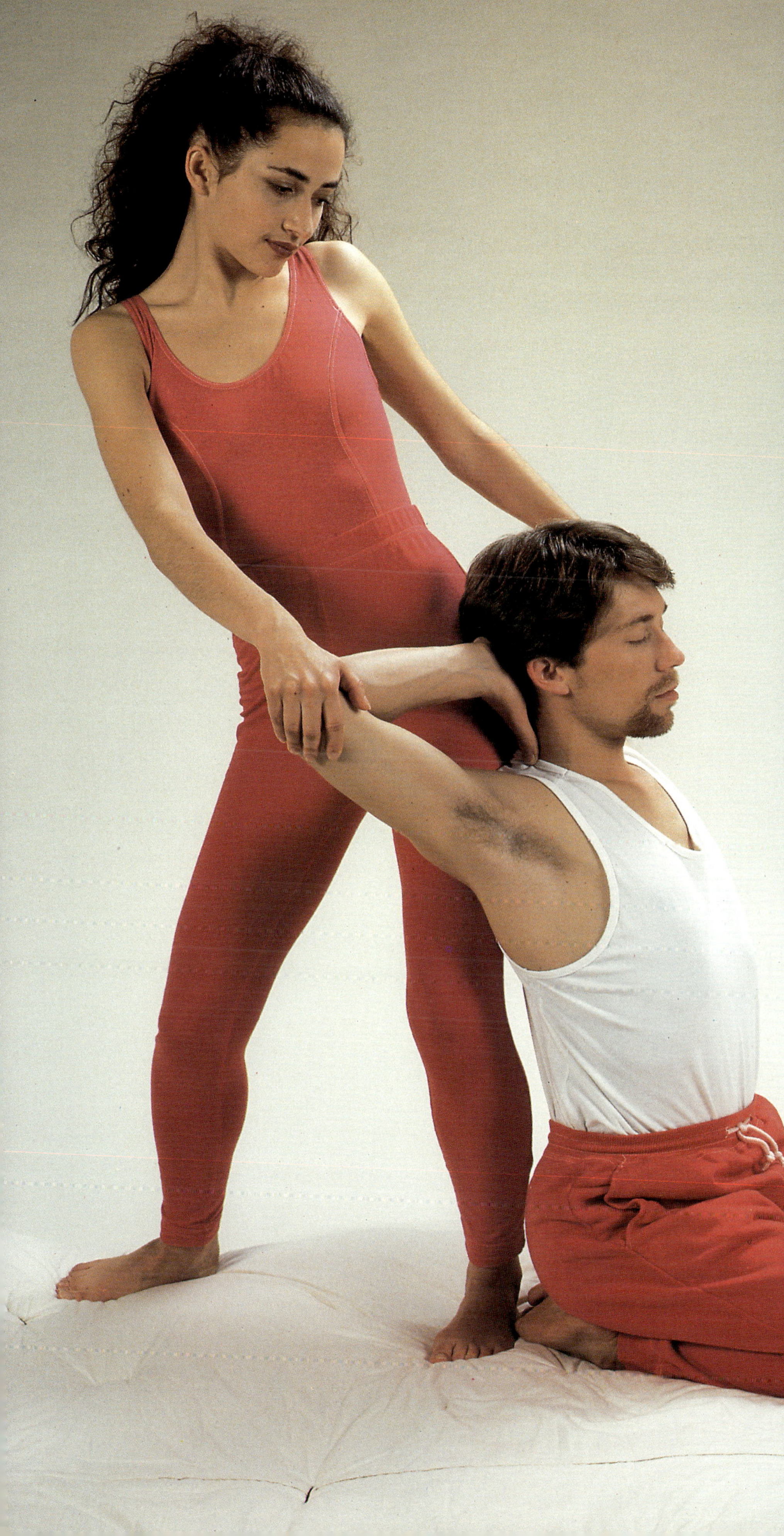

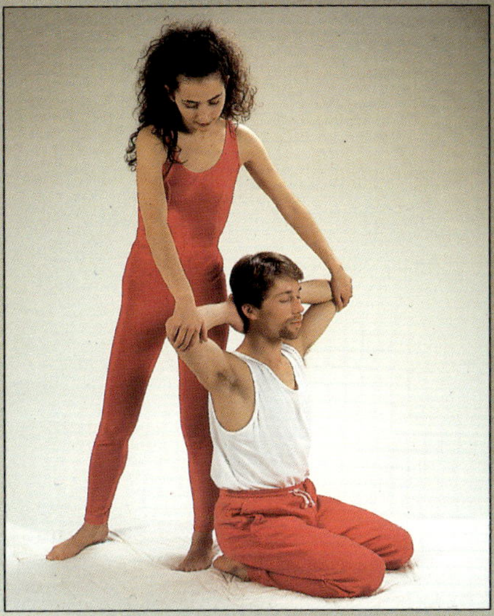

7 Sie stehen immer noch hinter Ihrem Partner, drehen Ihren Körper aber jetzt seitwärts, so daß Ihr Oberschenkel bzw. die Hüfte gegen die Wirbelsäule Ihres Partners gepreßt wird *(oben)*. Spreitzen Sie die Beine weit genug, um einen sicheren Stand zu haben. Bitten Sie Ihren Partner, seine Hände mit ineinandergehakten Fingern in den Nacken zu legen und seine Arme zu entspannen. Legen Sie Ihre Hände auf seine Ellbogen.

Atmen Sie ein, und ziehen Sie die Ellbogen beim Ausatmen sanft zu einer angenehmen Dehnung nach hinten *(links)*. Damit werden Spannungen, vor allem zwischen den Schulterblättern und in den Schultergelenken, gelöst.

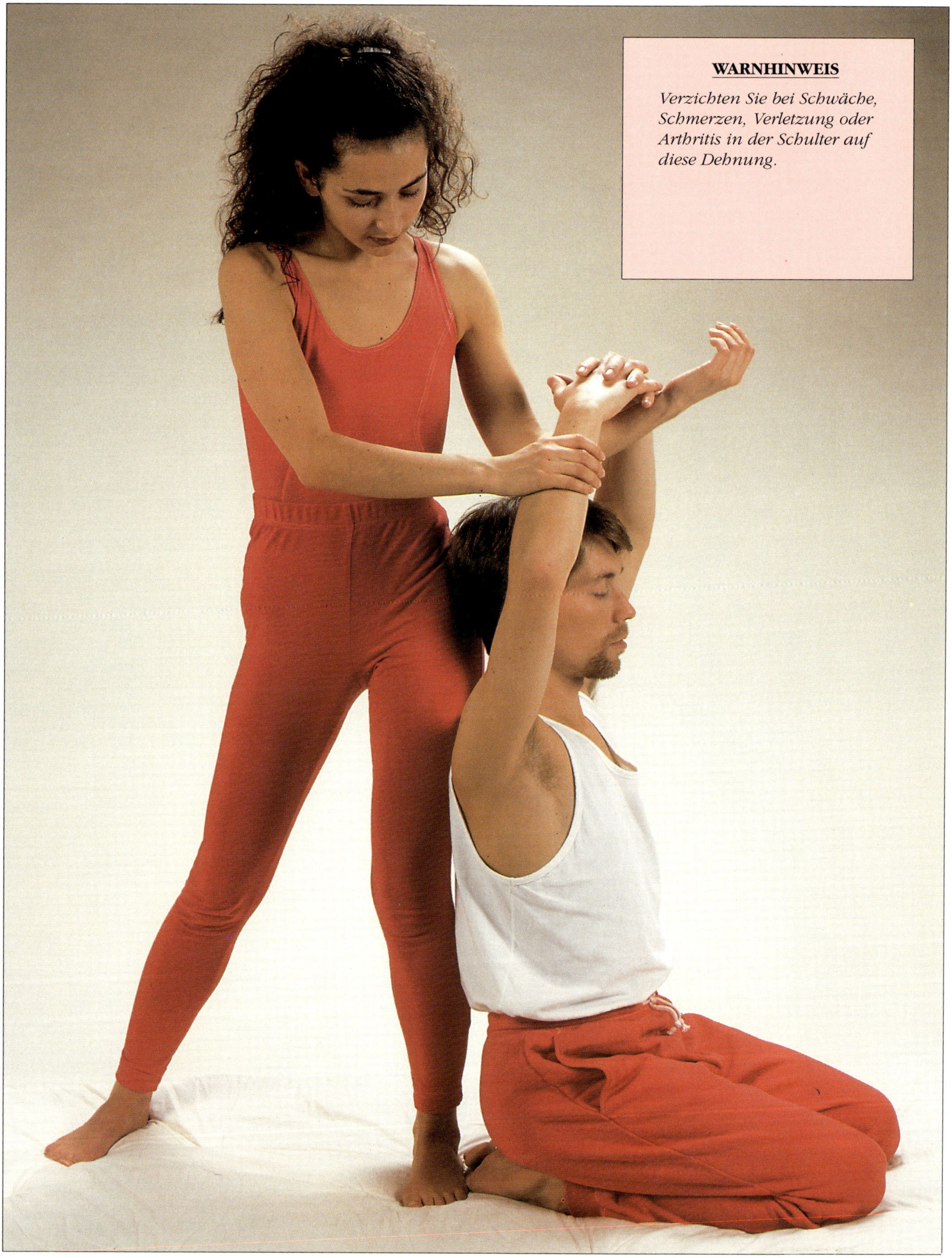

WARNHINWEIS

Verzichten Sie bei Schwäche, Schmerzen, Verletzung oder Arthritis in der Schulter auf diese Dehnung.

8 Stellen Sie sich wie zuvor hinter Ihren Partner, Ihr Oberschenkel bzw. die Hüfte berühren seine Wirbelsäule. Das Geheimnis dieser Dehnung liegt darin, diese zentrale Verbindungsstelle während der gesamten Übung aufrechtzuerhalten und so zu vermeiden, daß sich Ihr Partner verdrehen kann. Stehen Sie weit gespreizt, um eine sichere Standfläche zu haben. Lassen Sie Ihren Partner die Finger ineinander verschränken, und heben Sie seine Arme über den Kopf. Schieben Sie Ihren Arm durch die Schlinge *(siehe Seite gegenüber)*. Legen Sie die verschränkten Hände auf Ihre Schulter *(rechts)*. Beugen Sie seinen Körper

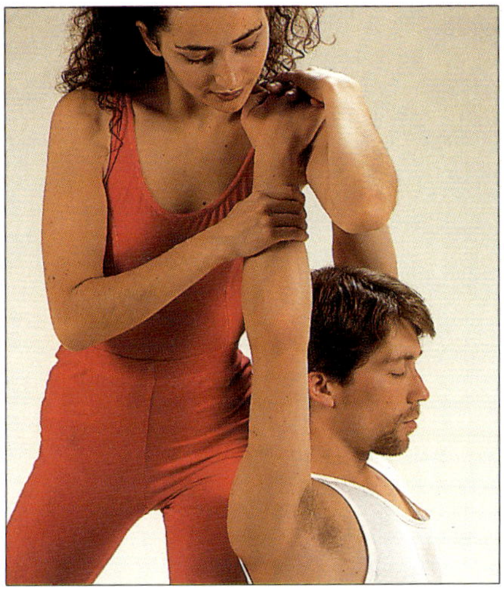

leicht nach hinten, bis seine Arme gestreckt sind. Wenn Sie Ihren Körper im Verhältnis zu dem Ihres Partners kleiner machen müssen, stellen Sie das äußere Bein ein Stück weiter aus.
Durch diese Dehnung wird der Körper Ihres Partners angehoben, und er muß zulassen, daß seine Arme gestreckt werden und seine Hüfte sich von den Beinen hebt. Atmen Sie gleichzeitig mit ihm ein.
Beugen Sie sich nun weiter in der Hüfte *(unten)*, lassen aber Ihre Beine die Hauptarbeit machen. Halten Sie die Dehnung eine volle Ausatmung lang.

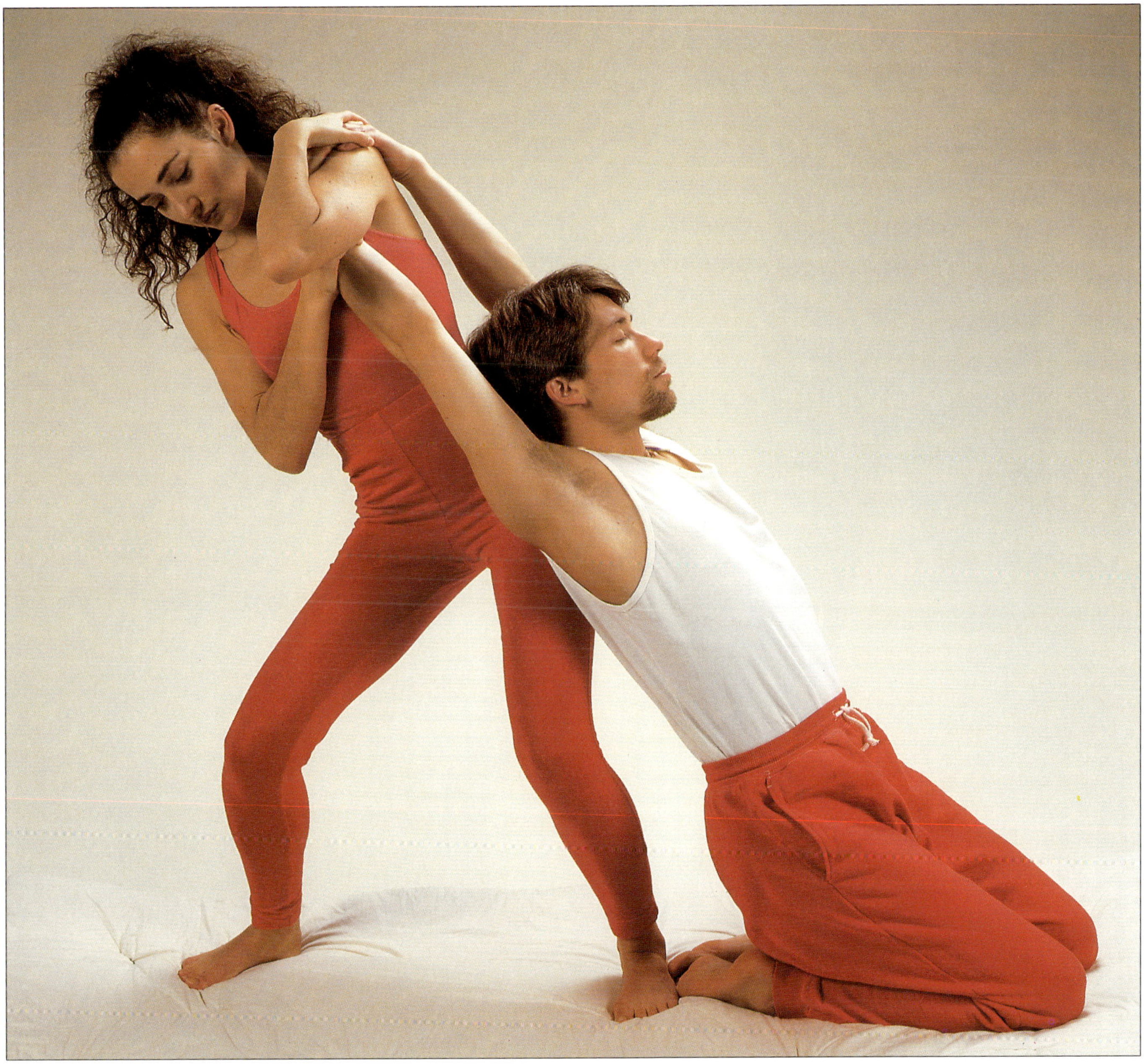

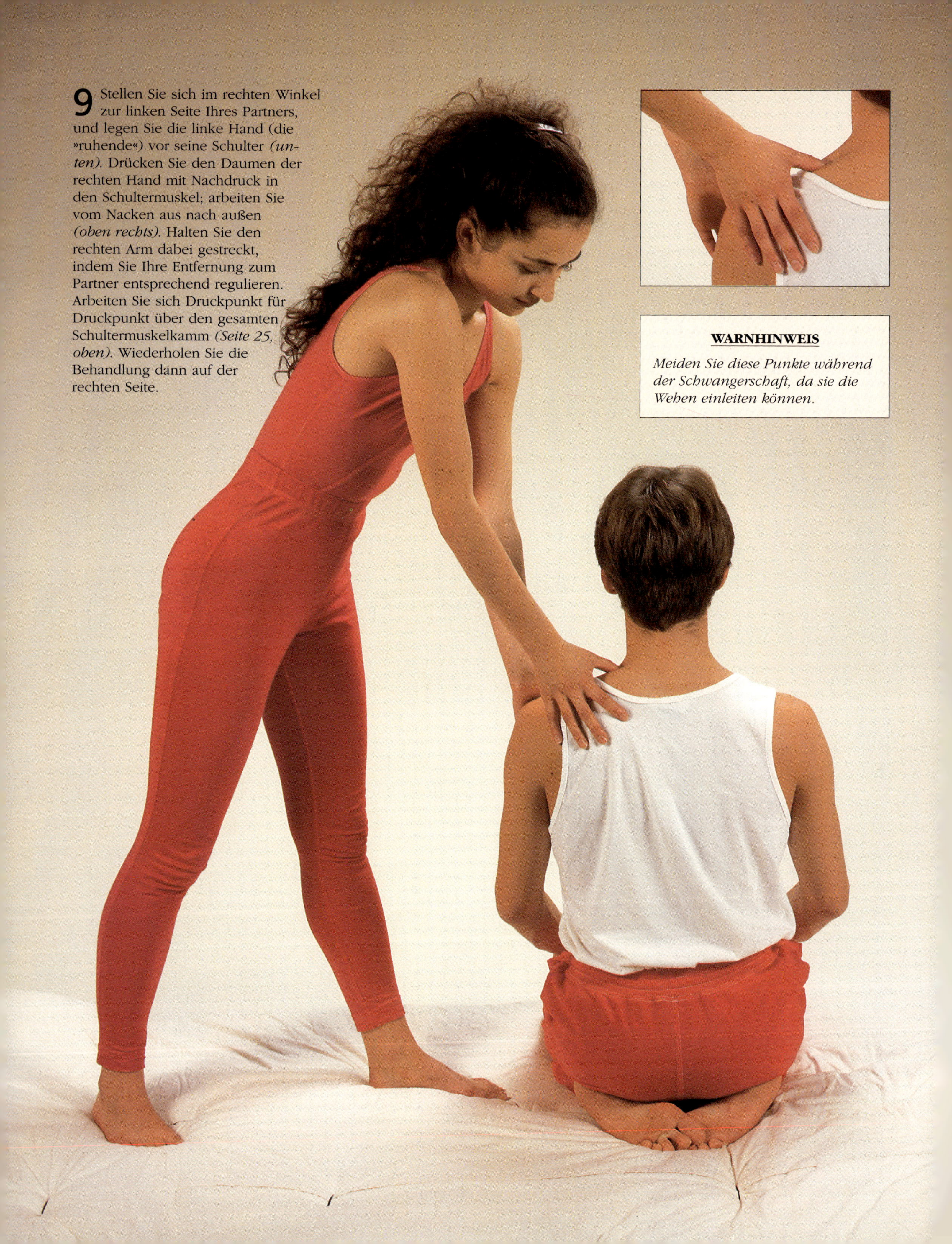

9 Stellen Sie sich im rechten Winkel zur linken Seite Ihres Partners, und legen Sie die linke Hand (die »ruhende«) vor seine Schulter *(unten)*. Drücken Sie den Daumen der rechten Hand mit Nachdruck in den Schultermuskel; arbeiten Sie vom Nacken aus nach außen *(oben rechts)*. Halten Sie den rechten Arm dabei gestreckt, indem Sie Ihre Entfernung zum Partner entsprechend regulieren. Arbeiten Sie sich Druckpunkt für Druckpunkt über den gesamten Schultermuskelkamm *(Seite 25, oben)*. Wiederholen Sie die Behandlung dann auf der rechten Seite.

WARNHINWEIS

Meiden Sie diese Punkte während der Schwangerschaft, da sie die Wehen einleiten können.

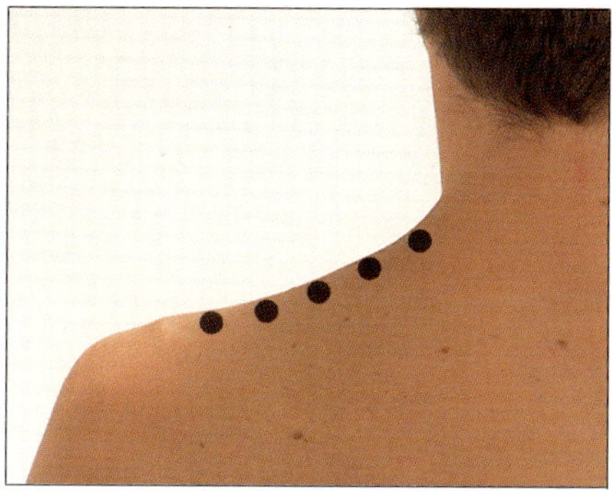

Schulterdruckpunkte
Die Druckpunkte von Behandlungsschritt 9 verlaufen längs der Schultermuskulatur – vom Nacken bis zur Schulteraußenseite *(links)*. Üben Sie jeweils im Abstand einer Daumenbreite Druck aus. Achten Sie vor allem auf Stellen mit Blockierungen. *Nutzeffekt: setzt Spannung in Schultern und Nacken frei; lindert damit assoziierte Kopfschmerzen; kommt auch der Galle zugute.*

10 Kneten Sie die Schultermuskeln jetzt noch einmal, um den Unterschied zum Zustand vor Behandlungsbeginn festzustellen. Fahren Sie nun mit den Fingern die Schultern entlang zum Rücken hin *(unten)*, indem Sie vom Nacken aus nach außen streichen. Damit glätten Sie die Energiemuster in den Bereichen, die Sie gerade behandelt haben.

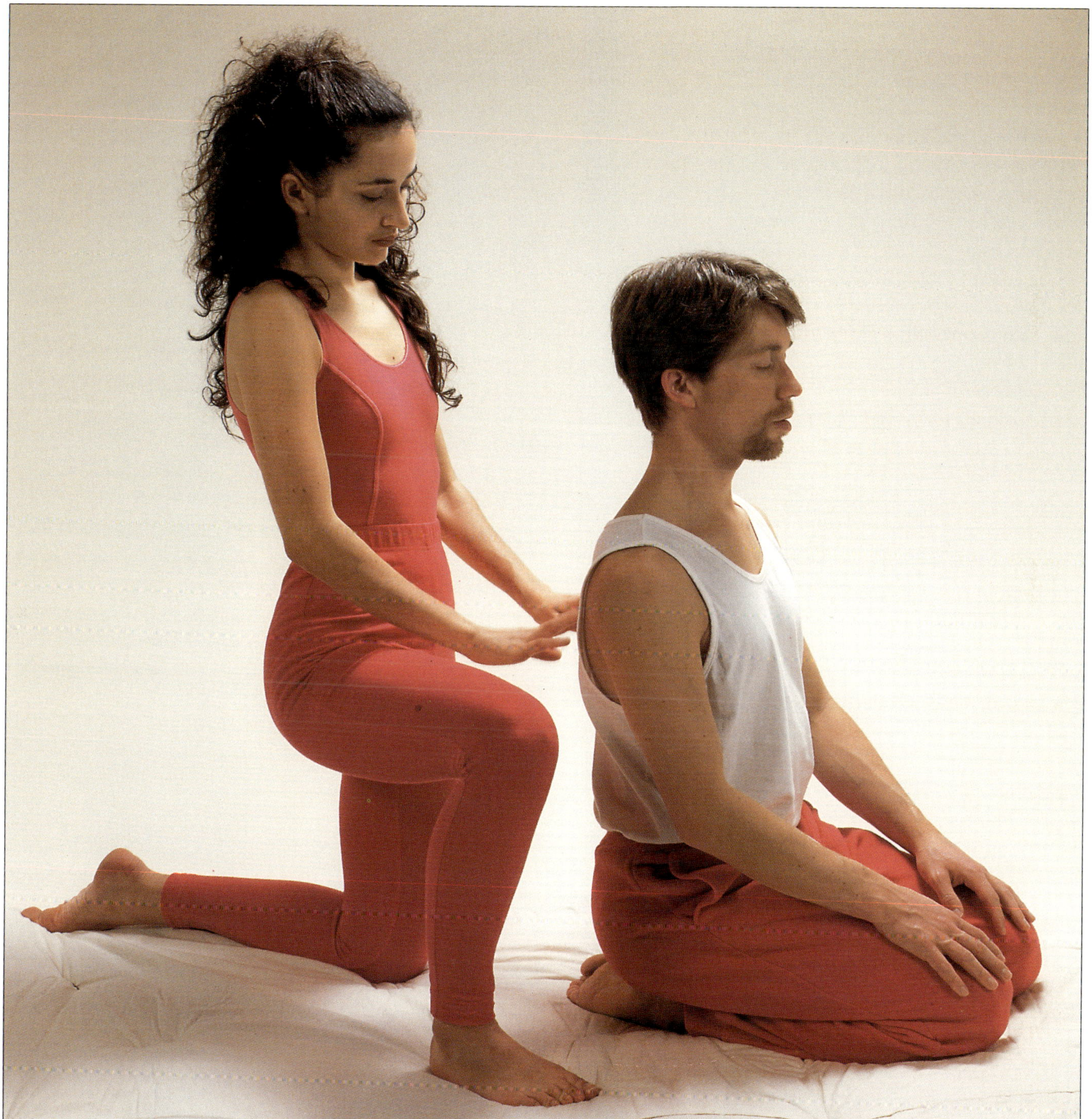

2

Der Rücken

Der Rücken ist in vielerlei Hinsicht der wichtigste Körperteil bei einer Shiatsu-Behandlung. In diesem Abschnitt werden Sie in die Shiatsu-Grundtechniken eingeführt, die im restlichen Grundprogramm Anwendung finden. Hier kommen die Behandlungsrichtlinien, die Sie bereits kennengelernt haben *(siehe Seite 11–13)* voll zum Einsatz.

Von einer Behandlung des Rückens profitiert der ganze Körper. Der Rücken mit seinen Zonen und Druckpunkten, die in direkter Beziehung zu allen wichtigen Organen stehen, ist ein »Spiegel« des gesamten Organismus. Einfach ausgedrückt steht jede Region der Wirbelsäule in Beziehung zu den Organen, die auf derselben Ebene in der Bauchhöhle lokalisiert sind. Das bedeutet, daß Probleme mit der Wirbelsäule eng verknüpft sind mit dem gesundheitlichen Zustand der korrespondierenden Organe. Damit Rückenprobleme nicht immer wieder auftreten, ist es wichtig, die zugrundeliegenden Ursachen aufzudecken und zu behandeln und das Ki zu korrigieren.

Damit ist der Rücken ein hervorragendes Beispiel dafür, wie jeder Körperteil mit anderen Körperteilen und -funktionen in Verbindung steht, sie widerspiegelt und beeinflußt. Die Arbeit am Rücken – wie die an den Schultern – verrät Ihnen also eine Menge über den Zustand Ihres Organismus und ist gleichzeitig ein Mittel, seine Funktionsweise zu verbessern.

Der Rücken ist eine robuste, aus Wirbelsäule und Rippen bestehende Struktur, die dem Oberkörper Halt verleiht und alle vitalen Organe schützt. Oft steht er unter großer Spannung, die durch Überanstrengung oder andere Belastungen, mangelnde körperliche Bewegung, Haltungsfehler oder eine Art Panzer zum Schutz einer angeschlagenen Psyche bedingt sein kann. Die meisten Menschen empfinden eine Berührung am Rücken als angenehm. Deshalb können Sie auch unbesorgt mit Ihrem vollem Körpergewicht – außer dort, wo Verletzungen oder lokale Schwachpunkte vorliegen – arbeiten und Spannungen freisetzen.

Ein gesunder Rücken ist geschmeidig und hat einen guten Muskeltonus. Die Wirbelsäule sollte nicht übermäßig vorspringen oder zurücktreten, und der Muskel sollte auf beiden Seiten der Wirbelsäule – sowohl sichtbar als auch fühlbar – symmetrisch wirken.

Zu dieser Behandlungseinheit

Diese Sequenz beginnt mit der Behandlung in der Bauchlage. Den Anfang machen vorbereitende und entspannungsfördernde Lockerungsübungen an der Körperrückseite einschließlich des großen Gesäßmuskels – des *Musculus gluteus maximus* – und der Beinrückseiten. Es folgen einige Dehnübungen zur Freisetzung lokaler Spannung. Danach gehen Sie zu den klassischen Shiatsu-Verfahren, der Handflächen- und Daumentechnik, über und wandern dabei über die Wirbelsäule bis zum Gesäß hinunter.

MERKE

- *Arbeiten Sie mit Ihren Körpergewicht, nicht mit Muskelkraft.*
- *Halten Sie Ihren eigenen Körper entspannt.*
- *Konzentrieren Sie sich auf Ihren Bauch, atmen Sie aus ihm heraus.*
- *Halten Sie den arbeitenden Arm gerade, aber nicht starr durchgedrückt.*
- *Legen Sie sich immer beim Ausatmen in die Bewegung, und halten Sie diese Position.*
- *Arbeiten Sie im rechten Winkel zur Behandlungsfläche.*
- *Entwickeln Sie ein Gefühl der Ruhe und einen regelmäßigen Rhythmus.*

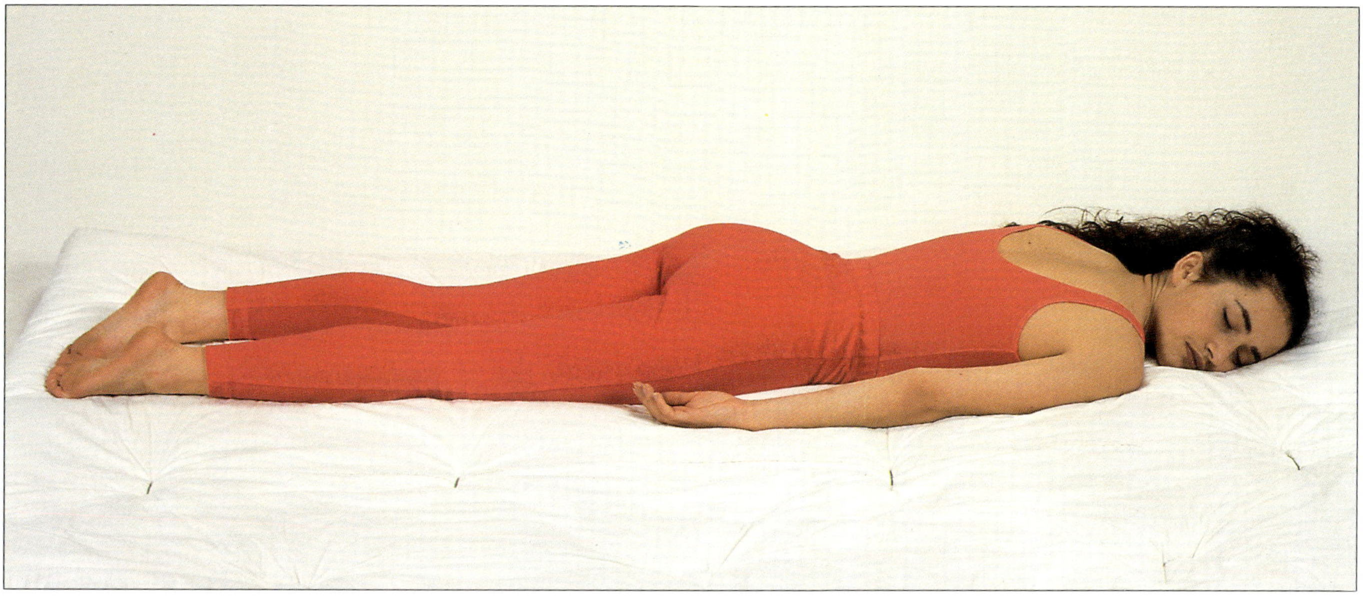

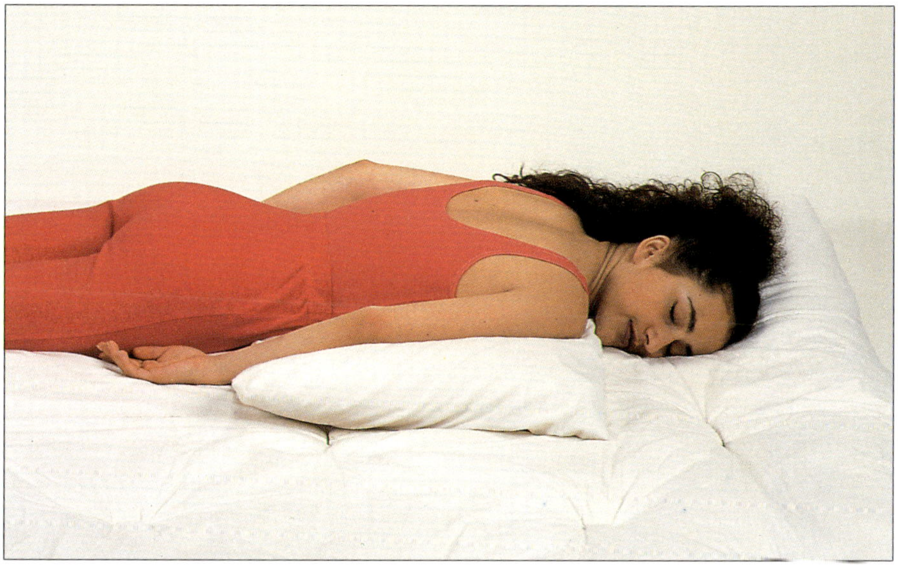

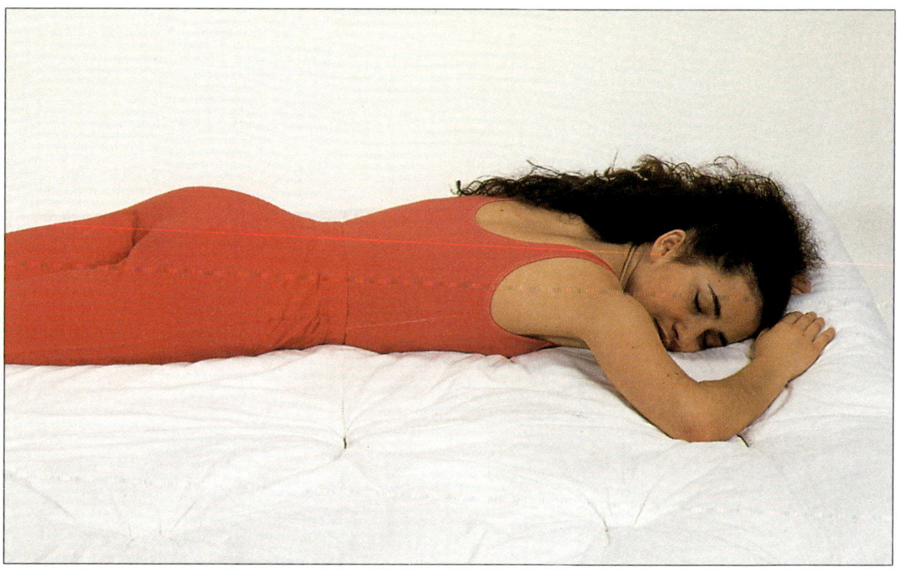

1 Ihr Partner liegt auf dem Bauch, und zwar so, daß Sie überall neben seinem Körper Platz zum Niederknien haben – auch hinter seinem Kopf und zu seinen Füßen. Bei der traditionellen Shiatsu-Haltung liegen die Arme seitlich am Körper, der Kopf ist zur Seite gedreht *(oben)*. Leidet der Shiatsu-Empfänger jedoch an einem steifen Nacken oder verspannten Rücken, kann zur Unterstützung ein Kissen oder Polster hilfreich sein *(links)*. Legen Sie es unterhalb des Kinns unter die Brust und nicht etwa unter das Gesicht – dadurch würde der Druck auf den Nacken verstarkt werden und noch mehr Spannung im oberen Rückenbereich entstehen. Sind die Knöchel sehr steif, kann man auch hier ein Polster oder Kissen darunterlegen. Viele Menschen lassen sich am liebsten mit über den Kopf gelegten Armen behandeln *(unten links)*, vor allem bei Nackensteifigkeit – auch das ist kein Problem.

WARNHINWEIS

Bei bereits fortgeschrittener Schwangerschaft ist diese Position ungeeignet.

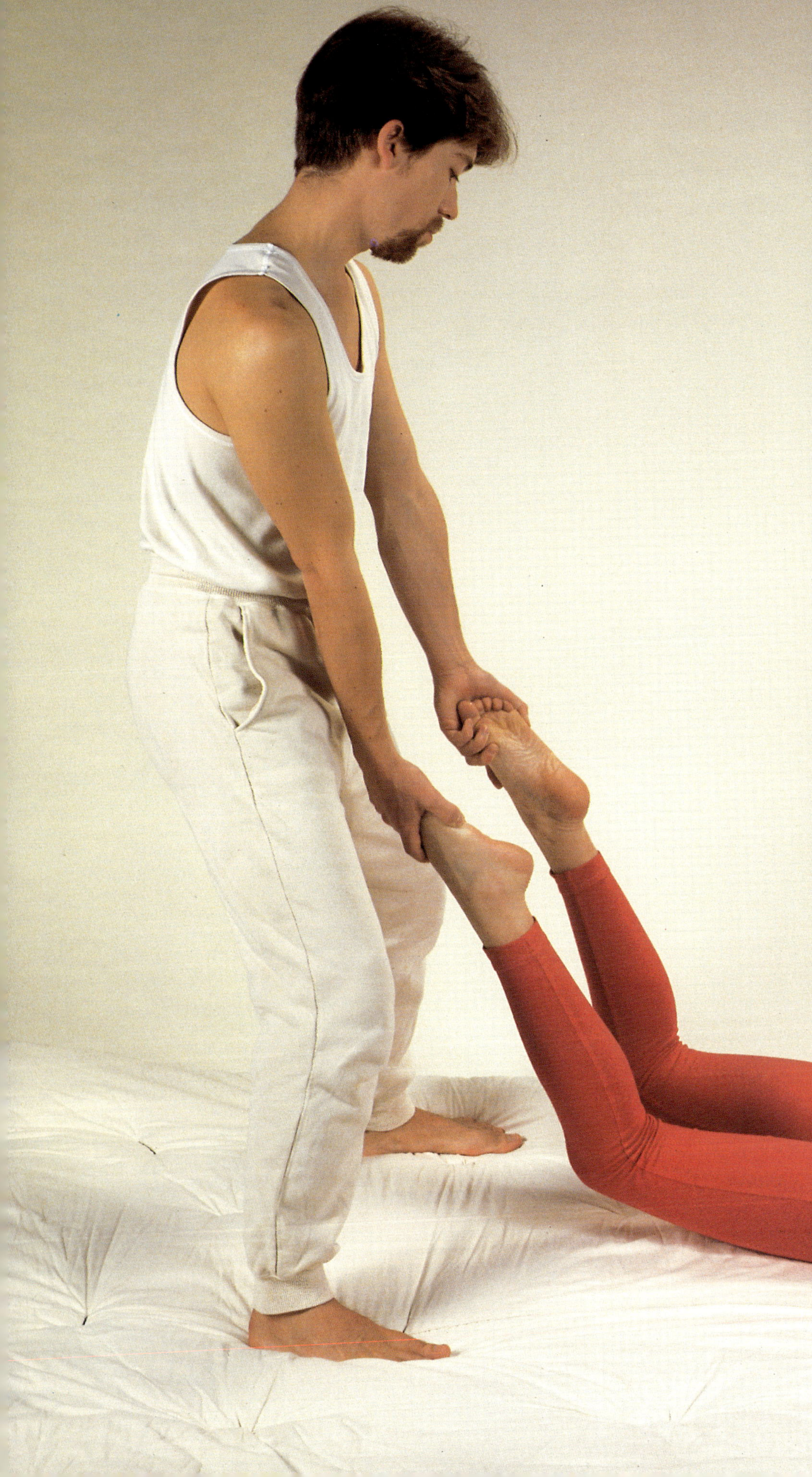

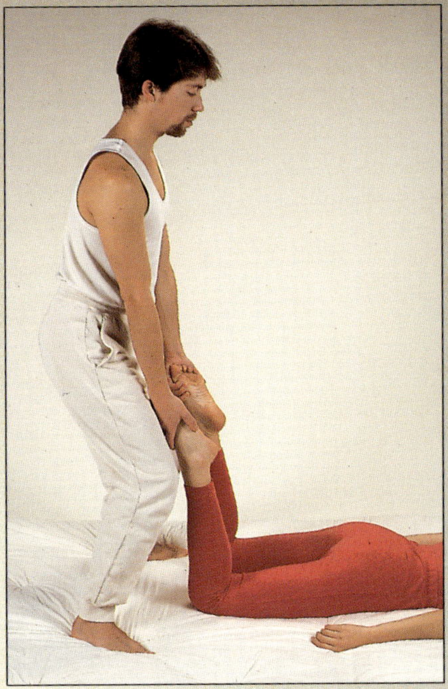

2 Heben Sie die Füße Ihres Partners hoch *(oben)* – Ihr eigener Rücken bleibt dabei gerade –, und verlagern Sie damit das Gewicht von seinem Unterkörper weg. Wenn das Becken von der Matratze abgehoben ist, schwingen Sie den Unterkörper drei-, viermal zu jeder Seite *(links)*, wenn der Körper sehr verspannt wirkt auch öfter. Wenn Sie in den Kniegelenken Widerstand feststellen, erinnern Sie Ihren Partner, sich zu entspannen und »loszulassen«. Beenden Sie die Übung, indem Sie die Füße horizontal vom Kopf wegziehen, während Sie den Unterkörper wieder auf die Matratze legen.

3 Stehen Sie mit gespreizten Beinen über Ihrem Partner. Ergreifen Sie seine Hände, ziehen Sie die Arme zu sich hin *(unten)*, und legen Sie sie wieder auf die Matratze zurück. Damit verhindern Sie, daß die Schultern verkrampft hochgezogen werden.

Machen Sie Ihren Partner noch einmal darauf aufmerksam, daß er einen Zustand der völligen Entspannung erreichen soll und Sie nicht möchten, daß er »mithilft«, indem er bestimmte Körperpartien willentlich bewegt. Natürlich kann er seinen Kopf von Zeit zu Zeit hin- und herdrehen, um Nackensteifigkeit zu vermeiden. Erinnern Sie ihn nochmals daran, Sie sofort wissen zu lassen, wenn die Übung schmerzt oder einen plötzlichen, scharfen Schmerz auslöst.

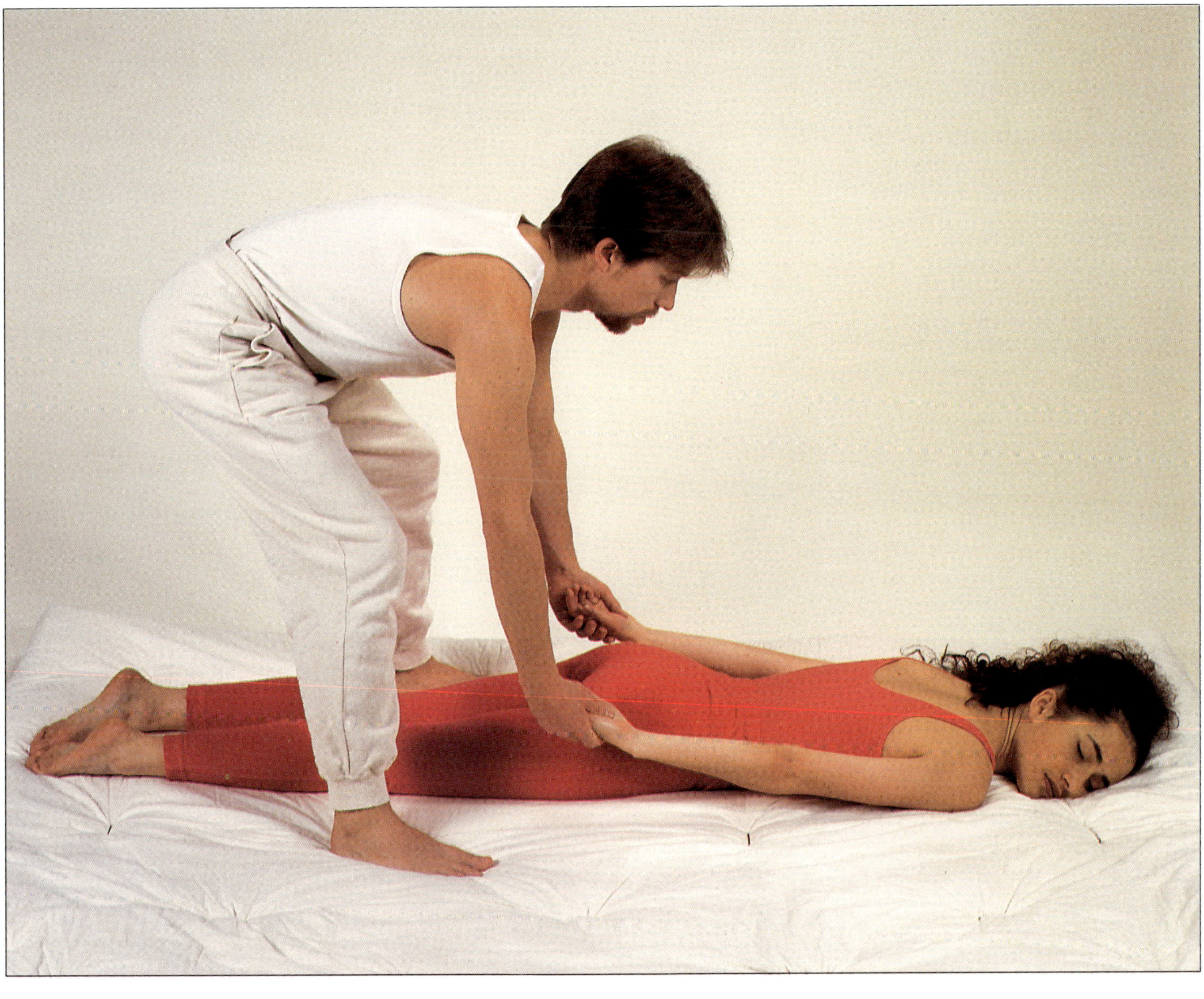

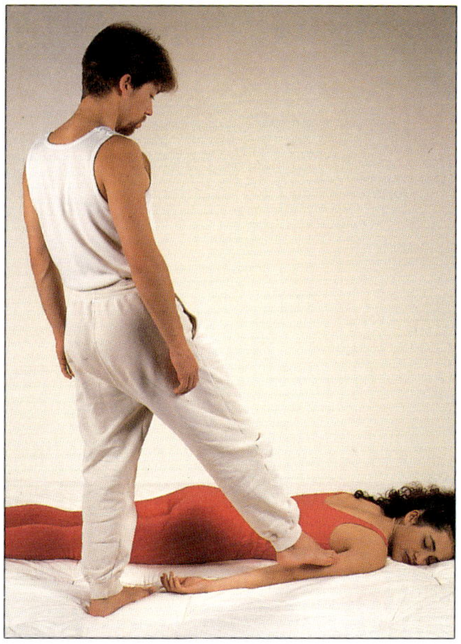

4 Stellen Sie sich neben Ihren Partner, und zwar so nah, daß Sie ihn mit dem Fuß erreichen können. Beginnen Sie nun, den Oberarm in einer gleitenden Hin- und Herbewegung mit dem Fußballen zu bearbeiten *(oben)*. Üben Sie hierzu kurz Druck aus, und rütteln Sie mit dem Fuß so, daß das Fleisch vibriert. Hierdurch werden Spannungen gelöst und der Ki-Fluß stimuliert, außerdem Energiestauungen und Muskelverspannungen aufgespürt. Arbeiten Sie sich vom Oberarm bis zur Handfläche hinunter. Vermeiden Sie aber an Schulter-, Ellbogen- und Handgelenk starken Druck. Behandeln Sie jeden Bereich zwei- bis dreimal.

5 Wiederholen Sie das Ganze am Gesäß *(rechts)*, indem Sie in den Muskel und um den Beckenknochen herum drücken. Hier darf der Druck energischer sein. Versuchen Sie, Spannungen aufzuspüren. Merken Sie sich die Stellen, um Sie später mit der Daumentechnik direkt zu bearbeiten. Spannungen kommen in diesem Bereich sehr häufig vor und sind oft mit sexuellen Problemen assoziiert. Behandeln Sie diesen Bereich zwei- bis dreimal.

WARNHINWEIS

Gehen Sie behutsam vor, wenn Ihr Partner alt oder gebrechlich ist. Üben Sie auf Gelenke, Verletzungen oder Krampfadern keinen direkten Druck aus.

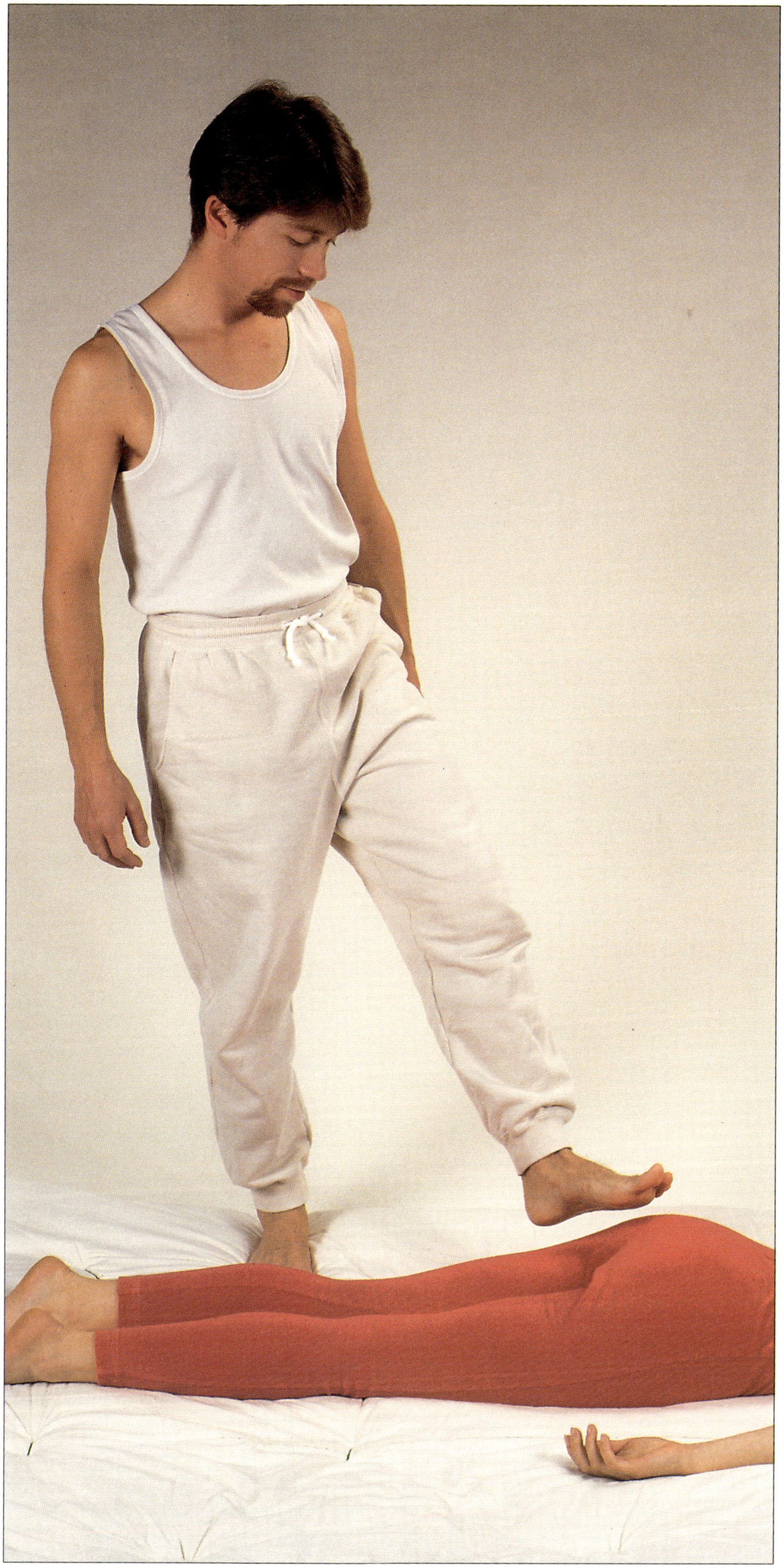

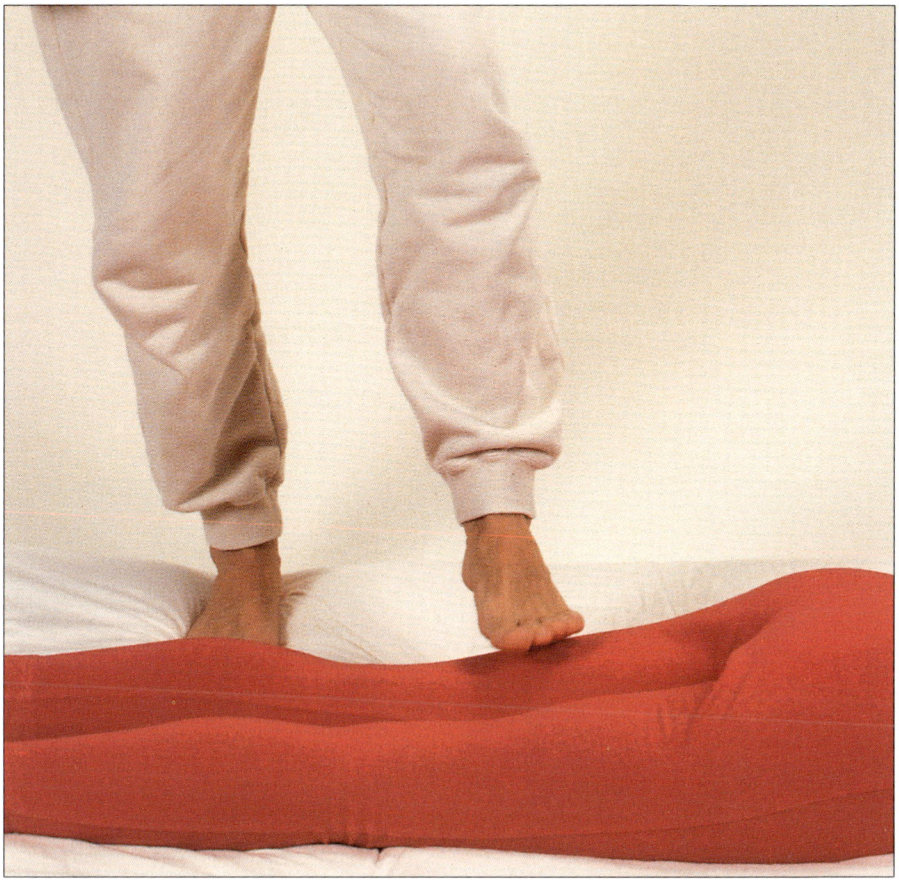

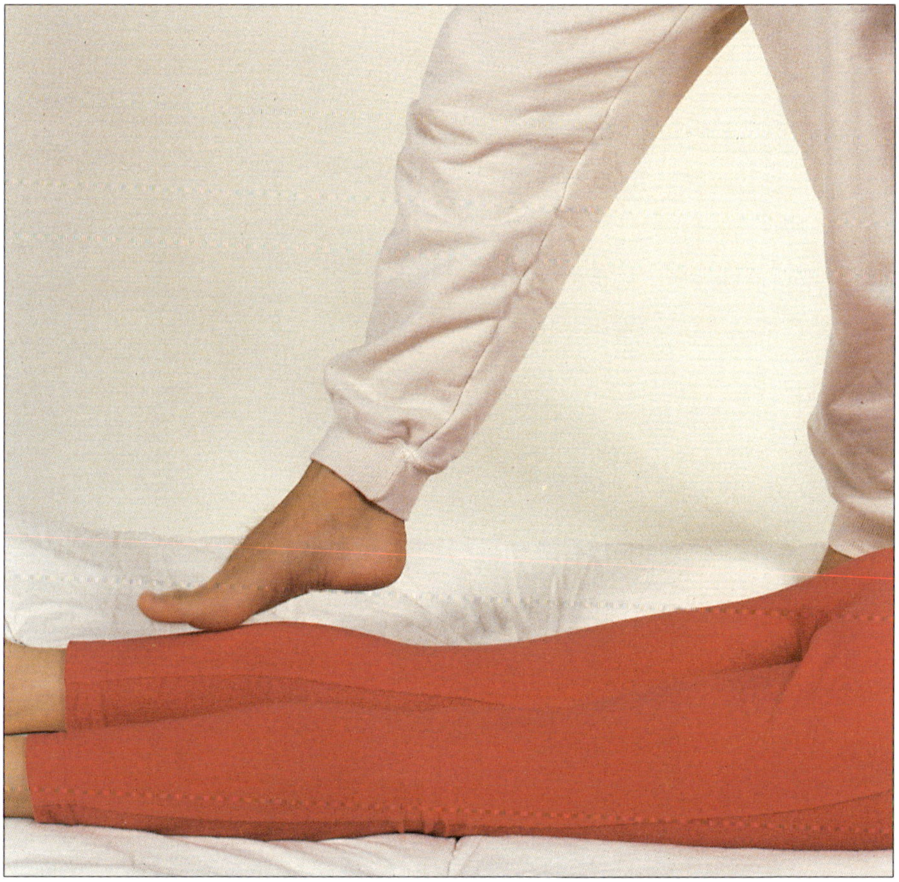

6 Üben Sie nun auf der Oberschenkelrückseite weiter Druck aus, und walken Sie ihn mit dem Fuß hin und her *(links)*. Überspringen Sie die Kniekehle, und gehen Sie weiter zur Wade *(unten links)*, einem weiteren Bereich, in dem sich sehr häufig Muskelverspannungen und psychische Verhärtungen niederschlagen. In Bereichen wie diesem können Sie ein wenig länger verweilen. Absolvieren Sie dann auf der anderen Seite ebenfalls Schritt 4–6; beginnen Sie auch hier wieder mit dem Arm, und beenden Sie die Behandlung mit der Wade.

Arbeiten Sie ausschließlich mit dem Fußballen. Wenn Sie Probleme mit dem Gleichgewicht haben, stellen Sie Ihr Standbein einfach etwas weiter vom Partner weg, um sich damit eine größere, sichere Basis zu schaffen. Gleichgewichtsfördernd wirkt auch, Ihre Aufmerksamkeit auf Ihren Bauch zu konzentrieren.

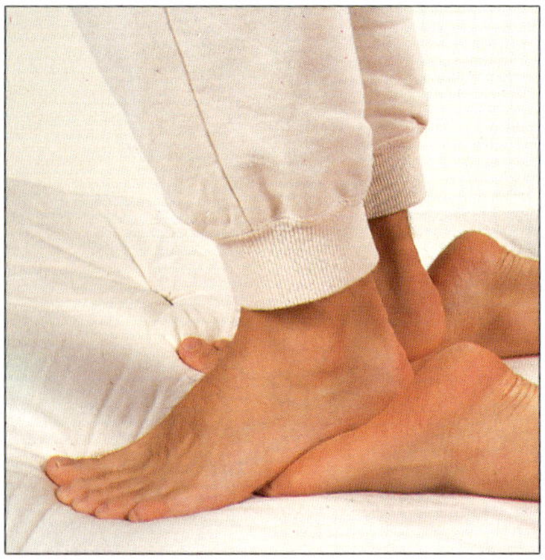

7 Plazieren Sie sich mit dem Rücken zu Füßen Ihres Partners, und stellen Sie dann Ihre Füße nacheinander auf die seinen *(links)*. Verlagern Sie nun Ihr Gewicht von einer Seite auf die andere, und pressen Sie Ihre Fersen in seine Fußsohlen. Dies wirkt lockernd und löst Spannung in den Füßen. Achten Sie aber darauf, nicht zuviel Druck auf die Knöchel auszuüben, vor allem, wenn diese nicht flach aufliegen. Wenn Sie nicht auf einer weichen Oberfläche arbeiten, legen Sie am besten ein Polster unter die Knöchel.

8 Stellen Sie sich parallel zur Hüfte Ihres Partners, und legen Sie den Fußballen auf sein Kreuzbein. Wiegen Sie das Becken hin und her, indem Sie es einfach wegschieben und darauf warten, daß es zurückschwingt, um es sofort wieder wegzuschieben *(unten)*. Auf diese Art finden Sie zum natürlichen Rhythmus Ihres Partners – was sich darin zeigt, daß Sie das Ganze kaum Anstrengung kostet. Diese Übung fördert die Entspannung, indem sie beruhigend auf das Nervensystem wirkt.

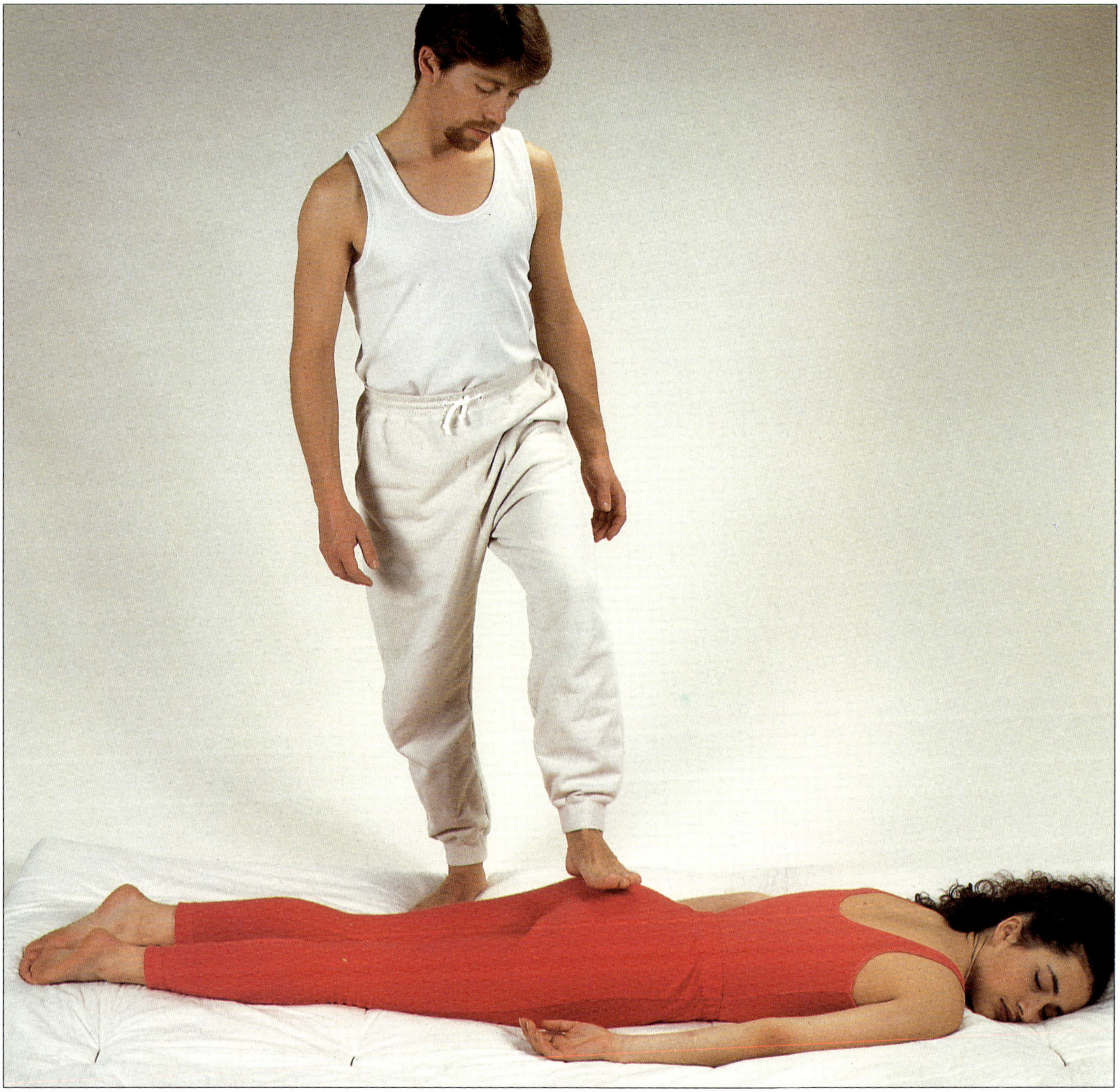

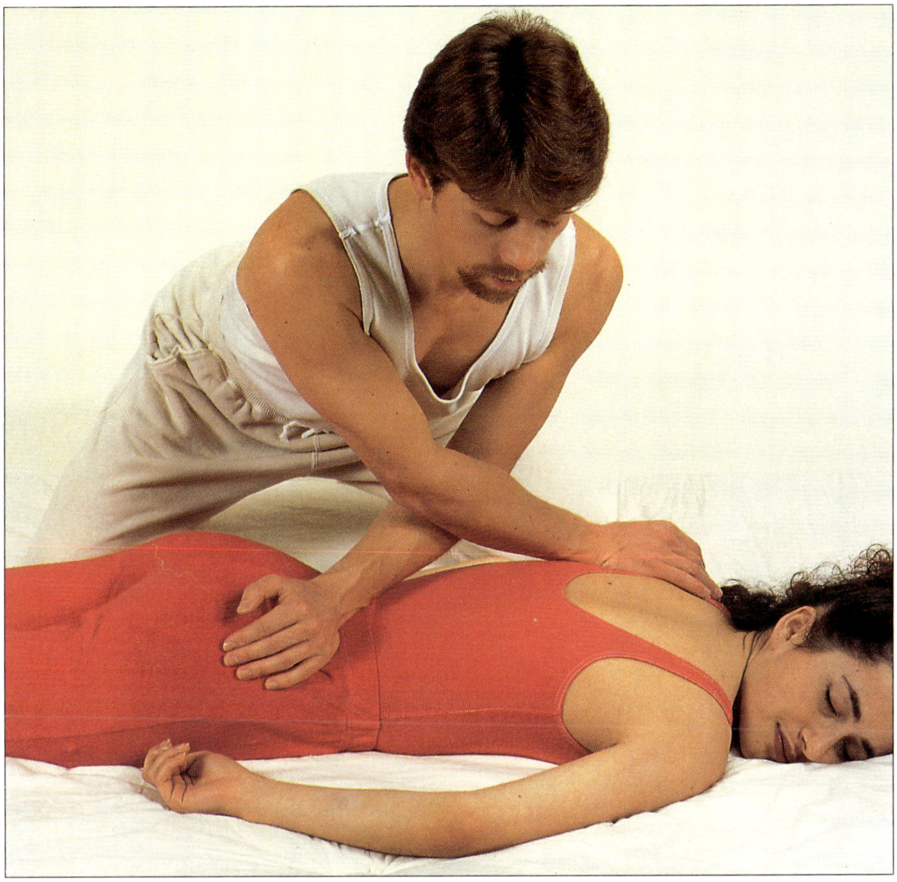

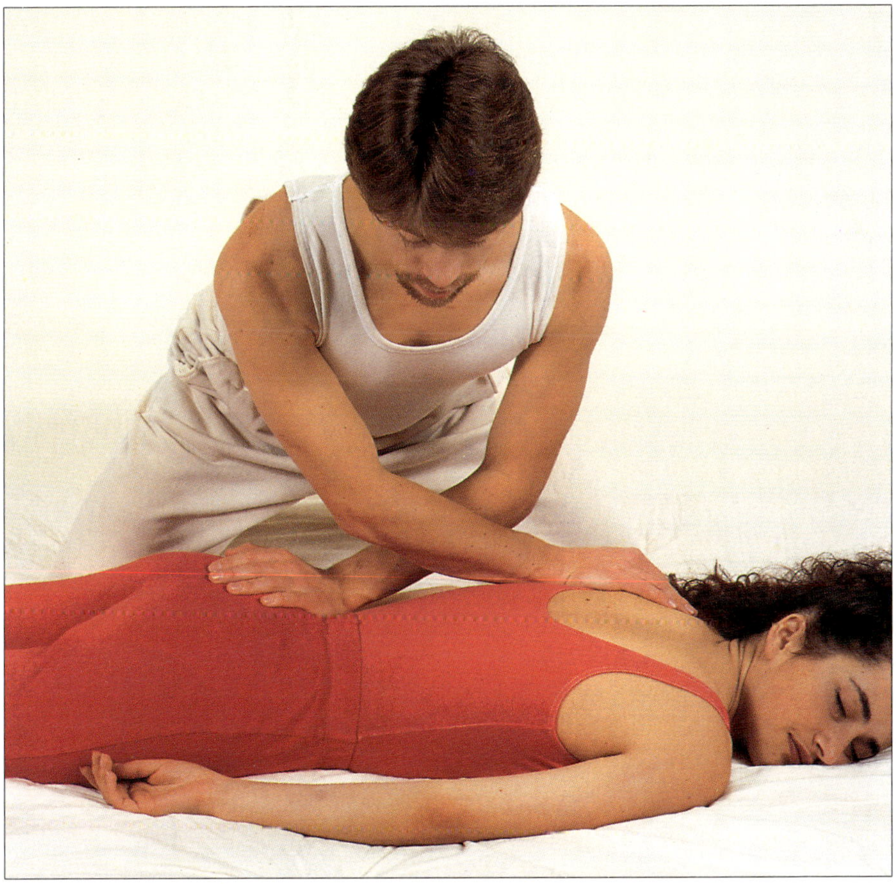

9 Knien Sie sich im rechten Winkel zum mittleren Rückenbereich Ihres Partners – spreizen Sie die Knie dabei, um Ihren Schwerpunkt nach unten zu verlagern. Überkreuzen Sie die Arme, und legen Sie die rechte Hand gegen die untere Kante des linken Schulterblatts Ihres Partners. Wölben Sie die Handfläche darüber, um einen guten Ansatzpunkt zu haben. Legen Sie gleichzeitig Ihre linke Hand mit dem Ballen oben gegen den rechten Hüftknochen Ihres Partners *(links)*. Jetzt lehnen Sie sich beim Ausatmen nach vorn, verlagern Ihr Körpergewicht nach unten über den Körper Ihres Partners. Dadurch werden Ihre Hände auseinandergedrückt, so daß eine starke diagonale Dehnung zwischen den beiden Kontaktpunkten entsteht. Dies wiederholen Sie zweimal. Legen Sie dann die rechte Hand auf das rechte Schulterblatt und die linke Hand auf den linken Hüftknochen; wiederholen Sie das Ganze dreimal.

Legen Sie jetzt – mit immer noch überkreuzten Armen – Ihre rechte Hand auf das linke Schulterblatt und Ihre linke Hand auf den linken Hüftknochen *(links)*. Lehnen Sie sich dreimal, wie zuvor beschrieben, nach vorn, so daß eine seitliche Dehnung entsteht. Anschließend führen Sie Ihre Hände weiter über den Körper Ihres Partners und arbeiten mit rechter Schulter und rechter Hüfte.

Die Wirkung dieser Dehnungen sollte von Ihrem gesamten Körpergewicht ausgehen und nicht durch die Muskelkraft Ihrer Schultern oder Arme. Die Dehnungen öffnen den Rücken und lösen Spannungen und bereiten ihn auf die jetzt folgende, spezifischere Behandlung vor.

10 Arbeiten Sie sich mit den Fingerspitzen *(rechts)* oder dem Daumen *(unten rechts)* über die gesamte Länge des Rückens beidseits in der Vertiefung zwischen der Wirbelsäule und den seitlich ansetzenden Muskeln nach unten. Achten Sie auf Bereiche oder Punkte, die sich verspannt, blockiert oder auf einer Seite anders als auf der anderen anfühlen – wie undeutlich auch immer Sie das am Anfang empfinden mögen. Wandern Sie dann mit Ihren Händen schnell zu beiden Seiten der Wirbelsäule nach unten, und achten Sie auf die Stellen, an denen Ihre Hände automatisch verharren, weil sich da etwas »anders« anfühlt. Merken Sie sich diese Schwachstellen, um sie später mit der Handflächen- und Daumentechnik zu behandeln. Wenn Sie es sich zur Gewohnheit machen, Ihr Arbeitsgebiet so vorzusondieren, wird sich rasch Ihr Gespür für das Ki und seine Zustandsformen entwickeln.

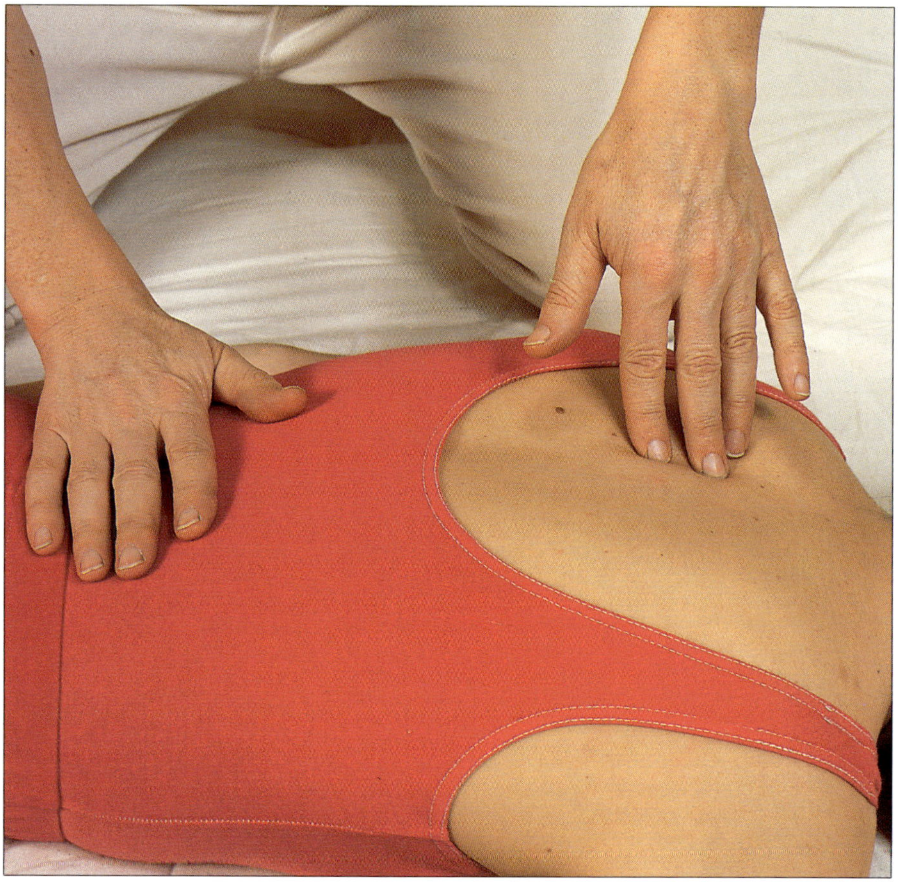

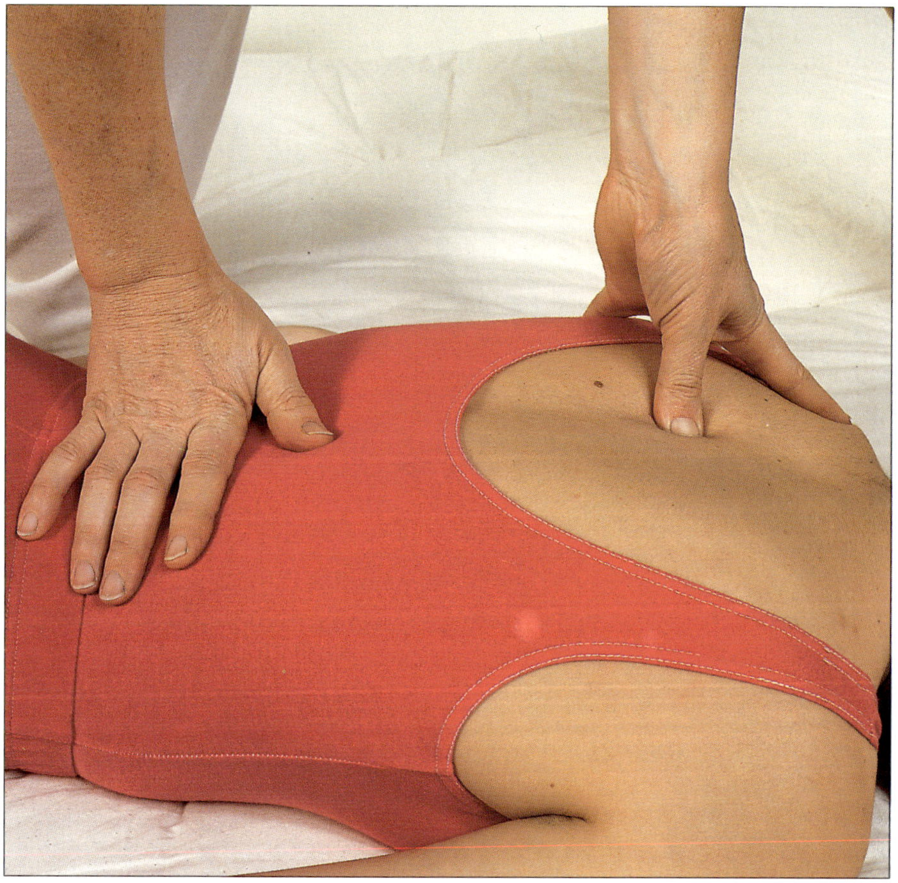

11 Sie bleiben auf derselben Seite und knien mit einem Bein parallel zum Rücken Ihres Partners. Sein Kopf ist von Ihnen weggedreht. Legen Sie ihm seine Ihnen nahe Hand ins Kreuz. Sie selbst plazieren dann eine Hand unter seine Schulter und heben sie hoch. Dadurch lockert sich das Schulterblatt Ihres Partners, womit es sich insgesamt vom Rest des Rückens stärker abhebt *(rechts)*. Schieben Sie jetzt die Finger unter den unteren Innenrand des Schulterblatts. Die Handfläche zeigt dabei nach oben, wobei die Finger starr wie die Klinge eines Messers sind *(unten)*. Üben Sie, wie gewöhnlich, den Druck beim Ausatmen aus. Arbeiten Sie sich um den Schulterblattrand nach oben. Meist fühlt sich das Schulterblatt im oberen Bereich angespannter und weniger offen an als im unteren – konzentrieren Sie sich deshalb auf diesen Bereich. Drehen Sie hierauf Ihre Hand um, und behandeln Sie die Schulterblatt-Druckpunkte in der Daumentechnik *(siehe unten)*. Dies ist äußerst effektiv, wenn der Bereich stark verspannt ist. Wechseln Sie nun die Seite, und wiederholen Sie die Übung.

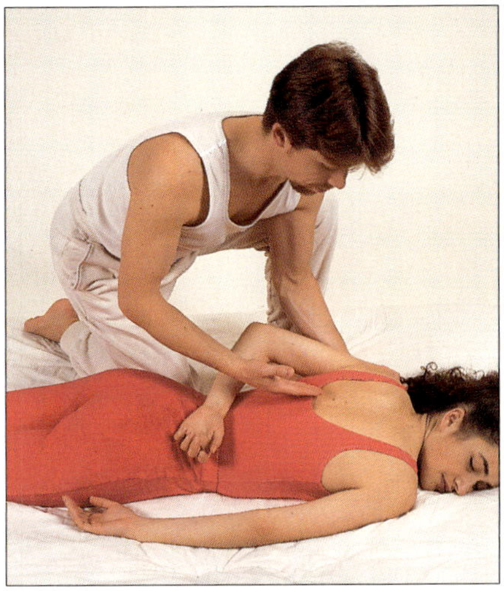

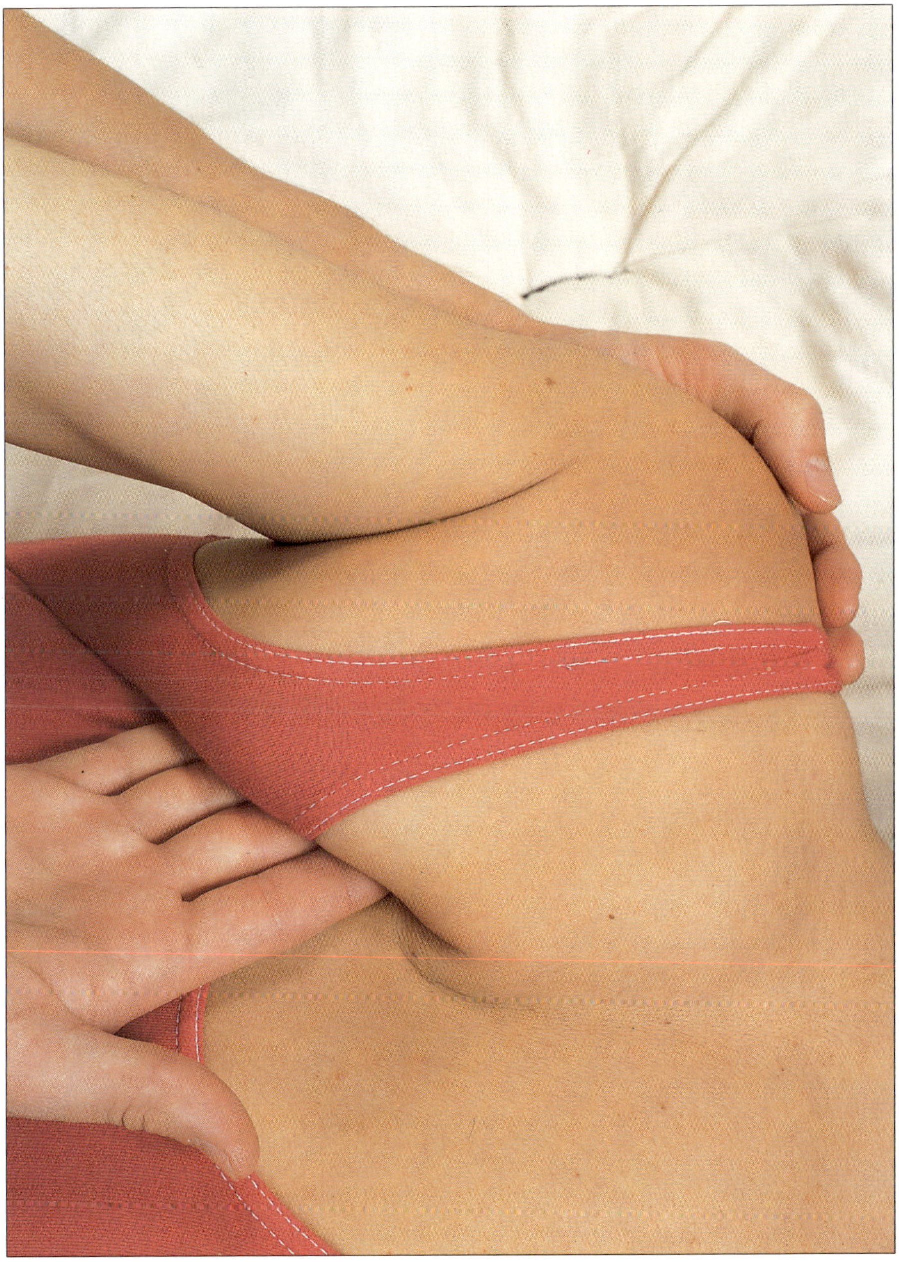

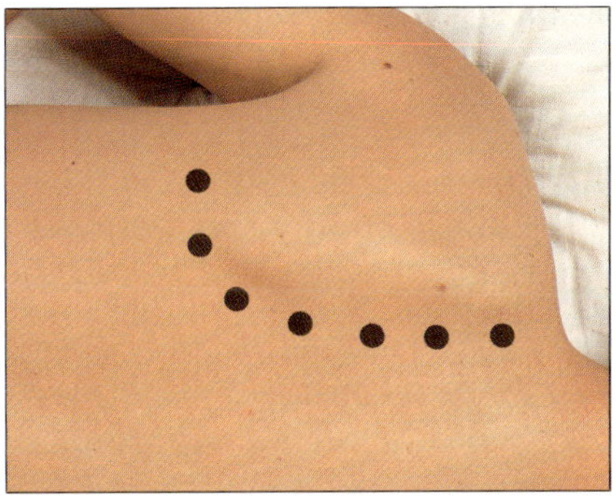

Druckpunkte am Schulterblatt
Die in Schritt 11 behandelten Punkte verlaufen um den äußeren Schulterblattrand *(oben)*. Üben Sie jeweils in Daumenbreiteabstand Druck aus. *Nutzeffekt: setzt Spannung um die Schulterblätter frei. Eine Behandlung dieser Punkte kommt auch der Blase zugute.*

WARNHINWEIS

Stützen Sie sich nie auf die Wirbelsäule auf. Arbeiten Sie mit nur leichtem Druck, wenn Ihr Partner alt oder schwach ist oder eine Rückenverletzung hat.

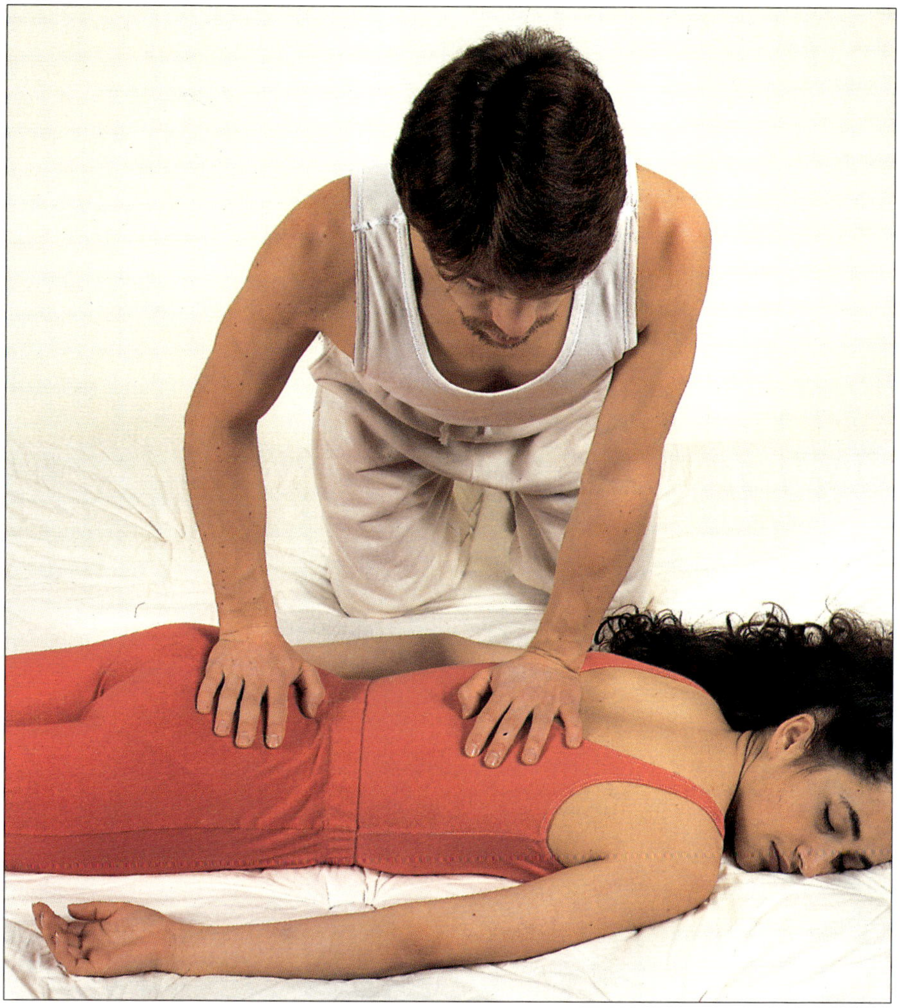

12 Knien Sie sich nun im rechten Winkel zum mittleren Rückenbereich Ihres Partners – weit genug entfernt, um sich mit Ihrem Körpergewicht darauf zu stützen *(rechts)*. Legen Sie eine Handfläche auf das Kreuzbein, den flachen dreieckigen Knochen unter der Taille – dies ist Ihre stützende Hand. Mit der anderen Hand stützen Sie sich beim Ausatmen auf den oberen Rückenbereich ab: Die Handfläche liegt flach auf dem Rücken, der Handballen drückt in den Kanal, das heißt die Vertiefung neben der Wirbelsäule auf Ihrer Seite. Wandern Sie nun so die Wirbelsäule hinunter. Auf halbem Weg angekommen, arbeiten Sie nun mit der Handfläche der zuvor stützenden Hand weiter – die bislang arbeitende Hand übernimmt jetzt deren Funktion. Führen Sie die Übung zweimal durch, wechseln Sie dann zur anderen Seite, und wiederholen Sie dort das Ganze.

Arbeitslinie für die Handflächentechnik

Wo ungefähr Sie mit Ihrer Handfläche Druck ausüben sollen, zeigt Ihnen die Abbildung rechts. Arbeiten Sie sich, Handfläche um Handfläche, vom oberen Rückenbereich direkt nach unten zum Kreuzbein vor. Üben Sie keinen Druck auf den Nacken aus. Konzentrieren Sie sich vor allem auf die in Schritt 10 festgestellten Schwachstellen, vor allem wenn Sie dort deutlich eine Spannung oder Blockierung wahrgenommen haben – behandeln Sie diese Punkte gesondert.
Nutzeffekt: hilft bei Rückenschmerzen und kleineren Rückenbeschwerden. Die Behandlung des Rückens in der Handflächentechnik kommt insgesamt allen größeren Organen, besonders aber der Blase zugute.

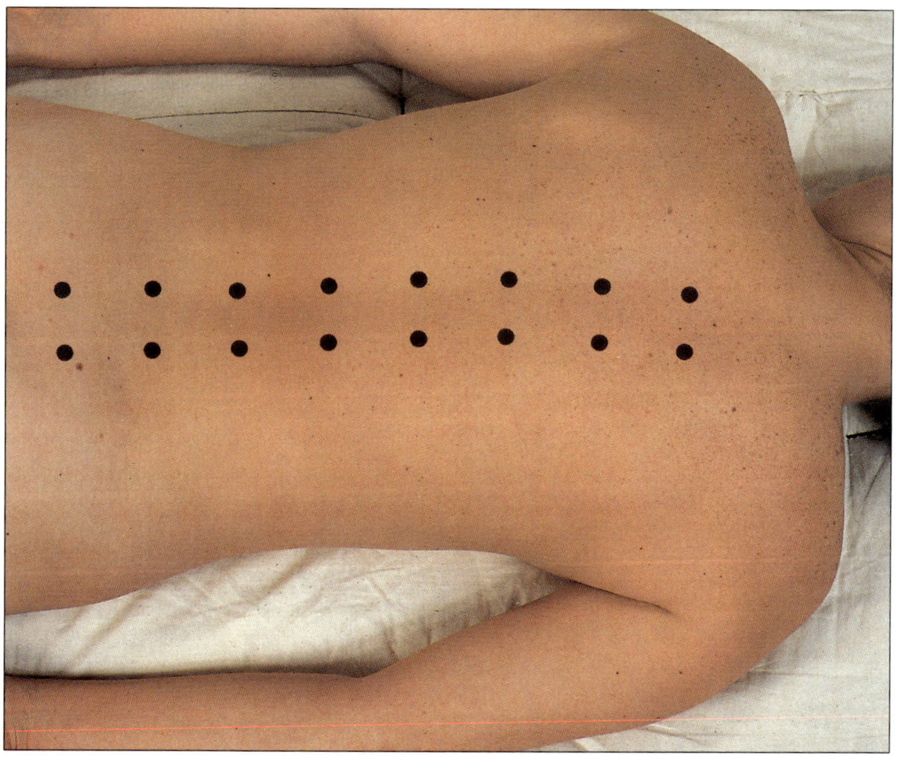

13 Knien Sie sich vor den Kopf Ihres Partners. Jetzt werden die zuvor schon behandelten Bereiche noch einmal mit Daumendruck bearbeitet. Denken Sie daran, die Daumenfläche einzusetzen, statt die Daumenspitze und den Daumen gerade zu halten. Folgen Sie erneut den Vertiefungen zwischen Wirbelsäule und Muskeln, diesmal jedoch gleichzeitig auf beiden Seiten. Lassen Sie, sofern nicht die genannten Einschränkungen vorliegen, Ihr gesamtes Körpergewicht einwirken. Wandern Sie den Rücken so weit hinunter, wie es angenehm ist, bevor Sie die Position wechseln, um mit Schritt 14 fortzufahren. Den ungefähren Verlauf der Rückendruckpunkte zeigt die Abbildung auf Seite 39 unten.

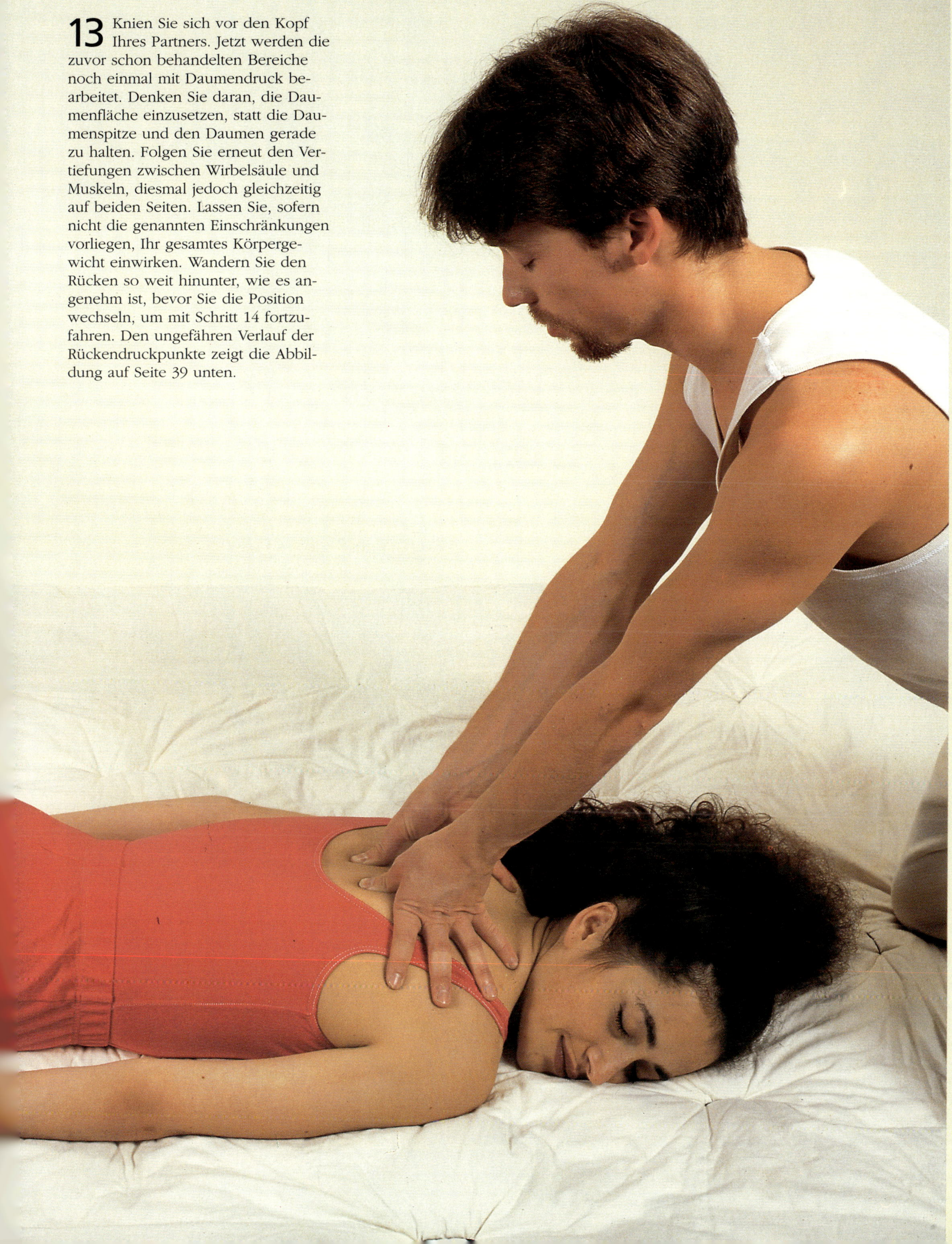

14 Nehmen Sie neben der Taille Ihres Partners die so häufig angewendete Ausfallstellung ein. Machen Sie dort weiter, wo Sie bei Schritt 13 aufgehört haben; arbeiten Sie sich mit der Daumentechnik die Wirbelsäule zum Sakrum (Kreuzbein) hinunter. Folgen Sie dabei dem in der Abbildung Seite 39 gezeigten Verlauf der Druckpunkte, und behandeln Sie sie beidseits der Wirbelsäule aus dieser einen Stellung heraus, ohne die Seiten zu wechseln.

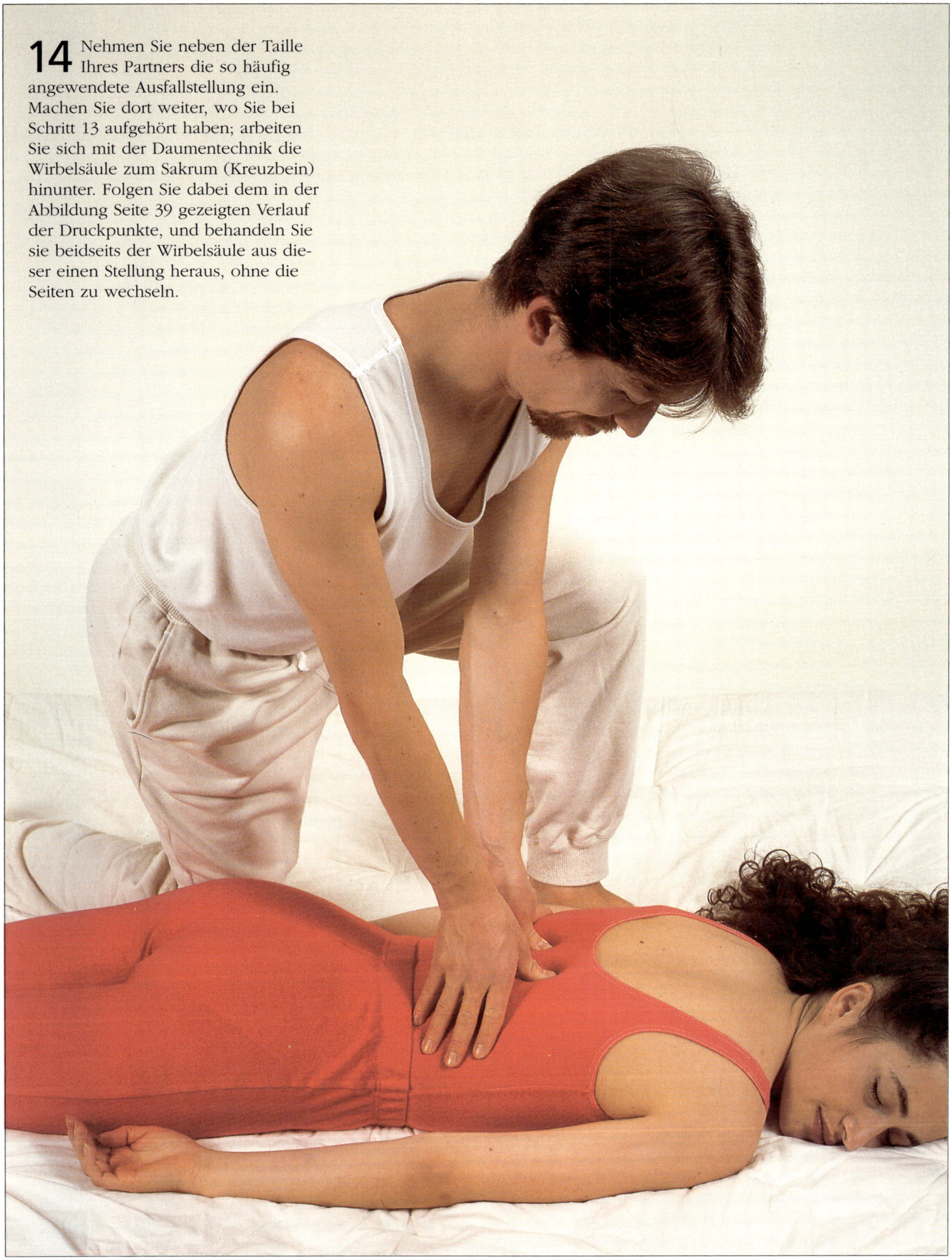

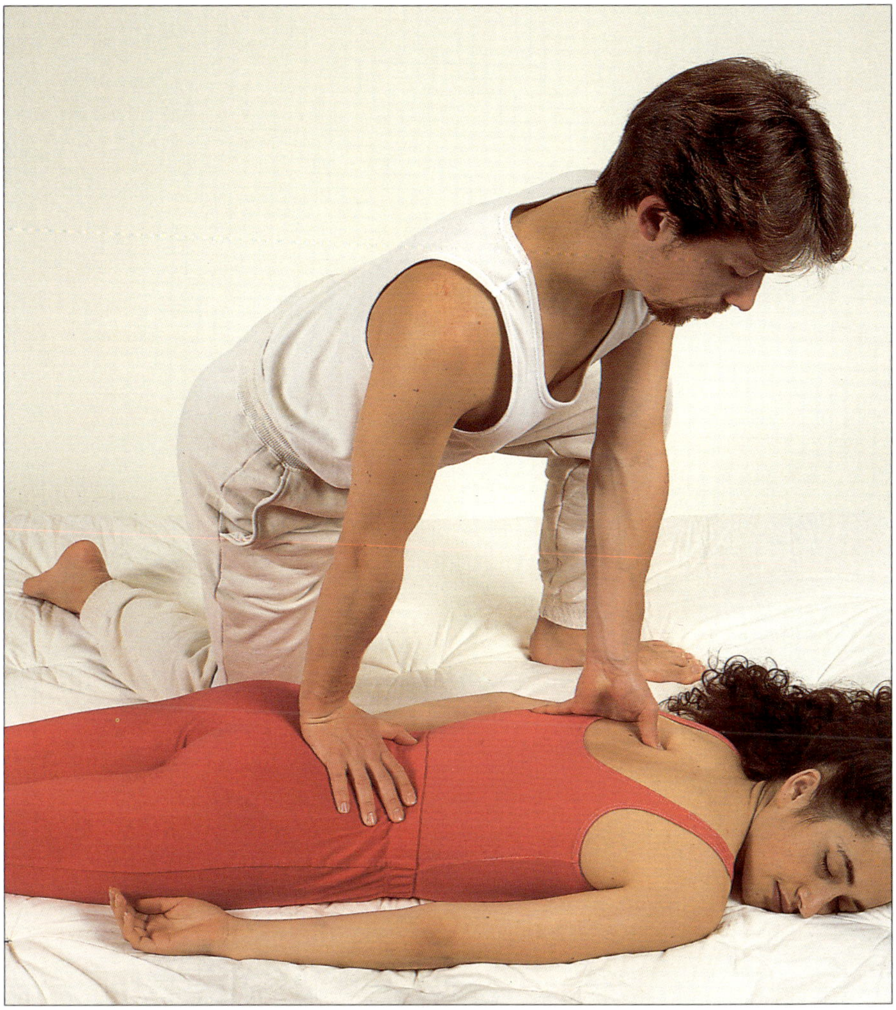

WARNHINWEIS

Stützen Sie sich nie auf die Wirbelsäule auf. Arbeiten Sie mit nur leichtem Druck, wenn Ihr Partner alt oder schwach ist oder eine Rückenverletzung hat.

15 Sie behandeln in derselben Position denselben Bereich – diesmal jedoch jede Druckpunktlinie für sich, also beide Seiten getrennt. Welche Hand Sie zur arbeitenden machen, bleibt Ihnen überlassen – richten Sie nur Ihre Haltung darauf aus, und legen Sie die stützende Hand auf das Kreuzbein *(links)*. Arbeiten Sie wie zuvor wieder vom oberen Rückenbereich, dem dargestellten Punkteverlauf folgend, nach unten. Auch hier können die Tsubos beidseits der Wirbelsäule von einer Körperseite aus behandelt werden.

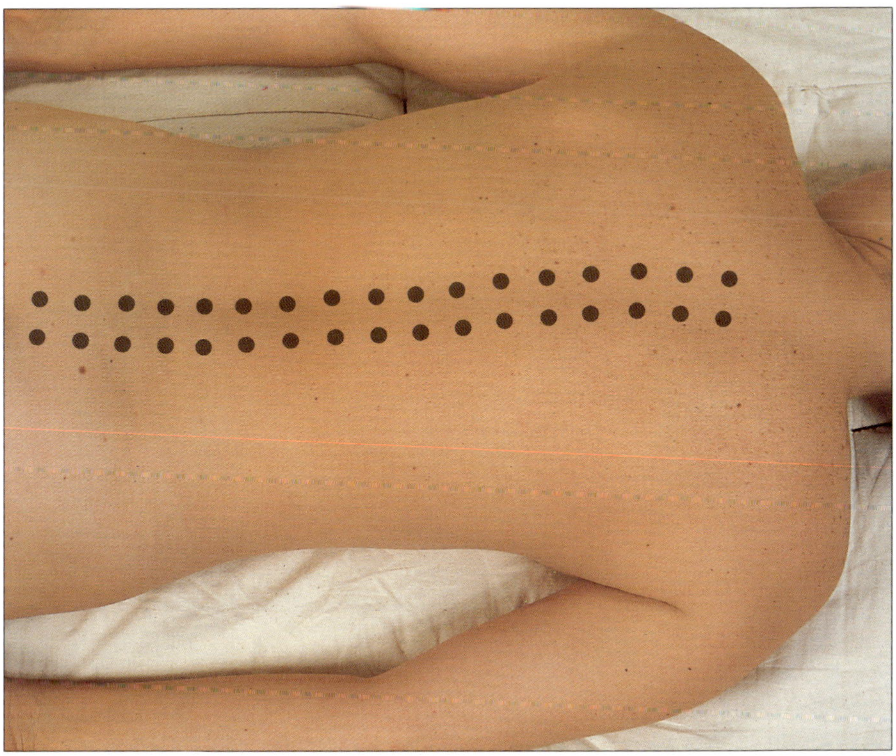

Rückendruckpunkte

Die Druckpunkte, die Sie in den Schritten 13, 14 und 15 behandeln müssen, sind hier dargestellt. Üben Sie, vom oberen Rückenbereich bis zum Kreuzbein, ungefähr im Abstand einer Daumenbreite Druck aus *(links)*. Sie werden feststellen, daß der »Kanal« bei Erreichen des Kreuzbeins ausläuft. Sie finden auf diesem flachen, dreieckigen Knochen jetzt kleine Vertiefungen. Behandeln Sie verspannte oder blockierte Bereiche mehrere Male, und arbeiten Sie mit mehr Körpergewicht, wenn Blockierungen auf leichten Druck nicht anzusprechen scheinen.

Nutzeffekt: hilft, allerdings gezielter als mit der Handflächentechnik, bei Rückenschmerzen und kleineren Rückenbeschwerden. Eine Behandlung der Rückendruckpunkte mit der Daumentechnik kommt ebenfalls allen größeren Organen und besonders der Blase zugute.

3

Die Beinrückseiten

Die untere Hälfte unseres Körpers bringt einige neue Aspekte, sowohl körperlicher als auch psychischer Art, die die Shiatsu-Behandlung betreffen. Das fernöstliche Gesundheitsverständnis geht von einer Reihe innerer Energiezentren, den Chakren, aus, die alle eine andere Bedeutung haben. Die Beine stehen in Verbindung mit dem sakralen Chakra, das mit unserem Gefühl des Verankertseins bzw. unserem Realitätsbewußtsein, mit unserer Selbstachtung, sexuellen und körperlichen Vitalität und auch mit unserer Fähigkeit, Lebenskrisen zu bewältigen, verbunden ist. Die Beine können uns im wörtlichen Sinn auch vorwärtstragen oder uns helfen, davonzulaufen. Aus metaphysischer Sicht haben deshalb Probleme mit den Beinen mit Problemen »vorwärtszukommen« bzw. im Leben »Fortschritte zu machen« oder mit der Fähigkeit, Dinge hinter sich zu lassen, vor ihnen zu flüchten, zu tun.

Eine Behandlung der Beine kann auf all diese Aspekte sowie auf andere Störungen, auch körperlicher Art, Einfluß haben. Eine Behandlung des Unterkörpers vermittelt dem Shiatsu-Empfänger wieder mehr Körpergefühl, bringt ihn in seinen Körper zurück. Die traditionelle östliche Medizin ist der Auffassung, daß die allgemeine Verschlechterung des Gesundheitszustands im Alter in den Beinen beginnt, da diese weniger benutzt werden und der Ki-Fluß dort abnimmt. Eine hauptsächlich sitzende Lebensweise, die Unsitte, ständig das Auto zu nehmen, statt zu Fuß zu gehen, sowie mangelnde körperliche Bewegung, tun das ihre, um diese Gesundheitsverschlechterung dann auch früher eintreten zu lassen.

Auch unser Gesäß kann durch einen inaktiven Lebensstil negativ beeinflußt werden, was zu einer Stagnation des Ki führt. Negativ wirken sich auch Verspannungen durch Zusammenpressen der Pobacken – bei Ärger, Aggression oder sexuellen Problemen – aus. Die Hälfte der klassischen chinesischen Energiekanäle, der Meridiane also, beginnen oder enden in den Beinen *(siehe Seite 128–130)*. Deshalb sind die Beine auch von besonderer Bedeutung für die ihnen assoziierten Organe. Die Behandlung der Beine erfolgt in zwei Abschnitten, unterbrochen von der Behandlung der Füße: Zuerst werden die Beinrückseiten, dann die Füße und schließlich die Beinvorderseiten bearbeitet. Die Rückseite des Körpers kann Aufschluß über die Vergangenheit einer Person und ihre Erfahrungen geben. In den Beinrückseiten manifestiert sich dies in Form extremer Spannung oder als Verhärtung bzw. »Panzer«.

Zu dieser Behandlungseinheit

Diese Behandlungssequenz beginnt mit der Handflächentechnik und geht dann zur spezifischeren Behandlung der Druckpunkte mit dem Daumen über. Sie führt die vorhergehende Arbeit am Rücken jetzt an Gesäß, Oberschenkeln und Waden fort – eine Behandlung, die vor allem auch der Blase zugute kommt. Anschließend wird eine neue Position eingenommen, um die Beinaußenseiten, die von der Gallenblase beeinflußt werden, zu bearbeiten.

MERKE

- *Arbeiten Sie mit Ihrem Körpergewicht, nicht mit Muskelkraft.*
- *Halten Sie Ihren eigenen Körper entspannt.*
- *Konzentrieren Sie sich auf Ihren Bauch, atmen Sie aus ihm heraus.*
- *Halten Sie den arbeitenden Arm gerade, aber nicht starr durchgedrückt.*
- *Legen Sie sich immer beim Ausatmen in die Bewegung, und halten Sie diese Position.*
- *Arbeiten Sie im rechten Winkel zur Behandlungsfläche.*
- *Entwickeln Sie ein Gefühl der Ruhe und einen regelmäßigen Rhythmus.*

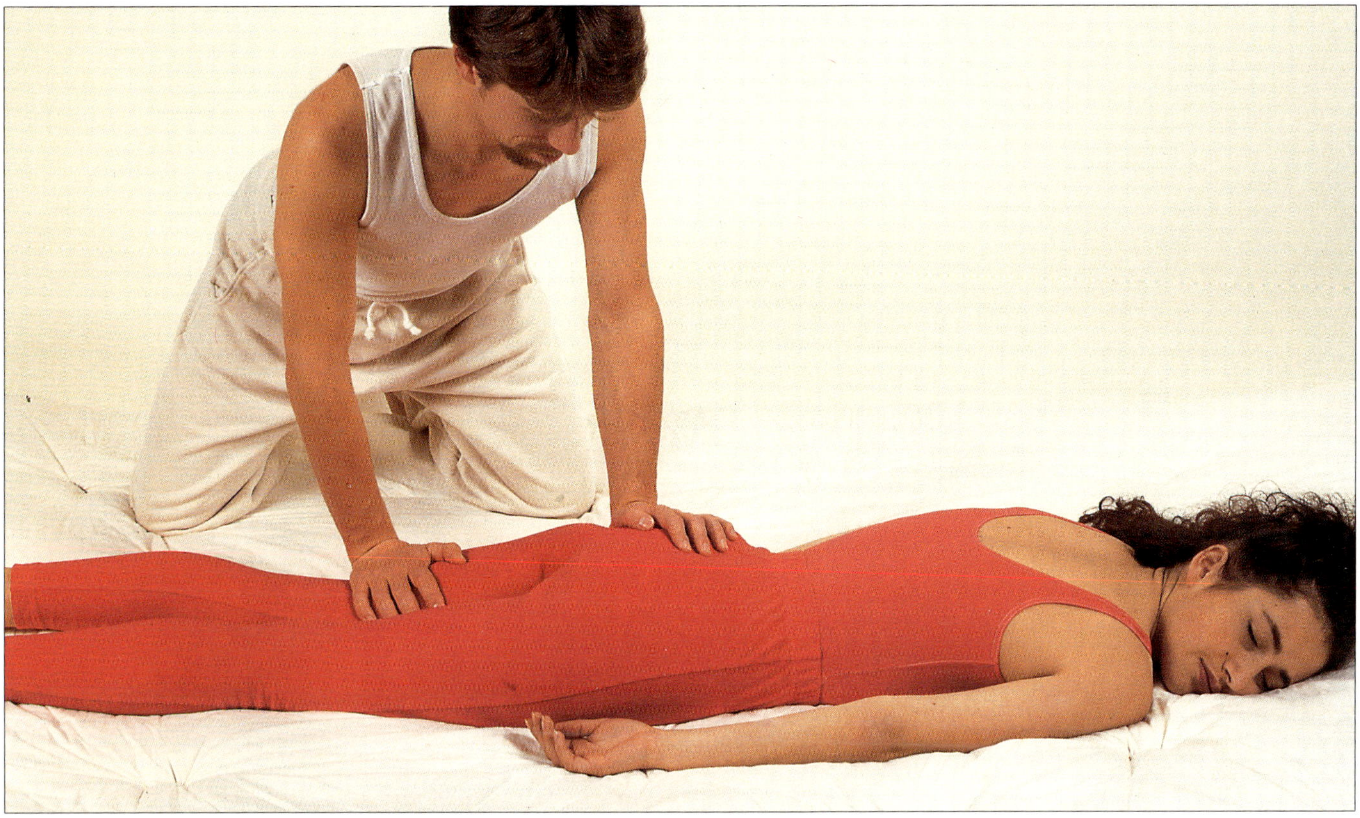

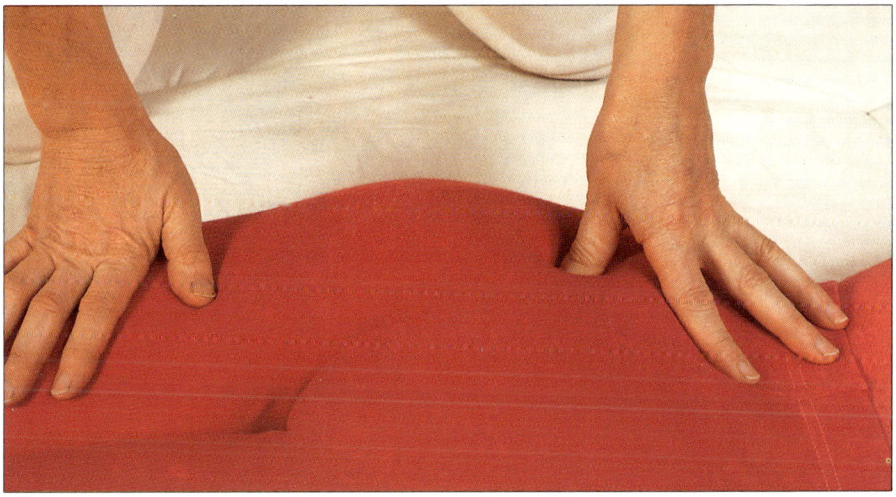

1 Knien Sie sich neben die Knie Ihres Partners *(oben)* – von hier aus können Sie problemlos das gesamte Bein behandeln. Stützen Sie von der Seite her Ihr gesamtes Körpergewicht auf Ihre auf dem Gesäß liegenden Handfläche. Die andere Hand bleibt als Stütze passiv auf dem Oberschenkel liegen. Arbeiten Sie sich über die gesamte Pobacke, und konzentrieren Sie sich vor allem auf den unteren Beckenrand. Behandeln Sie alle Druckpunktlinien dreimal.

2 Behandeln Sie denselben Bereich nun mit Daumendruck *(oben)*. Arbeiten Sie auch hier wieder um den Beckenrand herum, indem Sie direkt unter den Knochen drücken. In diesem Bereich können Sie, wenn nicht gerade lokale Beschwerden wie Ischiasschmerzen vorliegen, energisch vorgehen. Die vier zu behandelnden Druckpunktlinien sind rechts abgebildet. Achten Sie, wie gewohnt, vor allem auf blockierte Punkte. Bleiben Sie auf der Seite, um die Beinrückseite hinunter zu arbeiten.

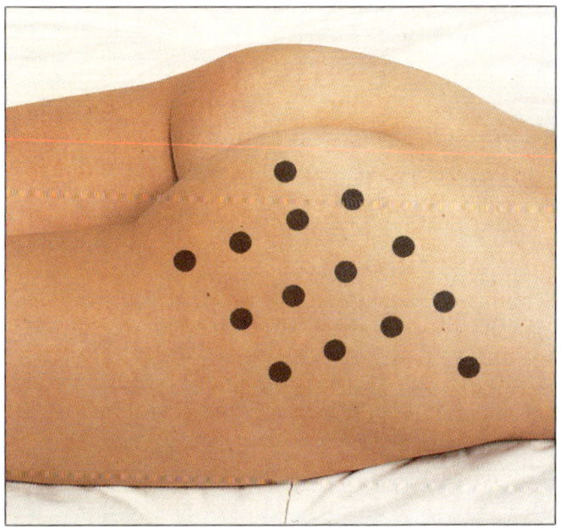

Druckpunkte am Gesäß
Die Druckpunkte am Gesäß für die Daumentechnik sind links abgebildet. Die Punkte um das Becken werden von vielen Menschen als schmerzhaft empfunden, sind jedoch zur Lösung von Spannung äußerst wirksam. In die anderen Punkte am *Gluteus maximus* können Sie mehr Körpergewicht legen. Üben Sie den Druck im Abstand einer Daumenbreite aus.
Nutzeffekt: hilft bei Hüftproblemen, Blasen- und Gallenblasenbeschwerden und lindert auch sexuelle Spannung.

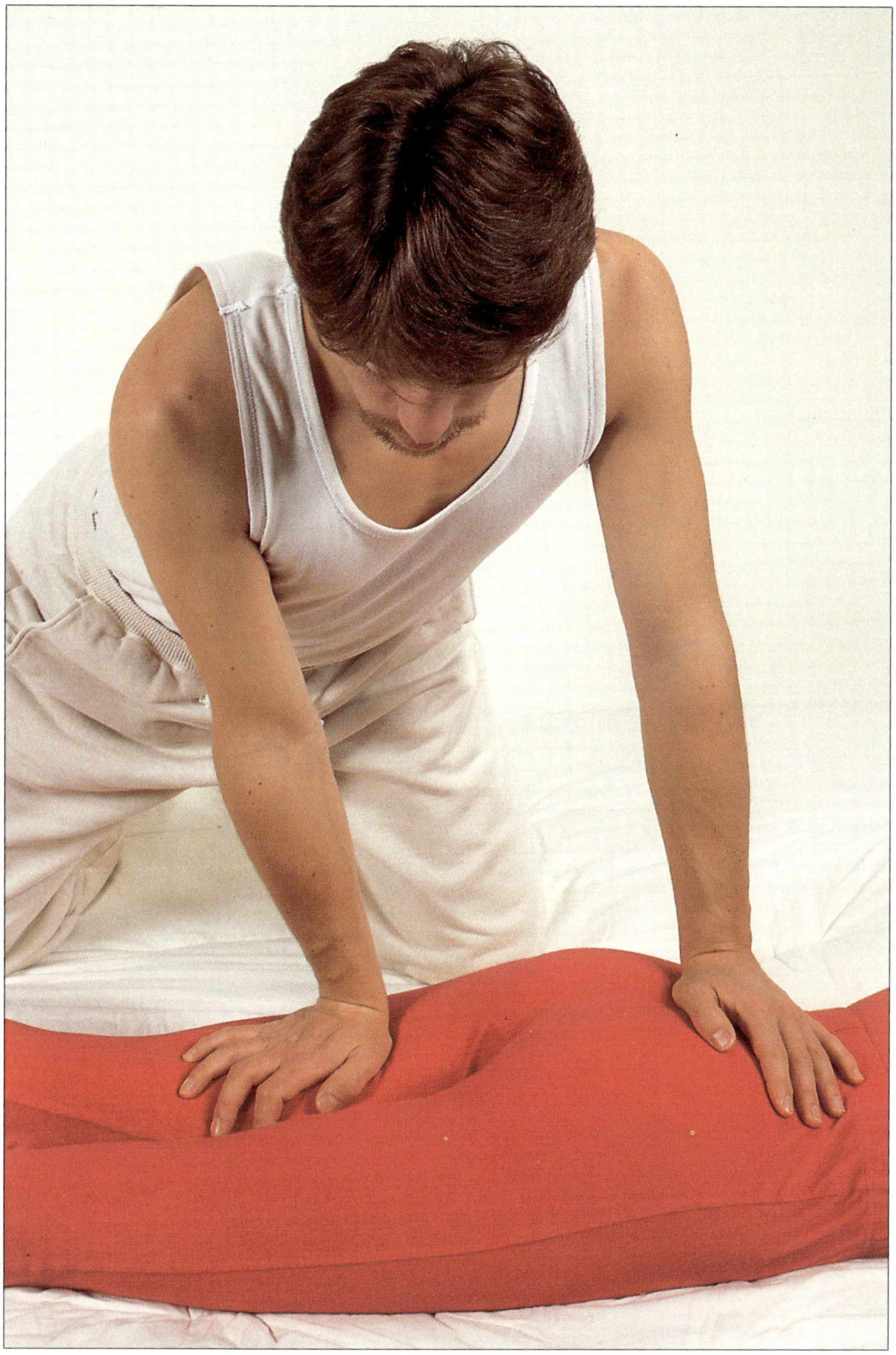

3 Die zuvor arbeitende Hand wird jetzt zur passiven und bleibt auf dem Kreuzbein aufgestützt. Arbeiten Sie mit der Fläche der anderen Hand – Handflächenbreite um Handflächenbreite – der Mittellinie des Oberschenkels folgend nach unten *(rechts)*, bis Sie den gesamten Bereich bis zum Knie behandelt haben. Auf das Kniegelenk selbst keinen Druck ausüben! Legen Sie sich mit Ihrem gesamten Körpergewicht in den Bereich, den Sie gerade bearbeiten.

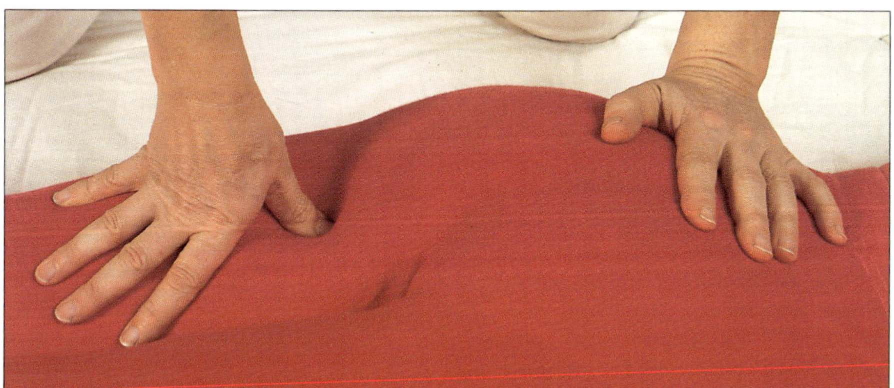

4 Arbeiten Sie in der Daumentechnik die Rückseite des Oberschenkels herunter *(rechts)* – auch hier wieder die Mittellinie entlang –, und legen Sie Ihr gesamtes Gewicht in die Bewegung. Den Punkteverlauf ersehen Sie aus der Abbildung auf Seite 43 unten. Achten Sie wie gewohnt auf Punkte, die blockiert sind, und geben Sie ihnen eine Extrabehandlung.

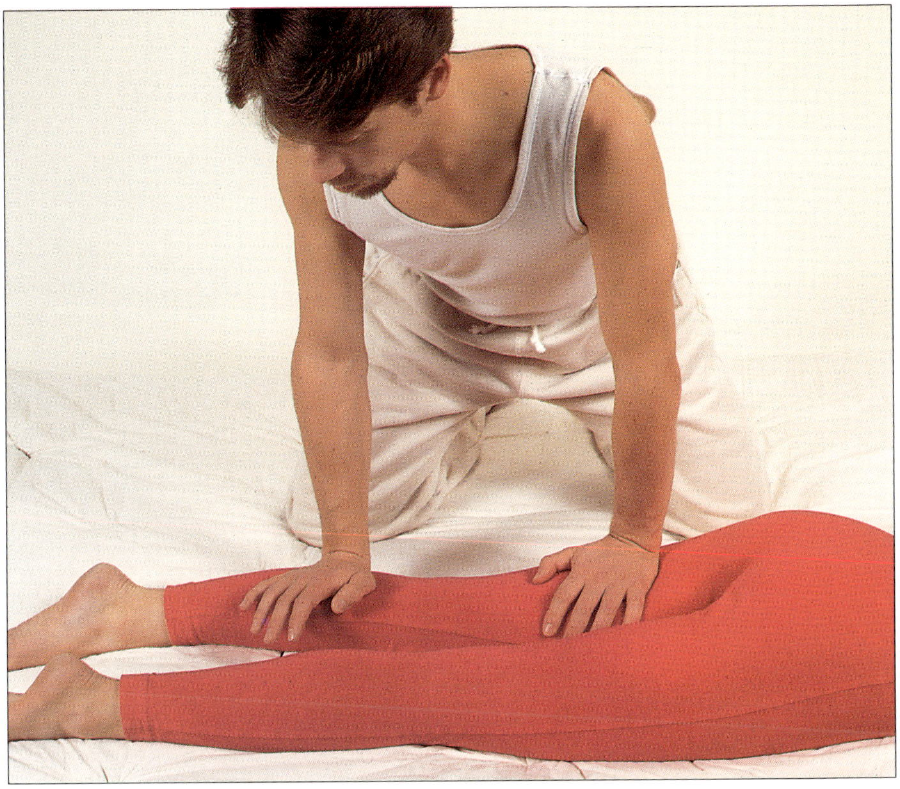

WARNHINWEIS

An Knien und Knöcheln nicht mit vollem Körpergewicht arbeiten und auf Krampfadern überhaupt keinen Druck ausüben. Den Bereich unterhalb des Knies in der frühen Schwangerschaft meiden.

5 Legen Sie die passive Hand jetzt auf die Oberschenkelrückseite, und arbeiten Sie mit der Fläche der arbeitenden Hand – Handflächenbreite um Handflächenbreite – der Mittellinie des Wadenrückens folgend *(links)* bis zu den Knöcheln hinunter. Legen Sie sich mit Ihrem Körpergewicht in die Bewegung hinein. Üben Sie auf die Knöchel keinen direkten Druck aus.

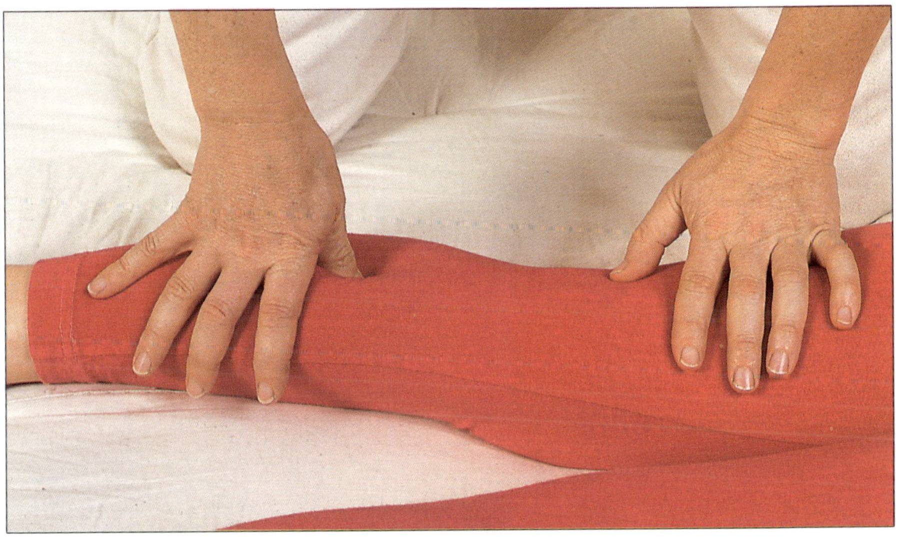

6 Behandeln Sie nun denselben Bereich in der Daumentechnik *(links)*. Folgen Sie auch hier wieder bis zum Knöchel der unten abgebildeten Mittellinie.

Nachdem die Behandlung an einem Bein abgeschlossen ist, wechseln Sie die Seite und wiederholen am anderen Bein Schritt 1–6.

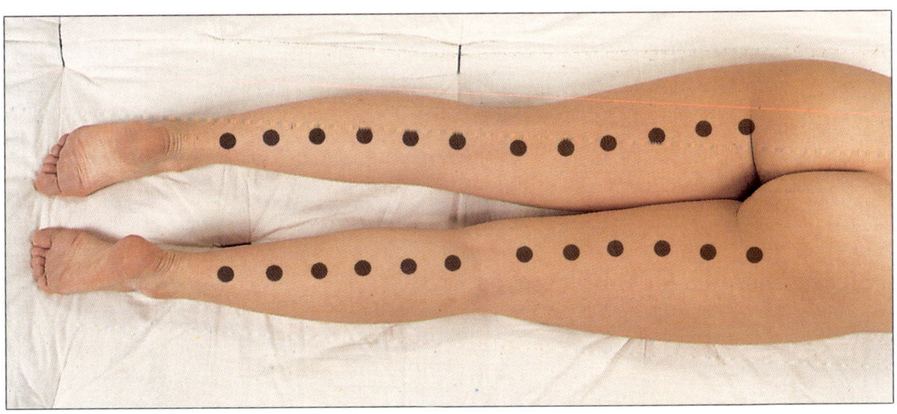

Druckpunkte an der Beinrückseite
Behandeln Sie die Druckpunkte im Abstand einer Daumenbreite *(links)* unter Auslassung der Kniekehlen und Knöchel. Die Punkte in der Mitte der Wade sind häufig besonders schmerzhaft – passen Sie in diesem Fall Ihren Druck entsprechend an. Wiederholen Sie die Arbeit an jeder Druckpunktlinie dreimal.
Nutzeffekt: hilft bei Schmerzen, Steifigkeit oder Gelenkschmerzen in Beinen und Hüfte. Unterstützt vor allem auch die Blasenfunktion.

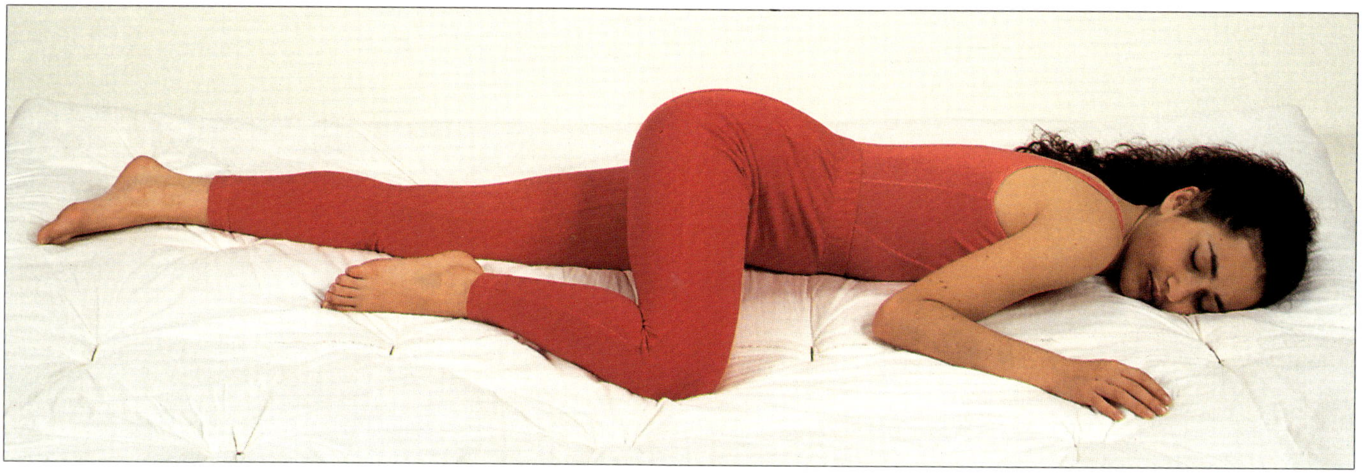

7 Ihr Partner nimmt eine Art stabile Seitenlage ein *(oben)*, indem er den Kopf zu einer Seite dreht, einen Arm an den Körper, den anderen angewinkelt davor legt, gleichzeitig das Becken nach hinten kippt und das Bein auf Hüftniveau anwinkelt. In dieser Haltung werden die Beinaußenseiten, die in direkter Verbindung mit der Gallenblase stehen, behandelt.

8 Gehen Sie in die Ausfallstellung – der aufgestellte Fuß steht an der fernen Seite Ihres Partners –, und arbeiten Sie mit der Handfläche die Mittellinie an der Außenseite des Oberschenkels nach unten *(rechts)*. Die stützende Hand liegt auf der Hüfte Ihres Partners.

9 Behandeln Sie dieselbe Linie nun mit Daumendruck *(unten)* – der Verlauf entspricht in etwa dem der Außennaht einer Hose *(siehe Abbildung Seite 45)*.

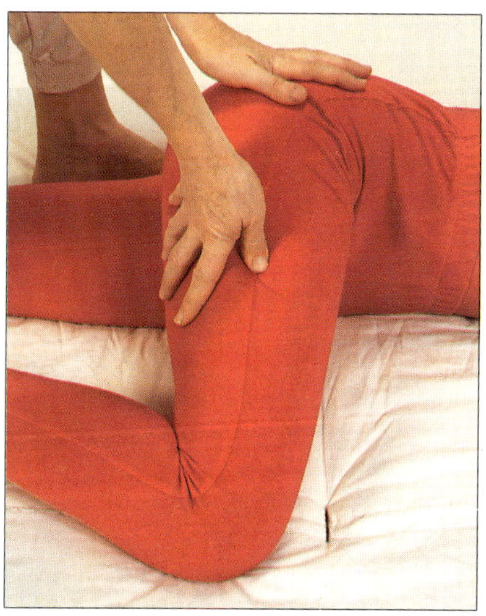

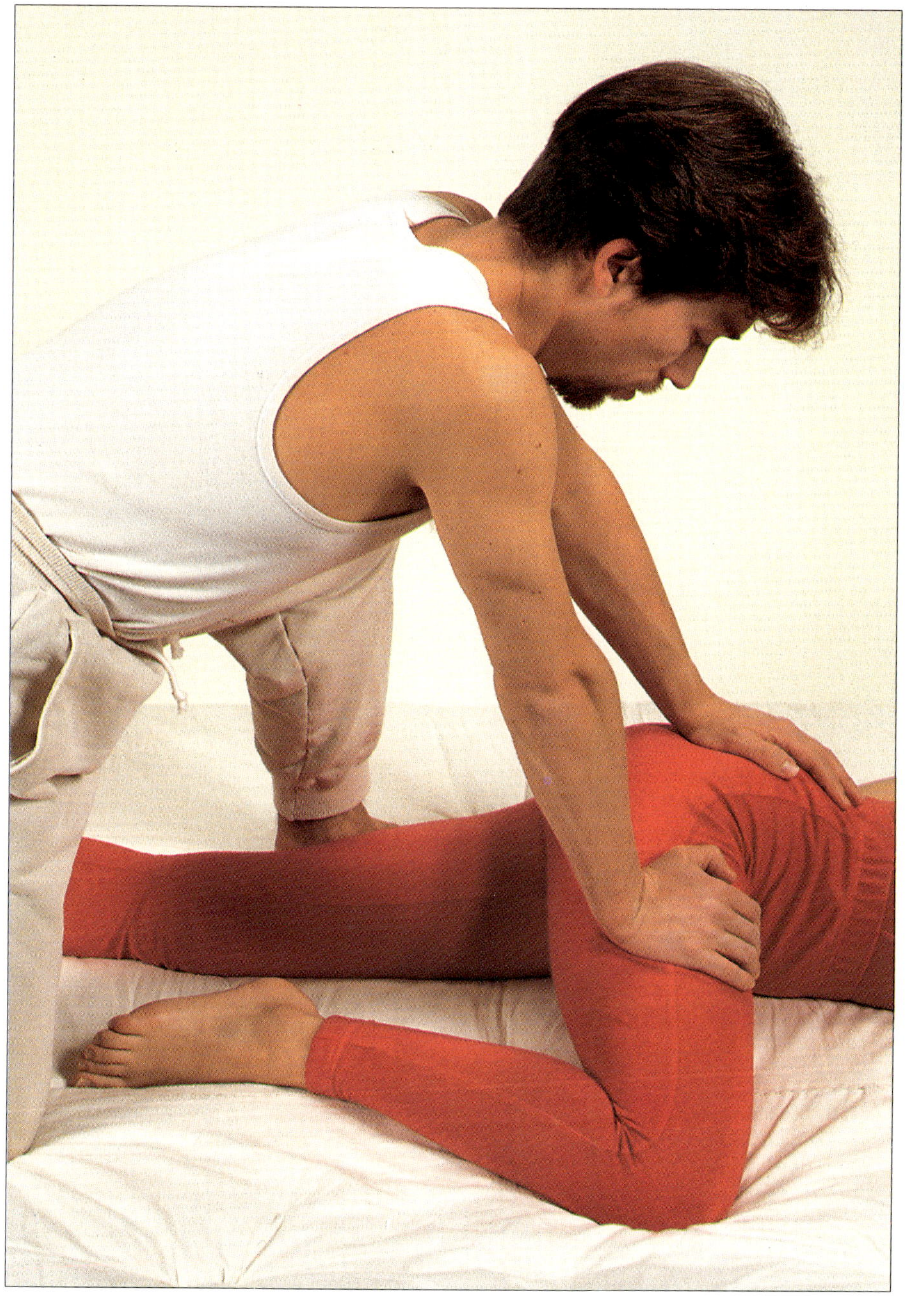

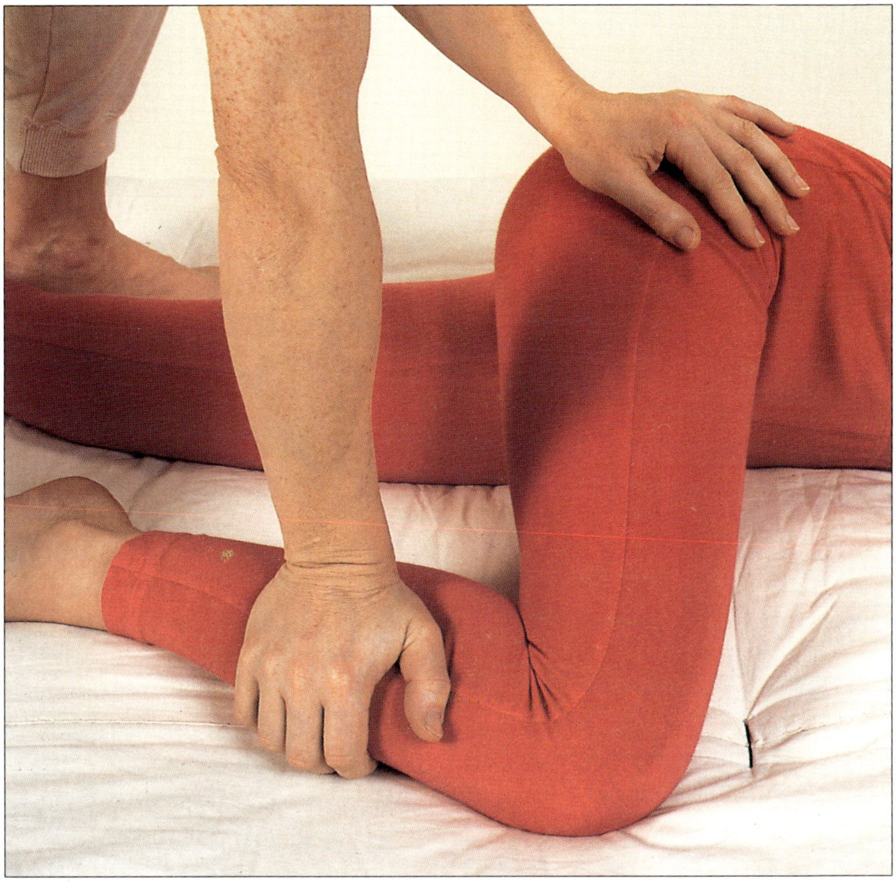

10 Behandeln Sie nun aus derselben Position heraus mit der Handfläche – Handflächenbreite um Handflächenbreite – die Mittellinie der Unterschenkelaußenseite *(links)* bis hinunter zum Knöchel. Arbeiten Sie auch hier wieder mit Ihrem Gewicht, und üben Sie im rechten Winkel senkrechten Druck aus.

11 Behandeln Sie dieselbe Linie nun mit Daumendruck *(unten)*, indem Sie den unten abgebildeten Punkten folgen. Bitten Sie Ihren Partner, sich auf die andere Seite zu rollen, und wiederholen Sie Schritt 8–11.

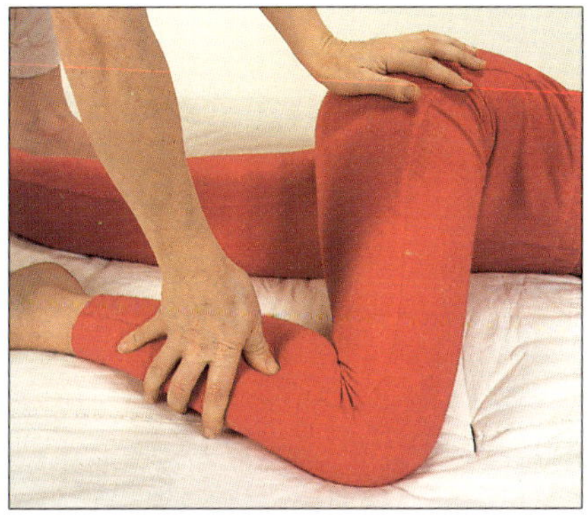

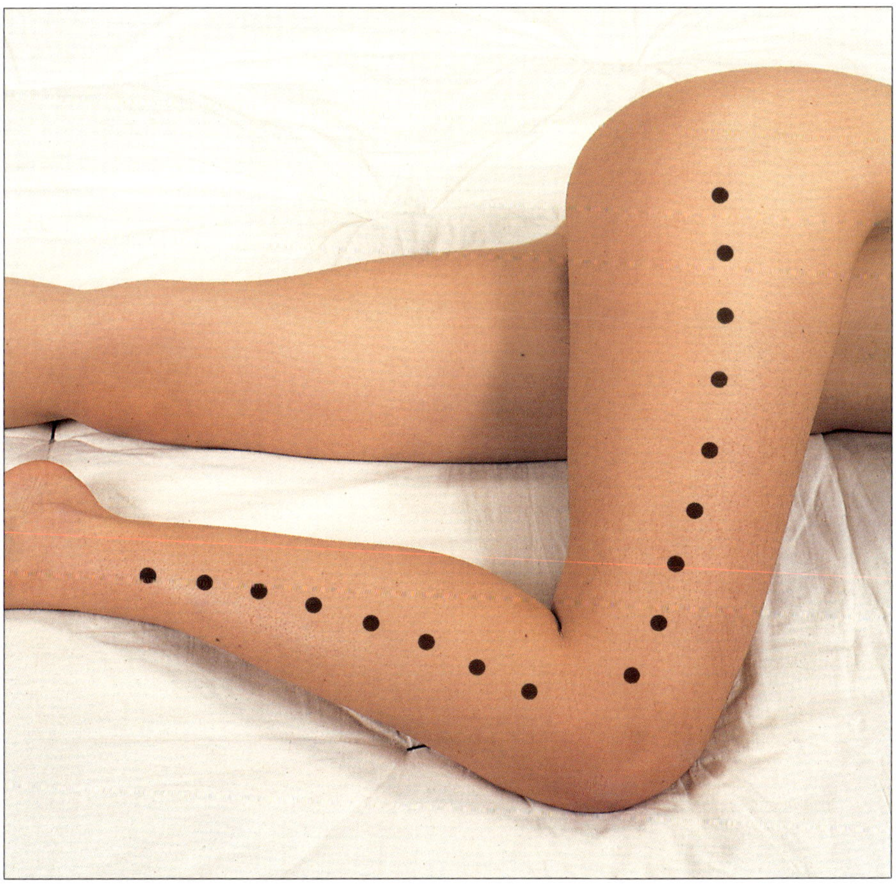

WARNHINWEIS

Auf Krampfadern keinen Druck ausüben. Den Bereich unterhalb des Knies in der frühen Schwangerschaft meiden.

Druckpunkte am Außenschenkel
Die Behandlungspunkte am Außenschenkel sehen Sie links abgebildet. Behandeln Sie die Druckpunkte wie gewohnt im Abstand von ungefähr einer Daumenbreite, und lassen Sie den Bereichen, die es nötig zu haben scheinen, eine Sonderbehandlung zukommen. Die Druckpunkte am äußeren Oberschenkel sind manchmal extrem schmerzhaft. Arbeiten Sie in einem solchen Fall mit weniger Druck, wiederholen Sie den Vorgang dafür aber einige Male öfter.
Nutzeffekt: unterstützt vor allem die Funktion der Gallenblase.

4

Die Füße

Die Füße sind, buchstäblich wie auch im übertragenen Sinn, unser Fundament, die Basis, auf der wir im Leben stehen. Die Verfassung unserer Füße spiegelt für jedes Individuum den Zustand grundsätzlicher Lebensmuster und – vor allem – den Zustand des gesamten Körpers wider, so daß man über die Füße ein Bild vom Gesamtzustand einer Person erhält. Und so kann man auch durch eine Behandlung der Füße, der sogenannten Fußreflexzonentherapie, den gesamten Körper behandeln. Gesunde Füße sind kräftig, aber geschmeidig, mit geraden, biegsamen Zehen und einem schön gebogenem Fußgewölbe. Durch eine Behandlung der Füße wird aus Oberkörper und Kopf Energie abgezogen und damit der »Bodenkontakt« des Menschen verbessert, er wird bodenständiger.

In den Füßen befinden sich viele Nervenendigungen, und so empfinden die meisten Menschen eine Behandlung der Füße auch als sehr angenehm, vor allem weil sie ja relativ passiv und es gewohnt sind, Druck auszuhalten, oft in Schuhe gezwängt werden und überhaupt im allgemeinen kaum Beachtung finden. Manche Menschen haben höchst empfindsame Füße – achten Sie deshalb während der Behandlung auf Zeichen von Nervosität oder Unwohlsein. Die Fußsequenz für sich allein eignet sich als selbständige Kurzbehandlung.

Zu dieser Behandlungssequenz

Die Füße können mit oder ohne Socken behandelt werden – am Anfang jedoch finden Sie Ihren Weg besser an nackten Füßen. Auch diese Sequenz beginnt mit allgemeinen Lockerungsübungen, arbeitet dann mit den Fußdruckpunkten, um mit einer Einzelbehandlung der Zehen abzuschließen. Abgesehen von Fällen mit müden oder schmerzenden Füßen, Senkfuß, Fuß- oder Knöchelverletzungen, Sehnenentzündung, Kallus (Schwielen, Verhärtungen), Hühneraugen und Fußballenentzündung hilft eine Behandlung der Füße bei Kopf- und Nackenbeschwerden.

1 Sitzen oder knien Sie sich zu Füßen Ihres Partners – so nah, daß Sie einen Fuß ergreifen und mühelos an der Fußsohle arbeiten können *(rechts)*. Bitten Sie Ihren Partner, während der Behandlung Füße und Knöchel zu entspannen und Ihnen bei Positionsänderung nicht zu helfen.

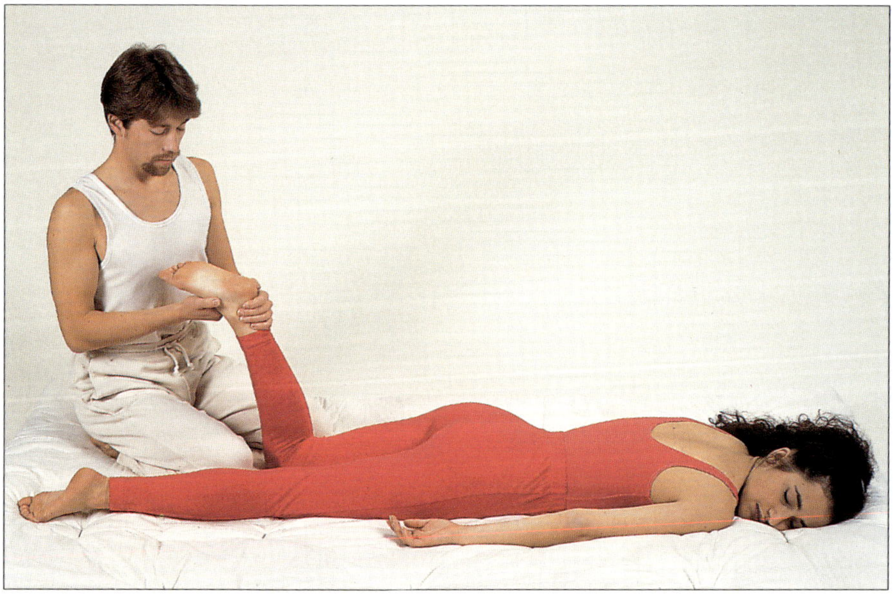

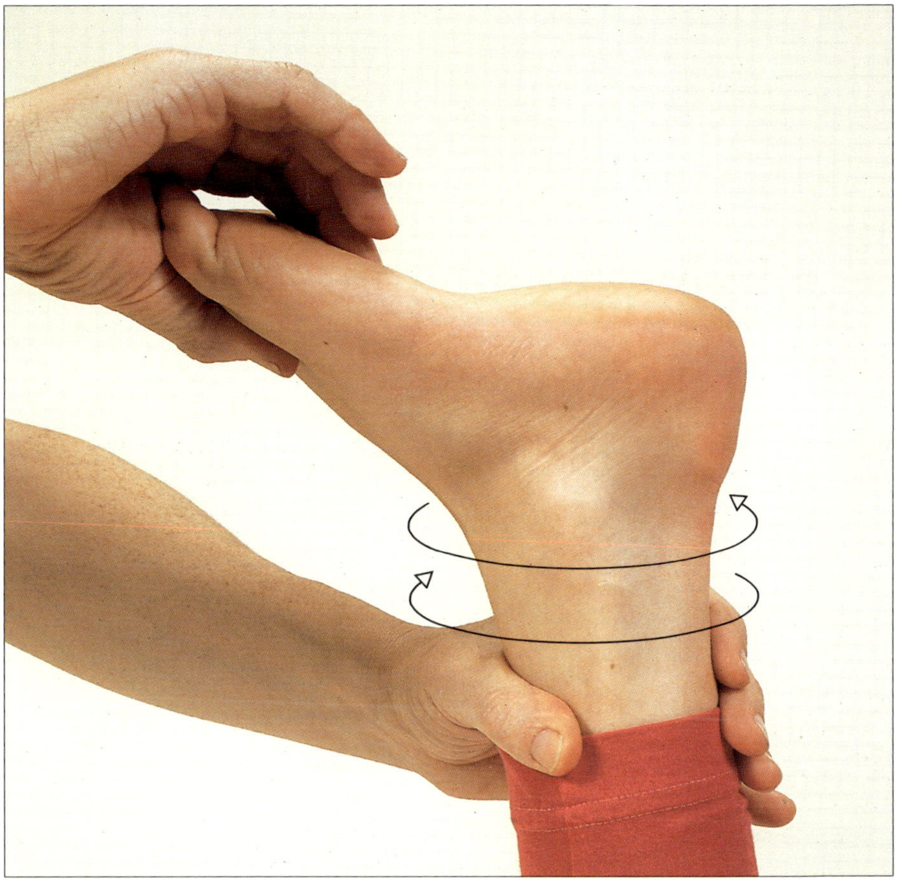

2 Umfassen Sie mit einer Hand die Fessel *(links)*, und drehen Sie mit der anderen den Fuß, soweit es das Gelenk erlaubt, mehrmals in beide Richtungen. Fällt Ihnen bei gestreckten Beinen ein Leerraum unter den Fesseln auf, dann sind weitere Drehungen angebracht.

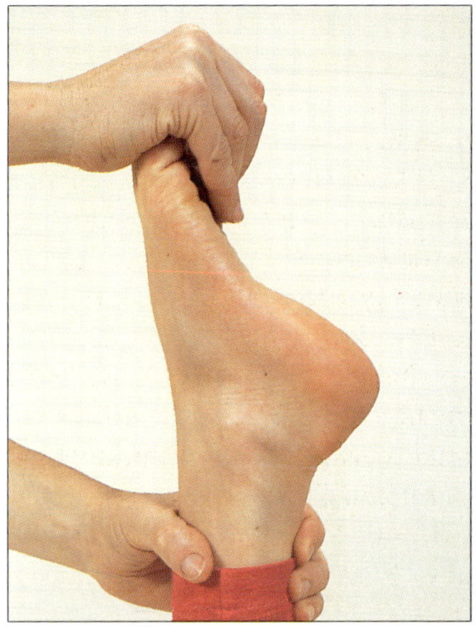

3 Legen Sie die Handfläche über die Zehenspitzen *(oben)*, beugen Sie den Fuß nach hinten, und dehnen Sie den Fußrücken vom Gelenk bis zu den Spitzen. Zu einem kräftigen, aber nicht schmerzhaften Stretching steigern.

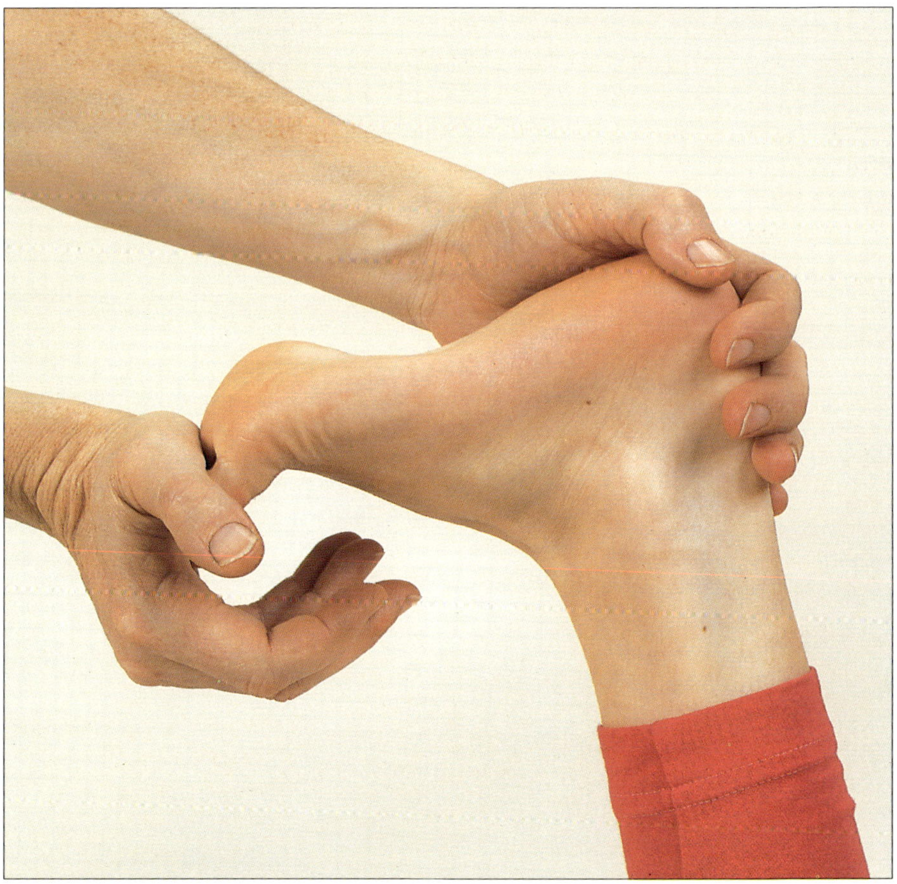

4 Legen Sie die passive Hand hinter die Ferse und den Ballen der arbeitenden Hand unter die Zehen *(links)*. Beugen Sie die Zehen kräftig nach unten – das dehnt den ganzen Fuß bis zur Achillessehne.
Diese beiden Längsbeugungen sind die ersten von vier Dehnungsübungen für die Füße. Bei allen kann man energisch zugreifen, wenn nicht Verletzungen vorliegen oder Schmerzen auftreten. Arbeiten Sie wie üblich mit den Ausatemzügen und 2–3 Wiederholungen. Bei diesen beiden Übungen hält man den arbeitenden Arm wie in der Anleitung gerade.

5 Ergreifen Sie beide Fußkanten zwischen Fingern und Daumenbasis, und biegen Sie sie kräftig seitwärts *(rechts)*. Man beginnt an Zehen und Fußballen und wandert dann mit mehreren Wiederholungen zur Fußmitte. Das ist die erste von zwei kreuzweisen Dehnungen, die den Energiefluß zwischen den kleinen Knochen der Fußspitze öffnen.

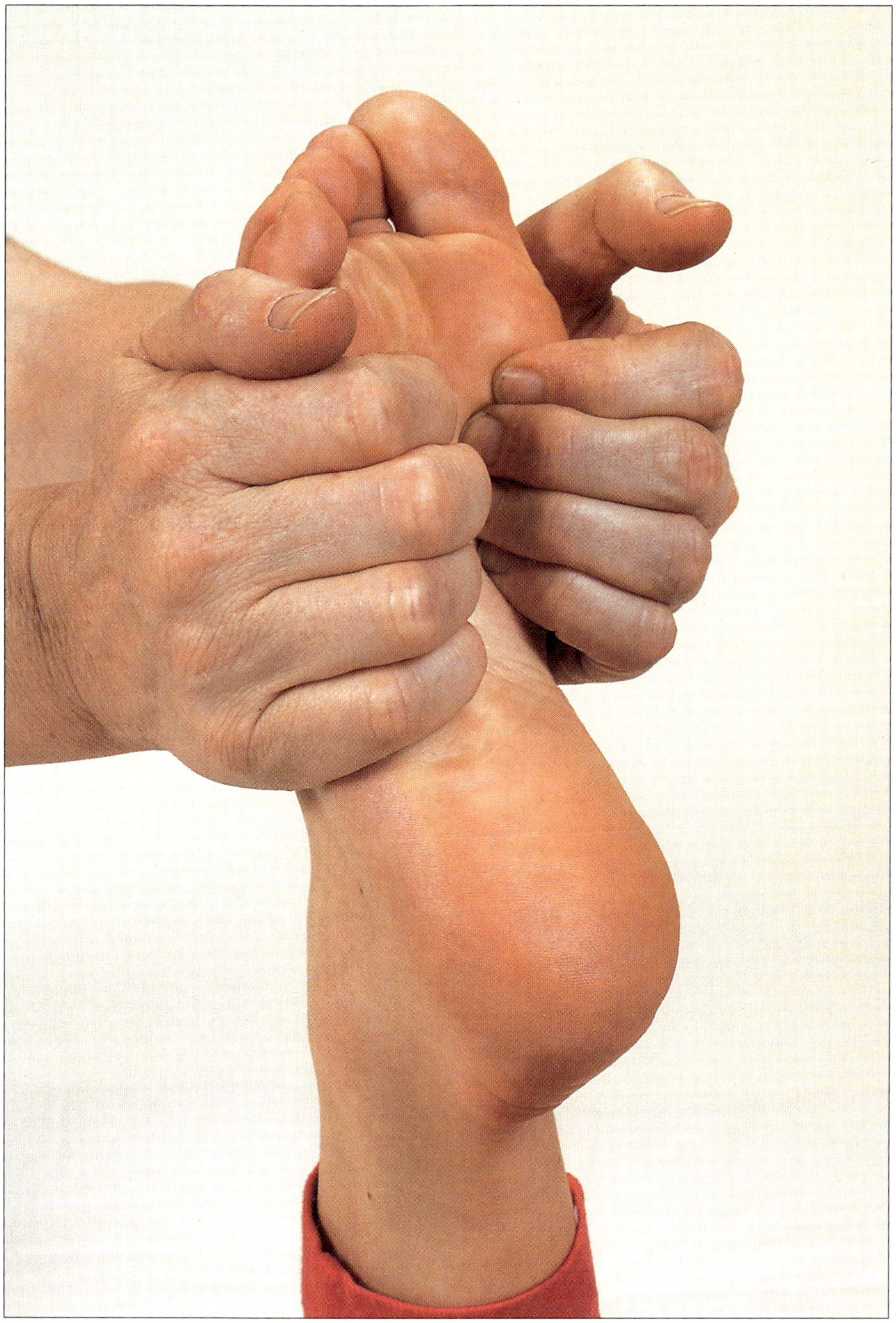

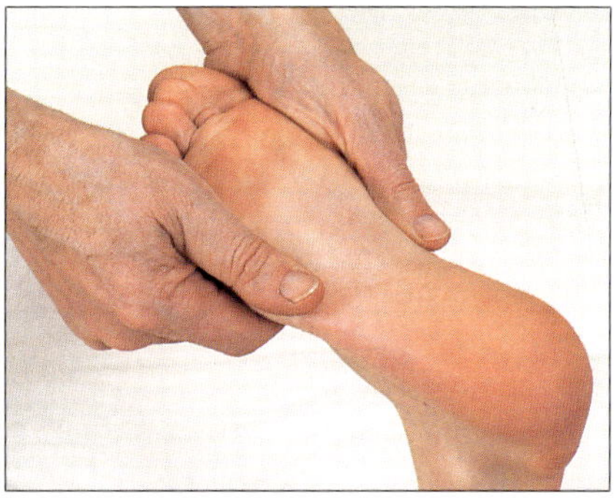

6 Beugen Sie den Fuß aus dem Gelenk, so daß die Sohle aufwärts zeigt. Legen Sie die Finger um die Fußspitze, und fassen Sie wieder die Kanten zwischen Finger und Daumenbasis. Dann bewegen Sie den Fuß diagonal hin und her *(oben)*, das öffnet die Knochen in der Sohle: von Ballen und Zehen bis fast zur Ferse vorgehen.

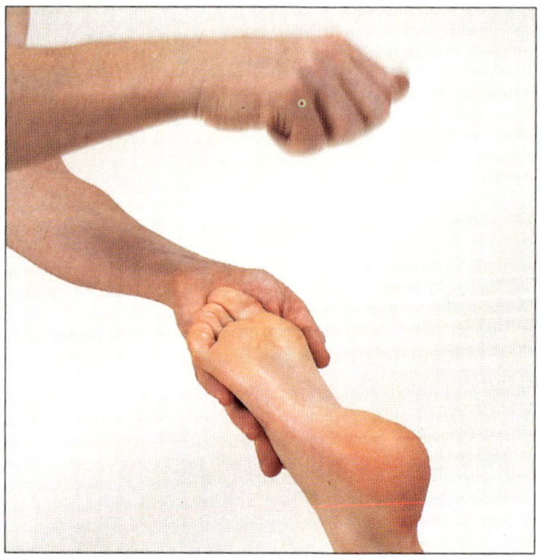

7 Stützen Sie den Fuß mit einer Hand, und klopfen Sie mit leicht geballter Faust locker aus dem Handgelenk über die Sohle *(links)*. Nun ist der Fuß entspannt und auf die intensivere Arbeit an den Druckpunkten vorbereitet.

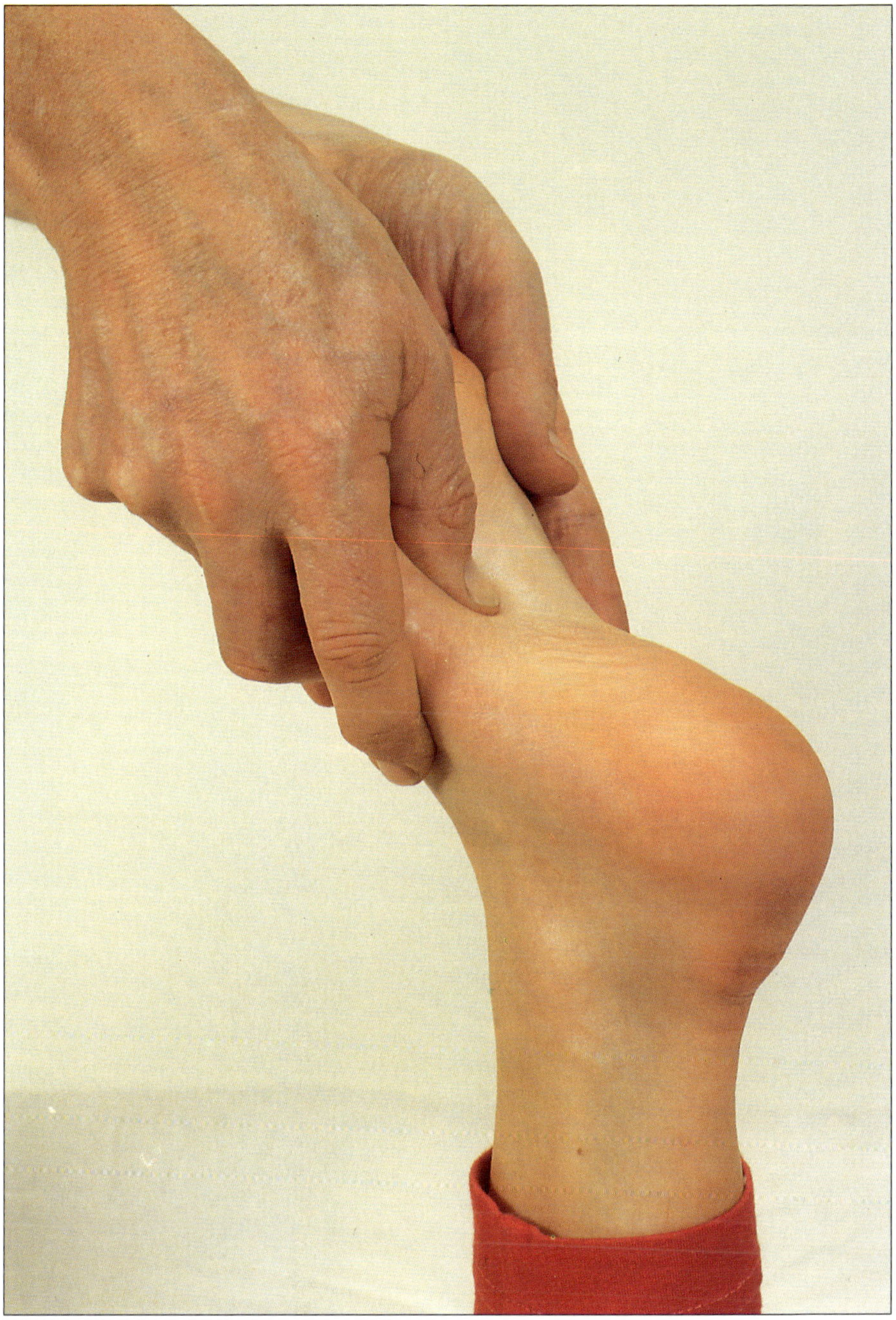

8 Der Fuß liegt in der Hand, mit dem Daumen üben Sie über die Sohle hinweg Druck aus *(links)*. Wie gewohnt pressen Sie mit der Ausatmung und halten den Druck ein paar Sekunden. Zuerst arbeiten Sie an der Peripherie: die Fußkanten entlang um die Ferse und über die Zehenbasis, dann über die Mittellinie hinab zur Ferse. Einige Punkte am Rist und in der Vordersohle können recht empfindlich reagieren – sie verdienen besondere Behandlung mit leichterem Druck. Kräftiger pressen Sie an den verhärteten Zonen wie Ferse und Ballen. Ihr Körpergewicht können Sie dafür nicht einsetzen, doch versuchen Sie die Pressur wenigstens mit geradem Arm.

Druckpunkte an der Fußsohle
Sie sehen die Behandlungslinien für Schritt 8 *(rechts)*. Pressen Sie in Abständen von Daumenbreite.
Nutzeffekt: Die Behandlung dieser Punkte dient nicht nur den Füßen, sondern dem ganzen Körper und besonders Nieren und Milz.

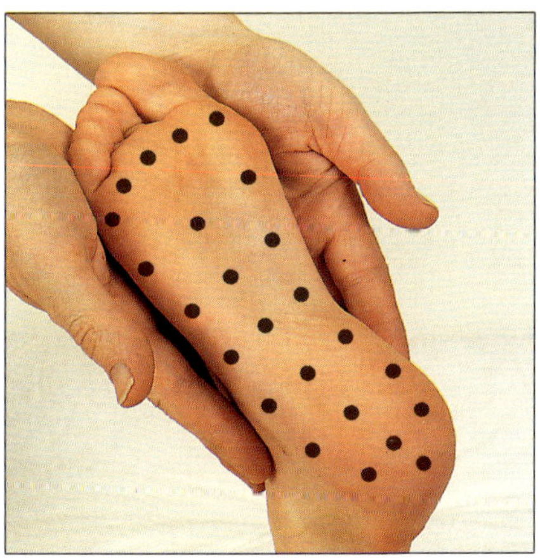

9 Um diesen Teil der Behandlung an einem Fuß abzuschließen, umfassen Sie die Fessel mit beiden Händen *(rechts)* und schütteln den Fuß ein paar Momente kräftig durch. Dann wechseln Sie Ihre Position in eine bequeme Stellung zum anderen Fuß und wiederholen dort die Schritte 2–9.

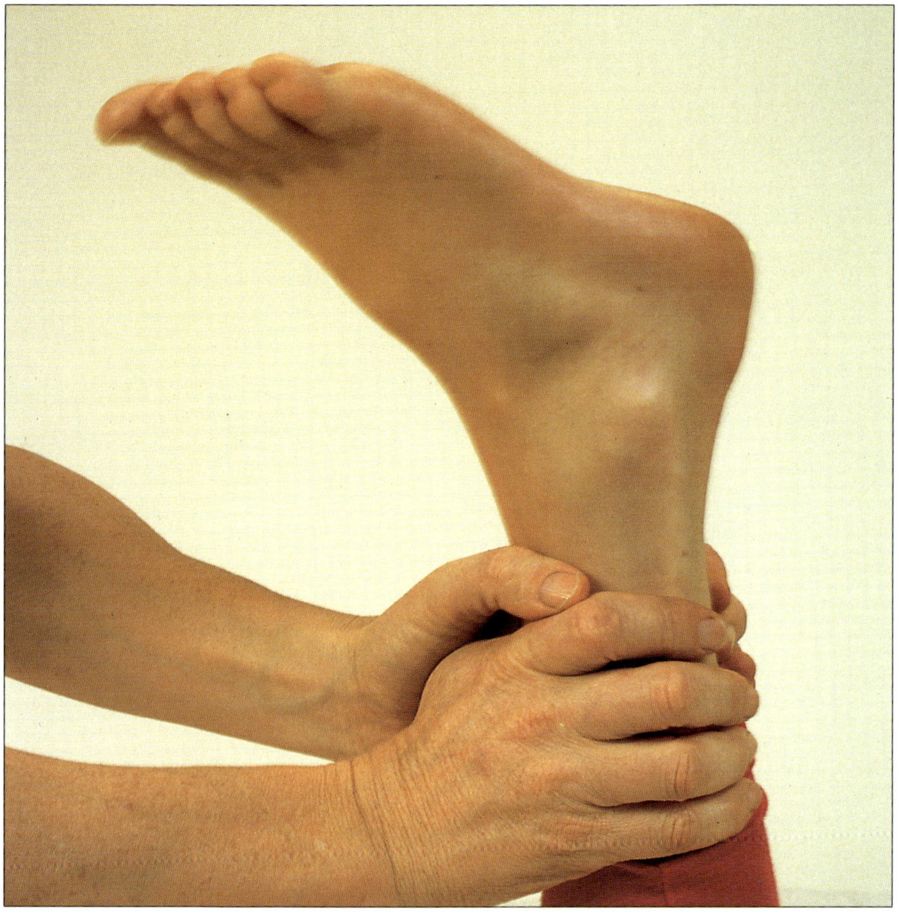

10 Um die Behandlung der Rückseite abzuschließen, die mit Schritt 2 begann, stellen Sie sich mit gespreizten Beinen über Ihren Partner und bürsten oder streichen mit den Händen die ganze Rückseite des Körpers hinab *(oben)*. Damit erweitern Sie den Fluß des Ki und beenden den Abschnitt mit einer sehr leichten, angenehmen Berührungswahrnehmung.

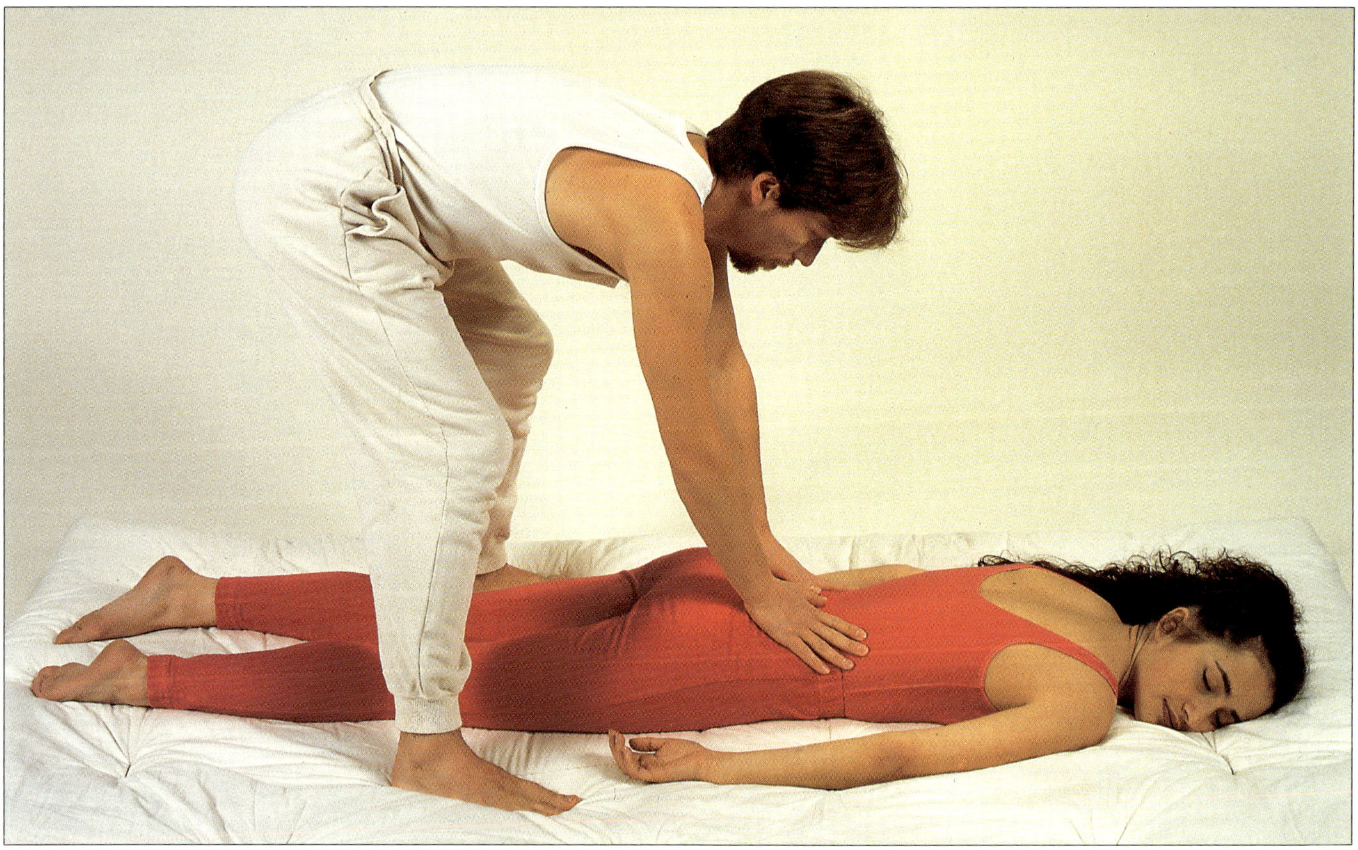

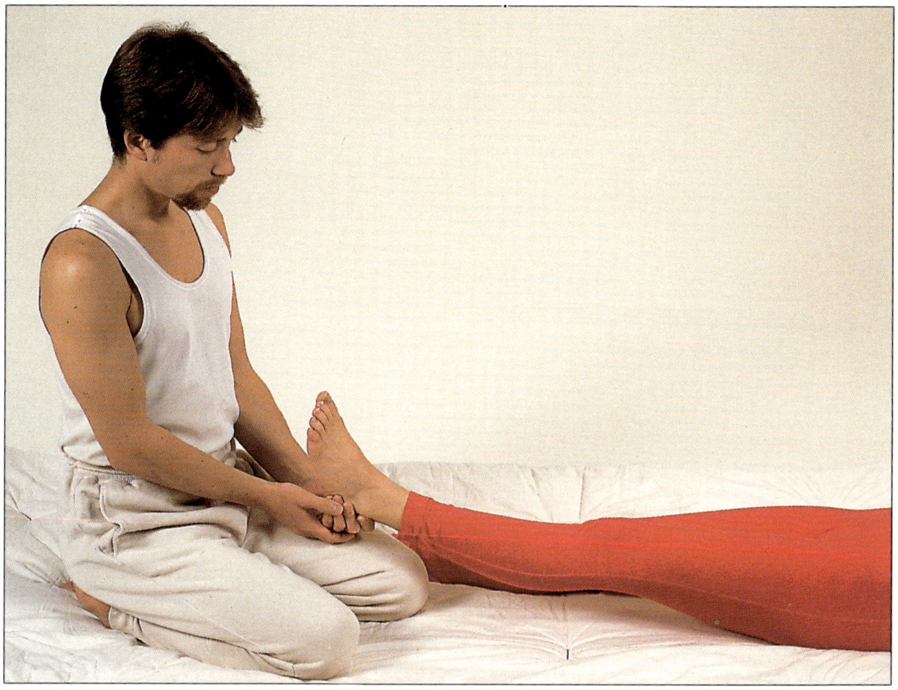

11 Bitten Sie Ihren Partner, sich nun auf den Rücken zu legen. Ziehen Sie an den Fersen, um den Körper zu strecken, und ziehen Sie dann mit den Händen zu den Füßen hin, um die Schultern zu lockern. Der Partner bleibt für die Übung in dieser Lage, während Sie jetzt bequem zu seinen Füßen knien oder sitzen, um einen Fuß in die Hände zu nehmen *(links)*.

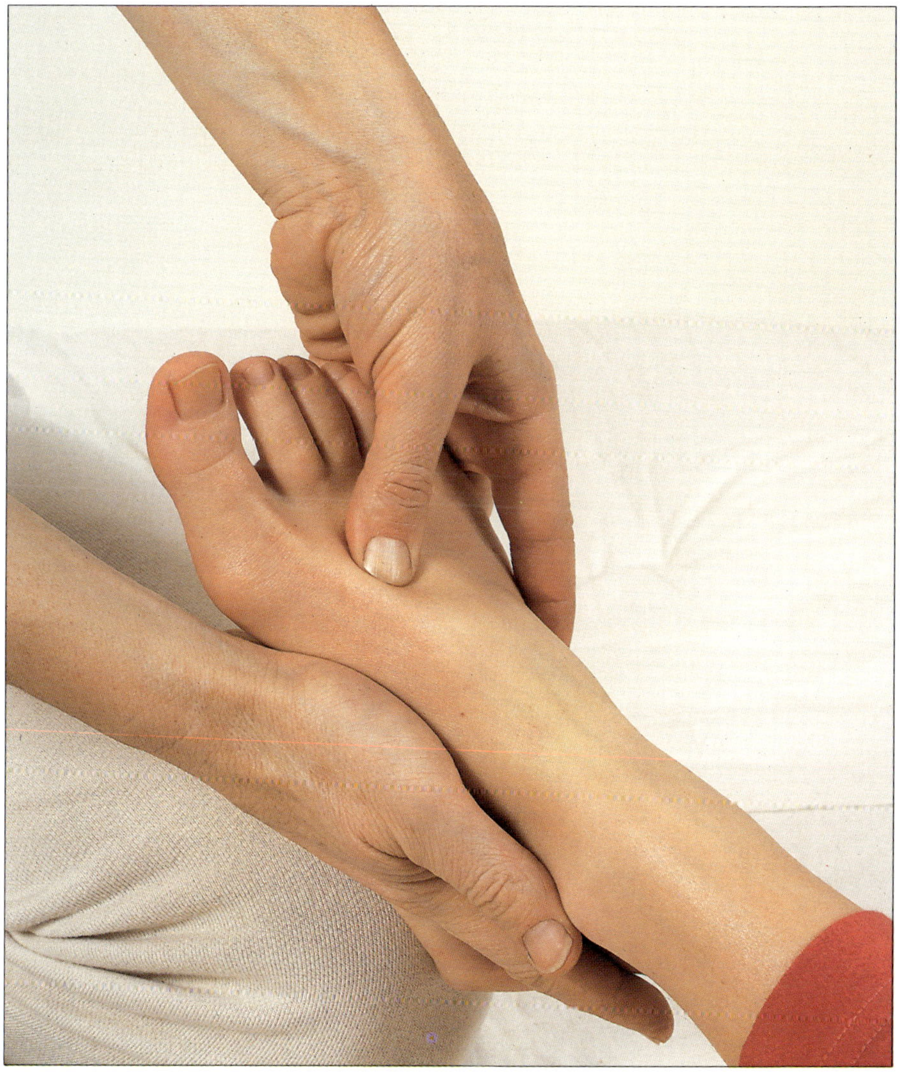

12 Mit der passiven Hand stützen Sie den Fuß und arbeiten mit Daumendruck über den Fußrücken *(links)* aufwärts, entlang der Kanäle, die zwischen den Knochen von den Zehen zum Sprunggelenk verlaufen. Achten Sie besonders auf empfindliche Punkte, und bearbeiten Sie diese sanfter, aber wiederholt.

Druckpunkte am Fußrücken
Die Punkte für Schritt 12 befinden sich in Linien (unten), die sich zwischen den Knochen kanalartig von der Fußspitze zu den Gelenken ziehen. Pressen Sie wieder in Abständen von Daumenbreite.
Nutzeffekt: hilfreich für Leber, Magen und Gallenblase.

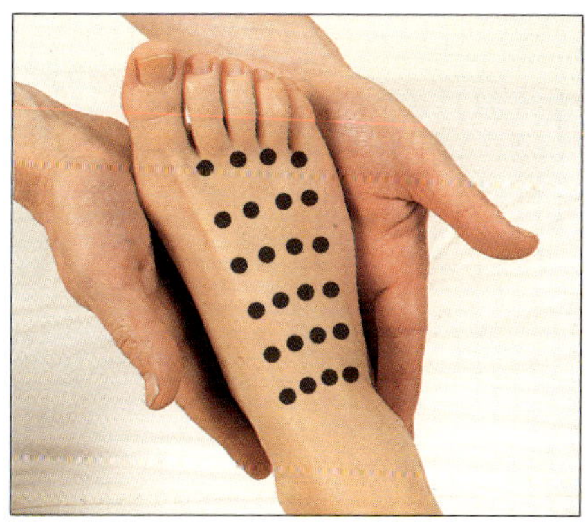

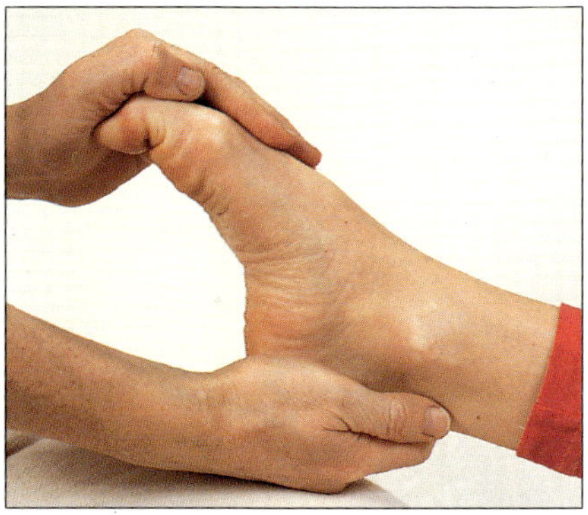

13 Die übrige Fußbehandlung konzentriert sich auf die Zehen. Stützen Sie die Ferse mit der passiven Hand, legen Sie die Finger der anderen über die Zehenspitzen, und beugen Sie sie mit dem Handballen fest nach unten *(rechts)*.

14 Jetzt legen Sie den Ballen dieser Hand unter die Zehen und greifen mit den Fingern um sie herum. Biegen Sie alle Zehen kräftig in die entgegengesetzte Richtung *(rechts)*.
Die Übung der Zehen nutzt den mit ihnen verbundenen Organen: Leber, Gallenblase, Milz, Magen und Blase.

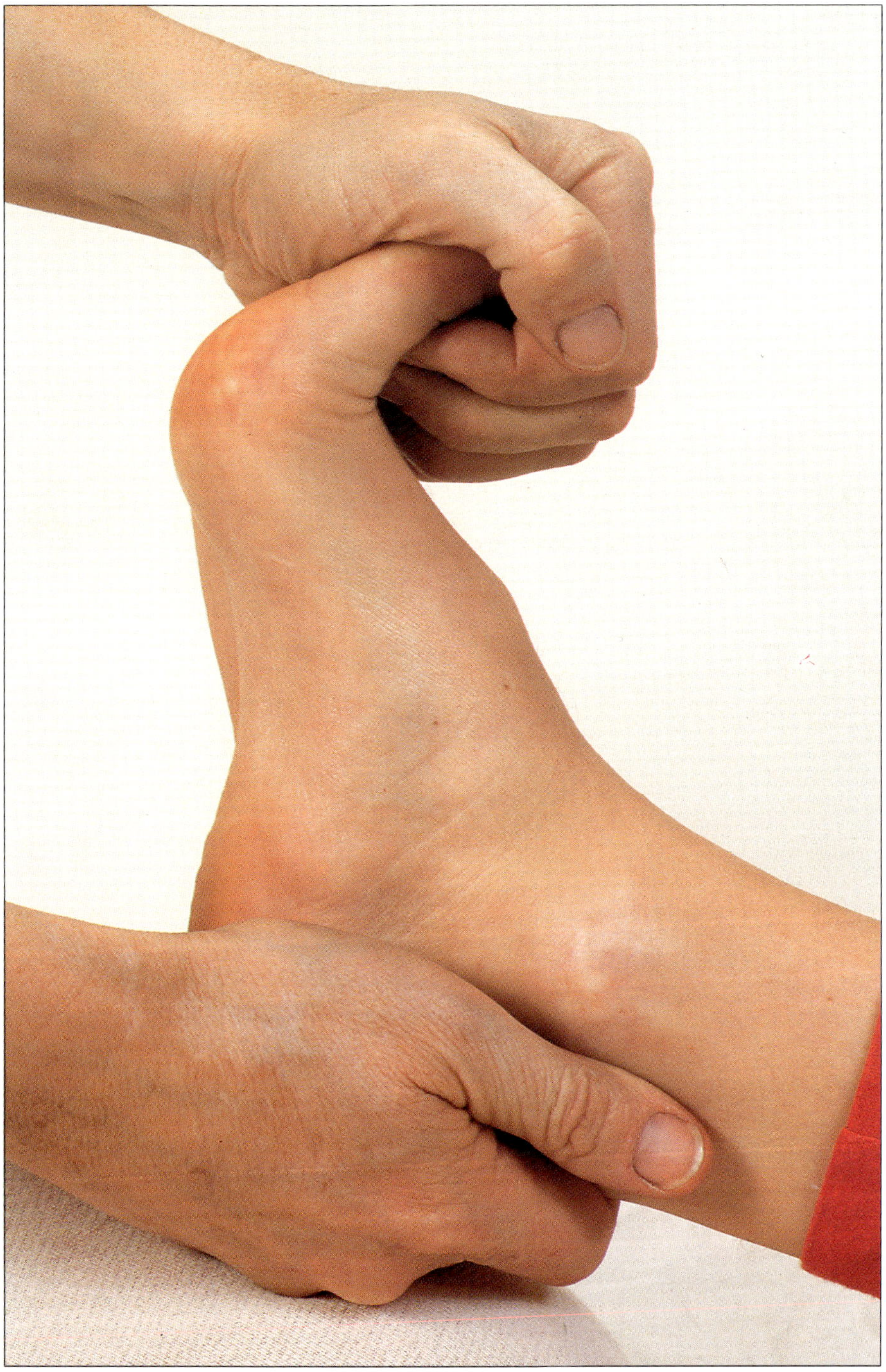

15 Legen Sie den Fuß auf Ihr Knie, umfassen Sie ihn direkt unter der Basis der großen Zehe, und nehmen Sie diese Zehe zwischen Daumen und Zeigefinger der zuvor passiven Hand. Dann drehen Sie sie weit im Kreis, dreimal in beide Richtungen *(unten)*. An der großen Zehe arbeiten Sie in den Schritten 16–18 weiter.

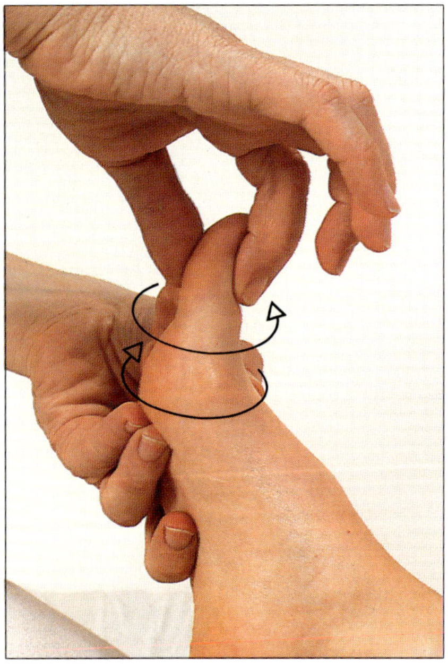

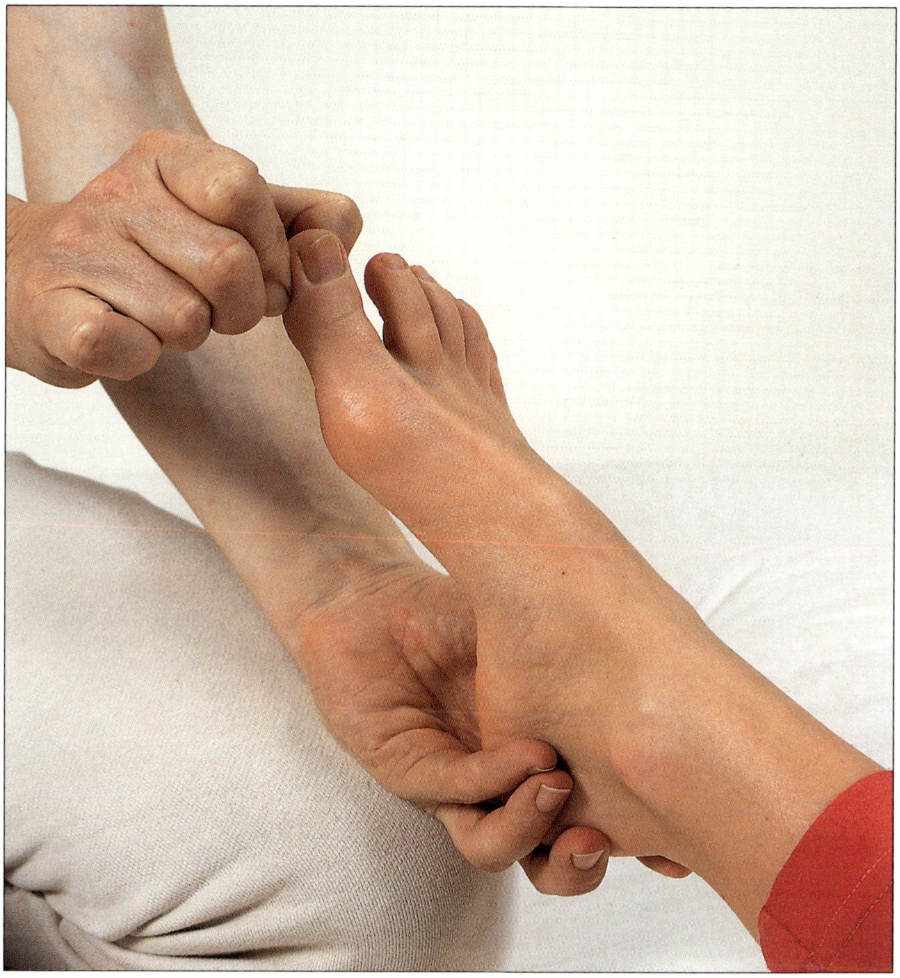

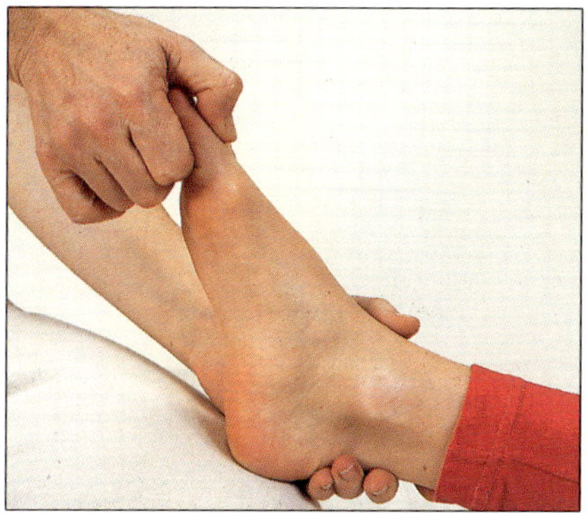

16 Legen Sie Ihre stützende Hand unter das Fußgelenk, und pressen Sie die große Zehe fest zwischen Daumenspitze und angewinkeltem Zeigefinger *(oben)*: vom Zehenansatz bis hoch zum Nagel.

17 Fassen Sie jetzt die Zehenspitze von beiden Seiten *(links)*, und quetschen Sie einige Male die weiche Zehenspitze oberhalb des Nagels.

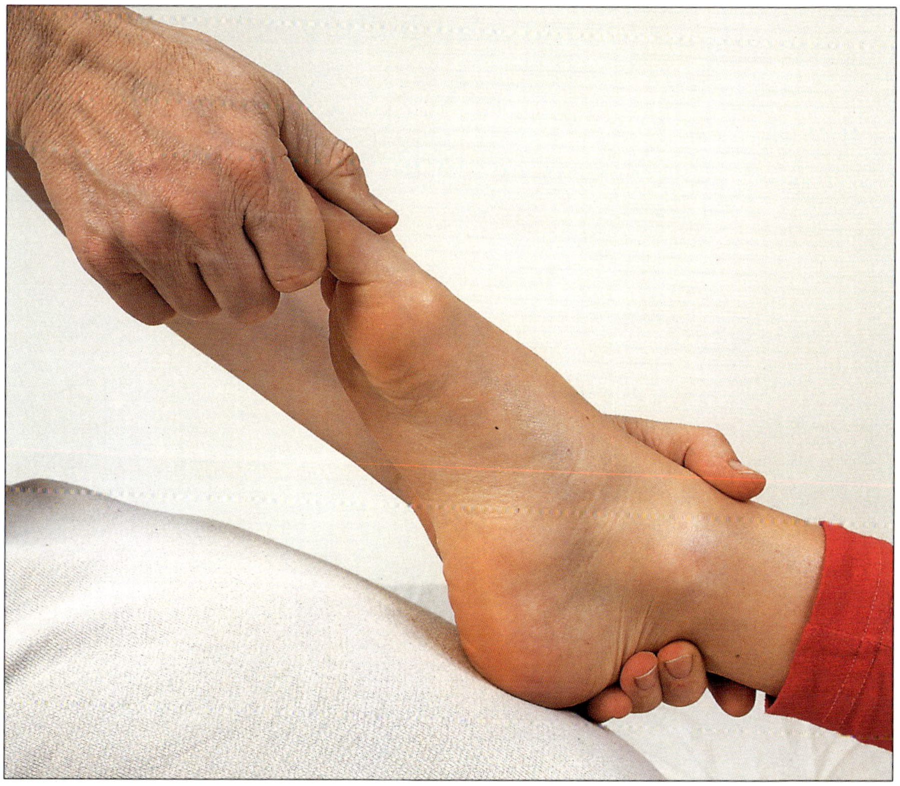

18 Zum Abschluß umfassen Sie wieder das Fußgelenk und ziehen die große Zehe mit Daumen und Finger fest zu sich – dabei beginnt man an der Zehenwurzel und nimmt dann die beiden Gelenke. Wiederholen Sie die Schritte 15–18 an allen Zehen.

Dann nehmen Sie sich den anderen Fuß vor und gehen die Schritte 11–18 durch. Beachten Sie, daß manche Menschen an den Zehen sehr empfindlich sind. Die einen reagieren heikel auf zarte, aber gut auf feste Berührungen, während andere tatsächlich nur eine sanfte Behandlung ertragen. Durch regelmäßige Arbeit an den Füßen läßt sich diese Empfindlichkeit beheben.

5

Die Beinvorderseiten

Vieles, was wir schon zuvor über die Rückseite der Beine sagten, trifft auch hier zu. Auch die Arbeit an ihren Vorderseiten gibt uns sozusagen mehr Bodenhaftung, verstärkt das Körpergefühl gegenüber unserer modernen »Kopflastigkeit« und stimuliert das Ki, den Energiefluß in unseren Beinen. Damit wirkt sie auch einer Verschlechterung des allgemeinen Gesundheitszustands und dem Vitalitätsmangel entgegen, die unsere meist sitzende Tätigkeit zur Folge hat.

Ein paar Aspekte gelten in besonderer Weise für die Vorderseiten der Beine und den Beckenbereich, der hier gleichfalls behandelt wird. Diese Körperpartien drücken unsere Einstellung zur Zukunft aus: Sie gehen ihr buchstäblich entgegen und sind mit dem »Vorankommen« im Leben befaßt – sowohl im wörtlichen als auch im übertragenen psychologischen Sinn. In die Zukunft zu denken ist für viele Menschen schwierig. Durch eine Shiatsu-Behandlung kann sich die Vorderseite der Beine als Problemzone erweisen, auf die aber eine längere Behandlung positive Auswirkungen – auch auf emotionaler Ebene – hat. Was die Schenkelinnenseiten und das Becken betrifft, so sind diese eng mit unserer Sexualität verbunden; Verspannungen und Verletzbarkeit können sich in diesem Bereich äußern. Auch hier kann Shiatsu hilfreich sein, wenn es mit dem notwendigen Feingefühl angewendet wird.

Zu dieser Behandlungssequenz

Sie beginnt mit allgemeinen Dreh- und Dehnübungen; dann wird mit den Handflächen und an den Druckpunkten der Beine gearbeitet. An Vorder- und Innenseiten der Beine verlaufen die Meridiane von Nieren, Milz und Bauchspeicheldrüse (Pankreas), von Leber und Magen, darum nützt die Behandlung besonders diesen Organen.

1 Ihr Partner liegt nach der Fußbehandlung flach auf dem Rücken. Sie stehen jetzt mit gespreizten Beinen über seinen Fußgelenken und winkeln seine Beine an, damit die Füße flach auf dem Boden liegen *(rechts)*. Legen Sie Ihre Hände auf seine Knie, und drücken Sie sie von sich weg, so daß die Füße sich vom Boden lösen.

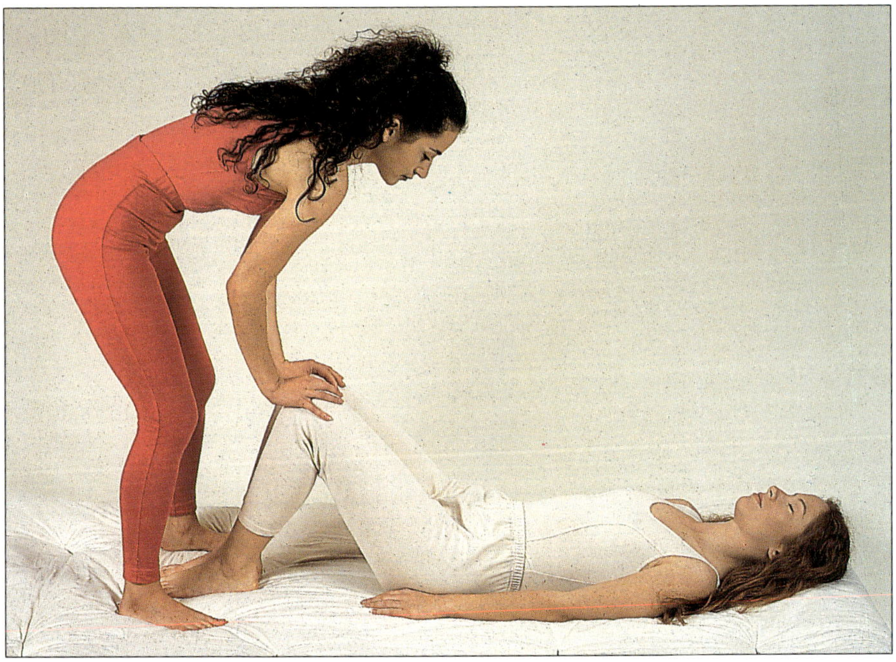

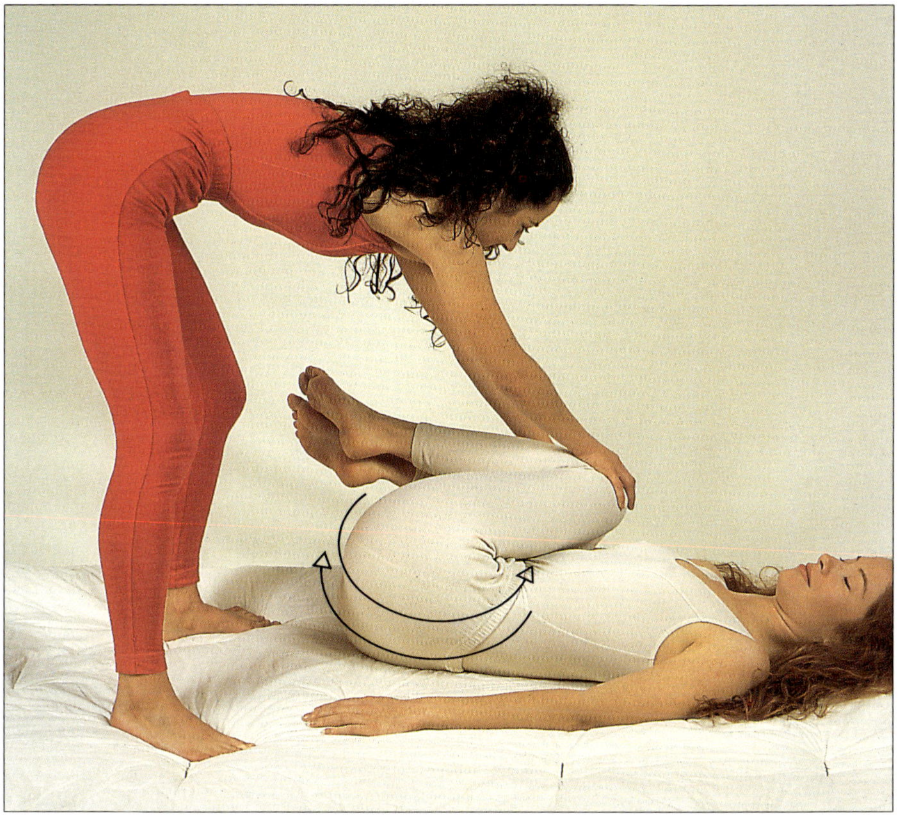

WARNHINWEIS

Diese Drehungen und Dehnungen sind nicht geeignet für ältere Menschen und solche mit Verletzungen im unteren Rückenbereich.

2 Drehen Sie die Beine mit geschlossenen Knien in einem weiten Kreis *(links)*. Bitten Sie den Partner, die Beine zu entspannen – sie fühlen sich dann schwerer an. Konzentrieren Sie sich dabei auf Ihren Bauch, das hilft ihnen zur Balance. Lassen Sie die Beine in jeder Richtung dreimal kreisen – wenn Knie oder Hüfte steif erscheinen, auch öfter. Der Zustand der Knie spiegelt die Verfassung der betroffenen Organe: Nieren, Milz, Pankreas, Leber und Magen.

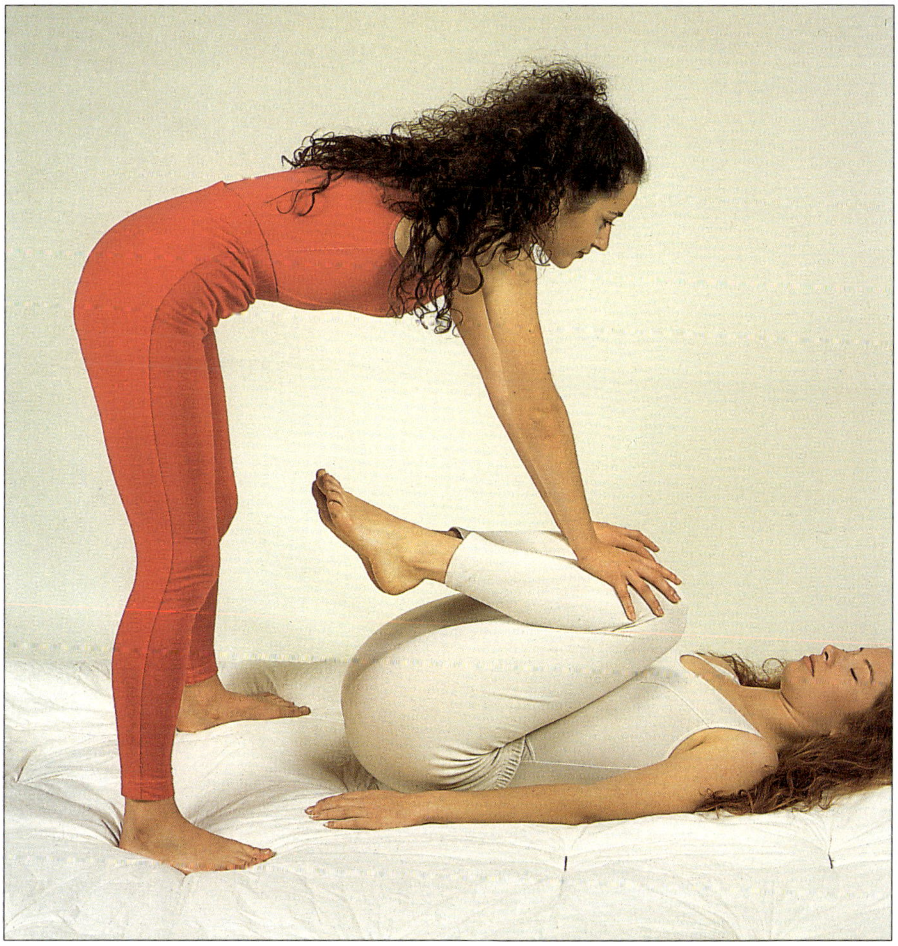

3 Drücken Sie mit Ihrem Körpergewicht die Knie fest zur Brust hin *(links)*. Diese Position beim Ausatmen halten, beim Einatmen lockern und noch zweimal wiederholen. Die Dehnung geht so weit, bis Sie Widerstand spüren – sie darf für den Partner nicht mühsam oder gar schmerzhaft sein. Dann führen Sie die Füße wieder in die Ausgangsposition *(siehe Seite 54)* zurück.

Diese Drehungen und Dehnungen öffnen Hüfte, Kniegelenke und den unteren Rückenbereich und sind besonders gut bei Steifigkeit oder mangelnder Flexibilität in diesen Zonen. Außerdem fördern sie – vor der speziellen Beinarbeit – den Fluß des Ki durch den ganzen unteren Körper.

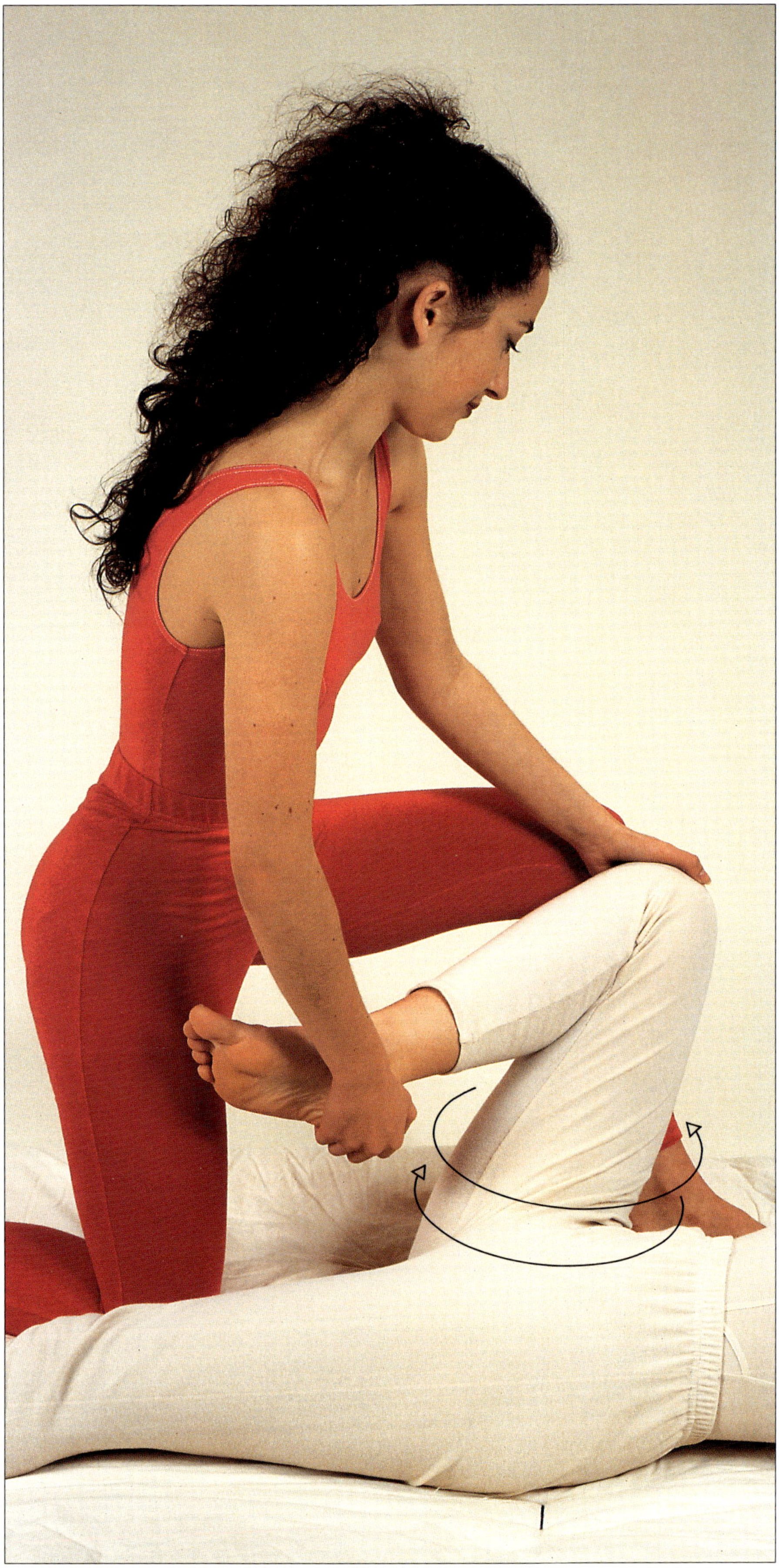

4 Nehmen Sie die Ausfallstellung mit einem Fuß neben der Hüfte des Partners ein. Legen Sie eine Hand auf das Knie, und heben Sie mit der anderen den Fuß an der Ferse an *(rechts)*. In dieser Position werden Sie arbeiten, bis das andere Bein an der Reihe ist. Ihr Partner soll das Bein vollkommen lockerlassen: Dann drehen Sie es in weiten Kreisen bis zur natürlichen Grenze seitwärts – auswärts weg von der Hüfte und einwärts über das andere Bein *(unten)*. In jeder Richtung drei langsame Rotationen. Behalten Sie den Griff für die nächste Übung bei.

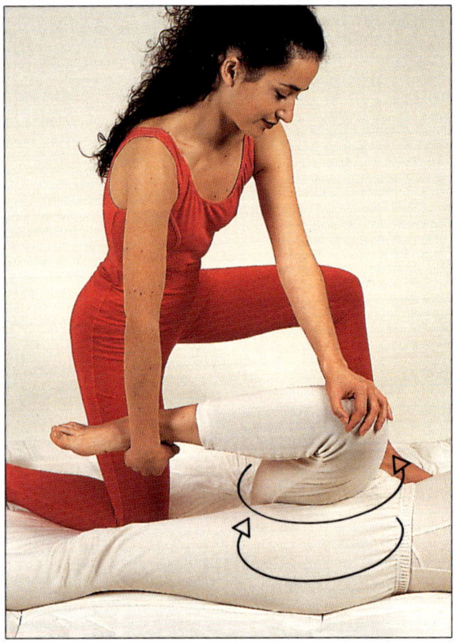

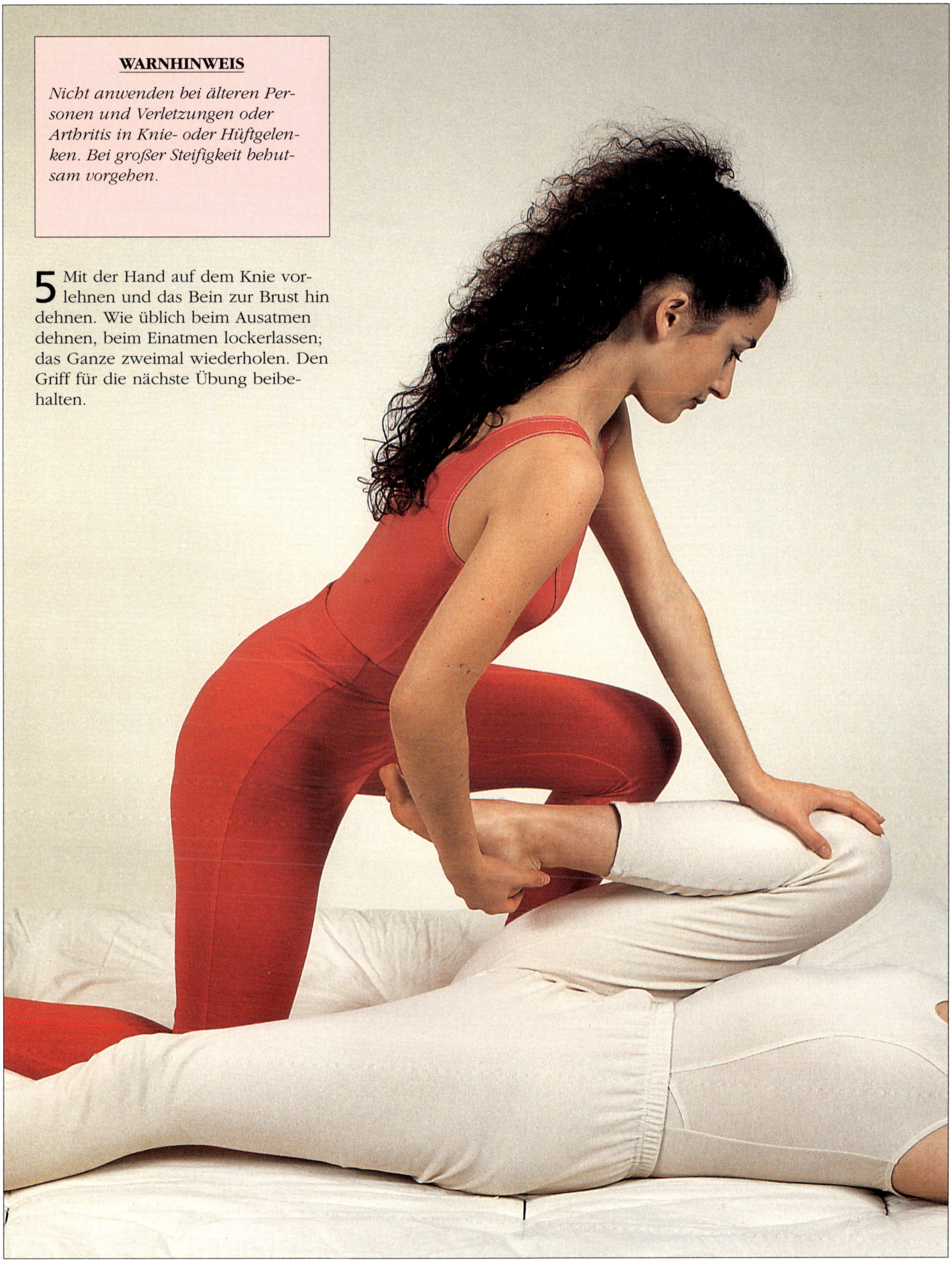

WARNHINWEIS

Nicht anwenden bei älteren Personen und Verletzungen oder Arthritis in Knie- oder Hüftgelenken. Bei großer Steifigkeit behutsam vorgehen.

5 Mit der Hand auf dem Knie vorlehnen und das Bein zur Brust hin dehnen. Wie üblich beim Ausatmen dehnen, beim Einatmen lockerlassen; das Ganze zweimal wiederholen. Den Griff für die nächste Übung beibehalten.

WARNHINWEIS

Nicht anwenden bei älteren Personen und Verletzungen oder Arthritis in Knie- oder Hüftgelenken.

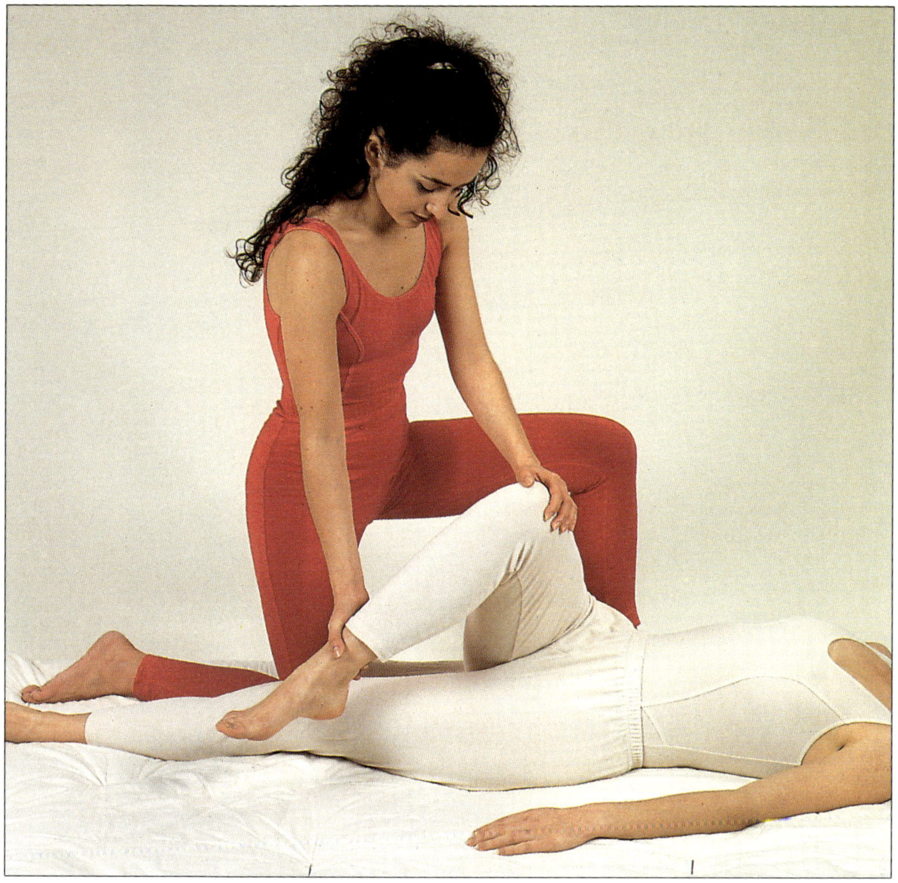

6 Aus der vorigen Position führen Sie den Fuß des Partners weit über das andere Bein *(rechts)*. Legen Sie eine Hand auf sein Knie, die andere auf seine Schulter *(unten)*. Nun drücken Sie mit Ihrem Körpergewicht das Knie zu Boden; das bringt eine kräftige Querdehnung. Dreimal mit den Ausatemzügen wiederholen – die Dehnung wird jedesmal etwas weiter gehen. Stimmen Sie mit Ihrem Partner ab, wie weit ihm der Druck noch angenehm ist.

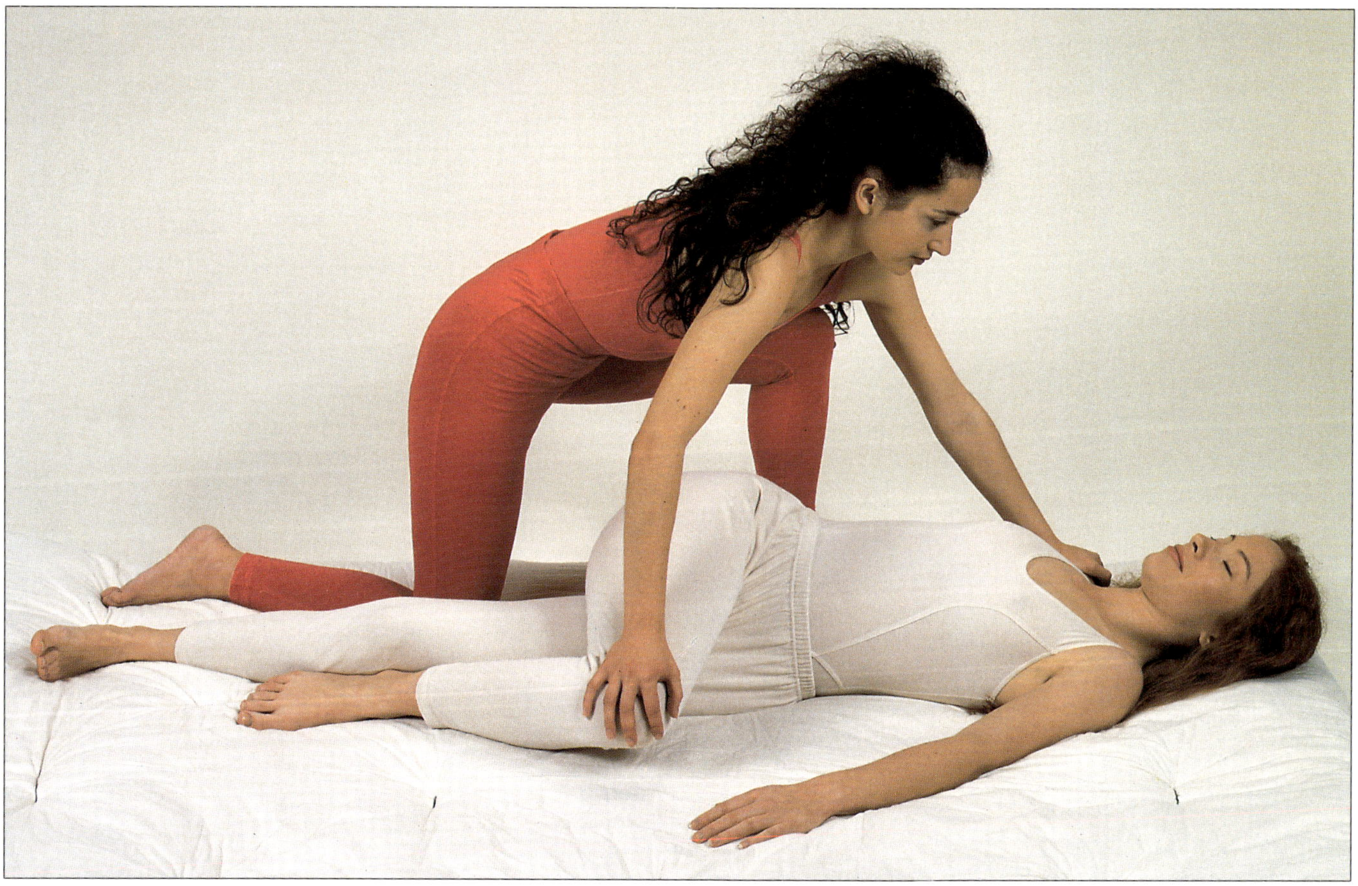

7 Führen Sie das Bein zurück, setzen Sie einen Fuß neben das Knie des liegenden Beins, und lassen Sie das angewinkelte Knie zu Boden sinken. Dann legen Sie eine Hand auf die gegenüberliegende Hüfte, die andere auf das Knie *(unten)* und öffnen mit einer sanften Dehnung die Hüfte; dabei nicht Ihr ganzes Gewicht einsetzen: Dies ist eine viel sanftere Dehnung.

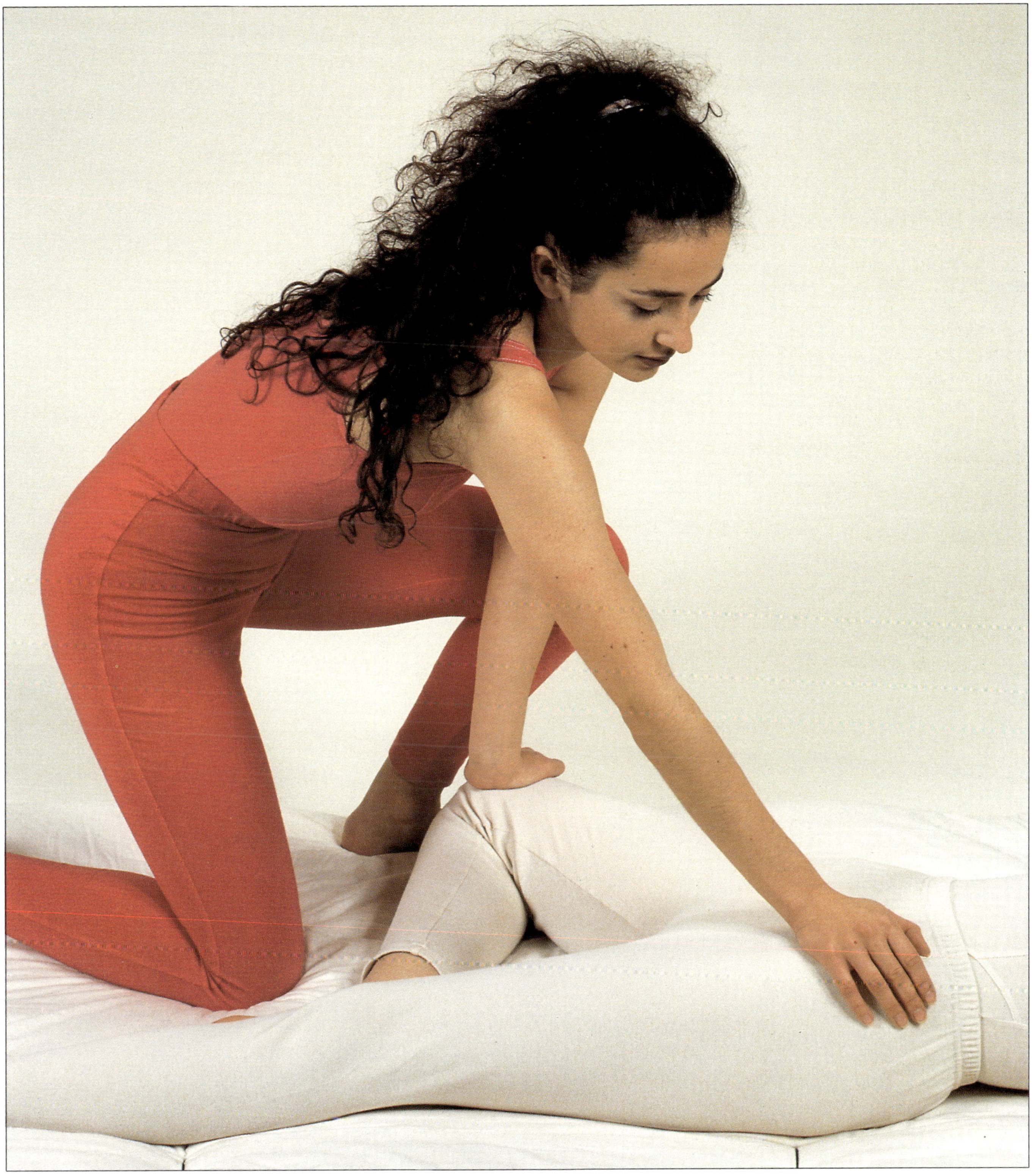

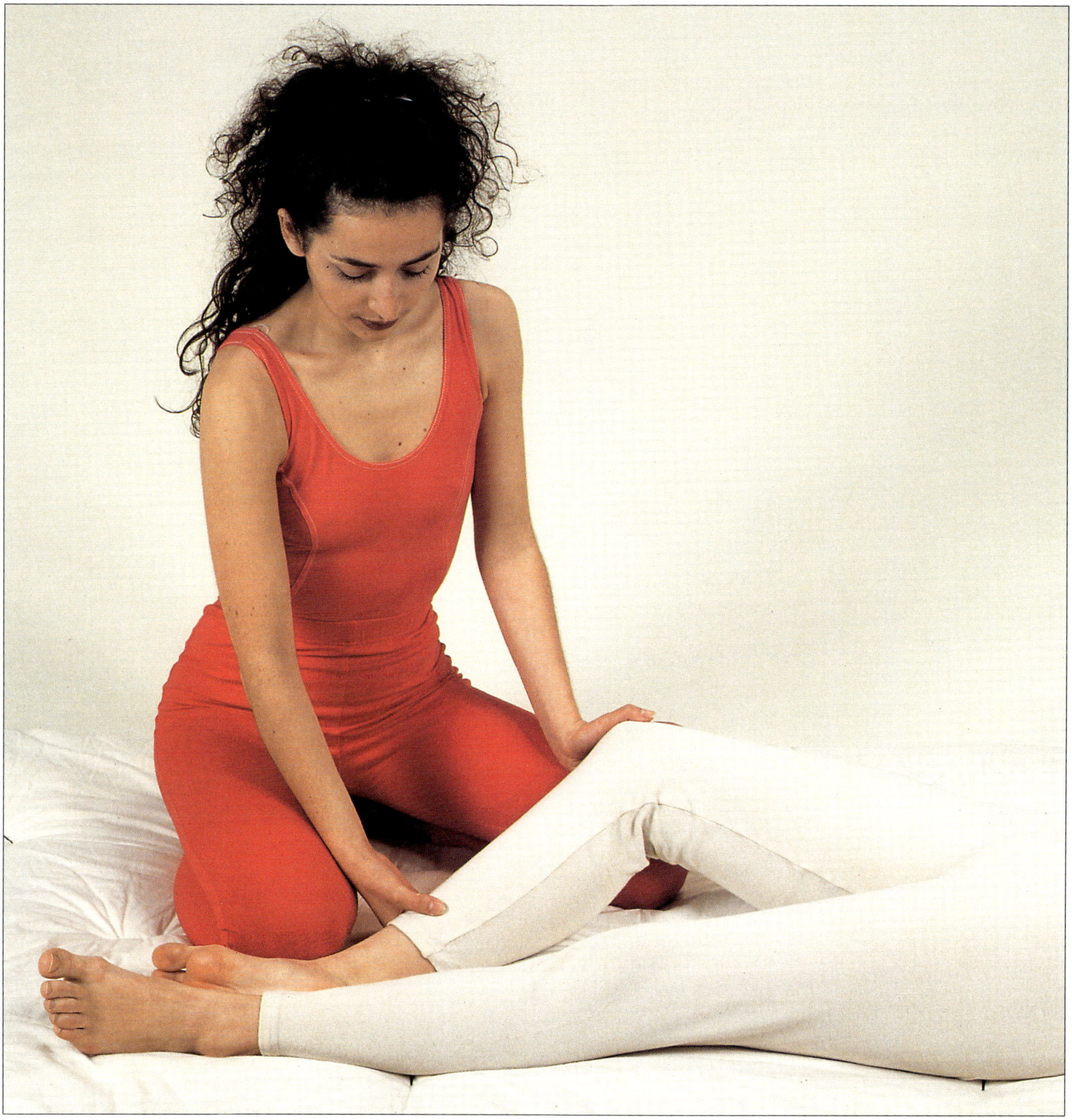

8 Jetzt knien Sie – zur besseren Balance gespreizt – in leichtem Winkel am Unterschenkel des Partners *(oben)*. Ziehen Sie den Fuß etwas an, bis die Ferse am anderen Sprungbein liegt *(rechts)*. Lassen Sie das Knie zur natürlichen Höhe absinken, und schieben Sie dann zur Stütze Ihr Knie darunter – so vermeiden Sie eine Belastung der Knie- und Hüftgelenke, wenn Sie nun mit Handflächen und Daumendruck arbeiten.

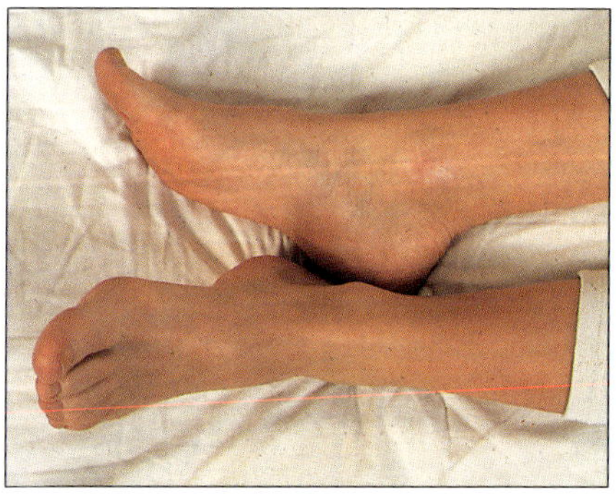

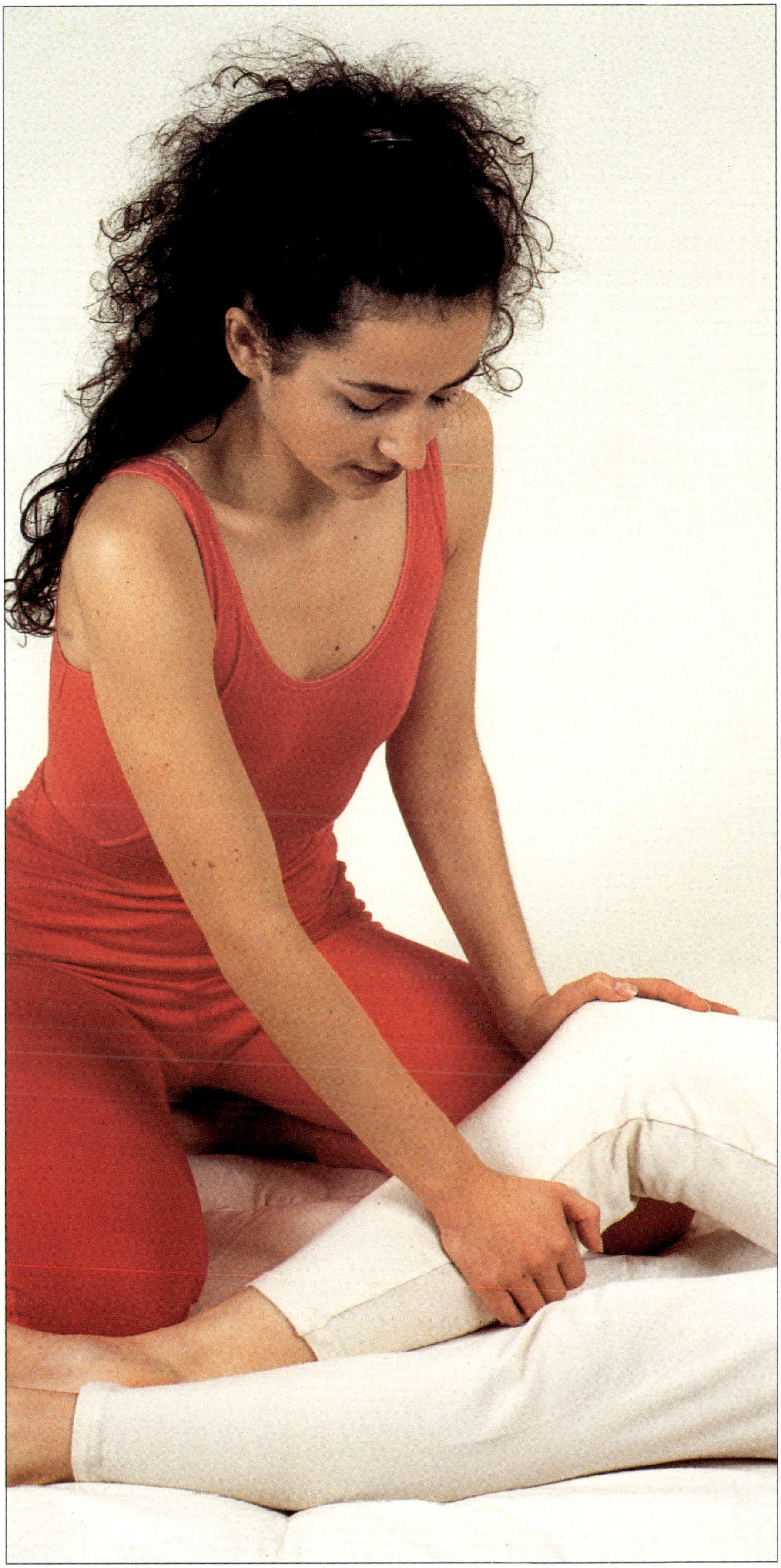

WARNHINWEIS

Bei Schwangerschaft den Unterschenkel nicht behandeln.

9 Arbeiten Sie mit der Handfläche vom Knöchel hoch zum Knie – aber ohne direkten Druck auf das Knie und mit der passiven Hand auf der Kniescheibe. Arbeiten Sie mit Druck des Handballens zwischen Schienbein und Wadenmuskel *(links)*, und gehen Sie diese Linie dreimal durch – beim Ausatmen pressen. Achten Sie auf blockierte Stellen.

Dann walken Sie mit der Handfläche die Mittellinie des Innenschenkels hoch *(unten)*: Sie spüren unter der Haut des leicht gestreckten Beins den großen Muskel. Zweimal wiederholen.

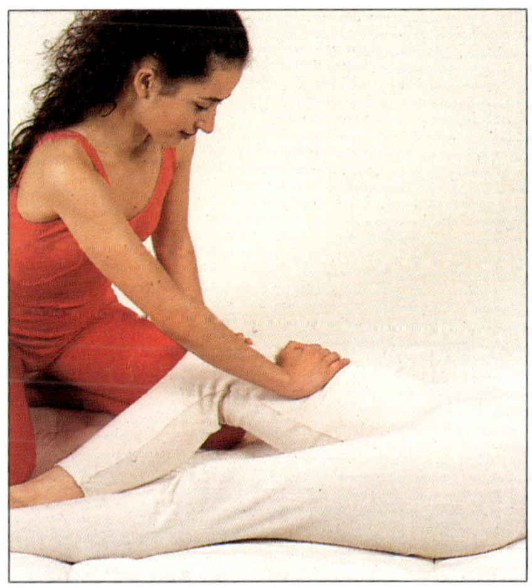

WARNHINWEIS

Bei Schwangerschaft den Unterschenkel nicht behandeln.

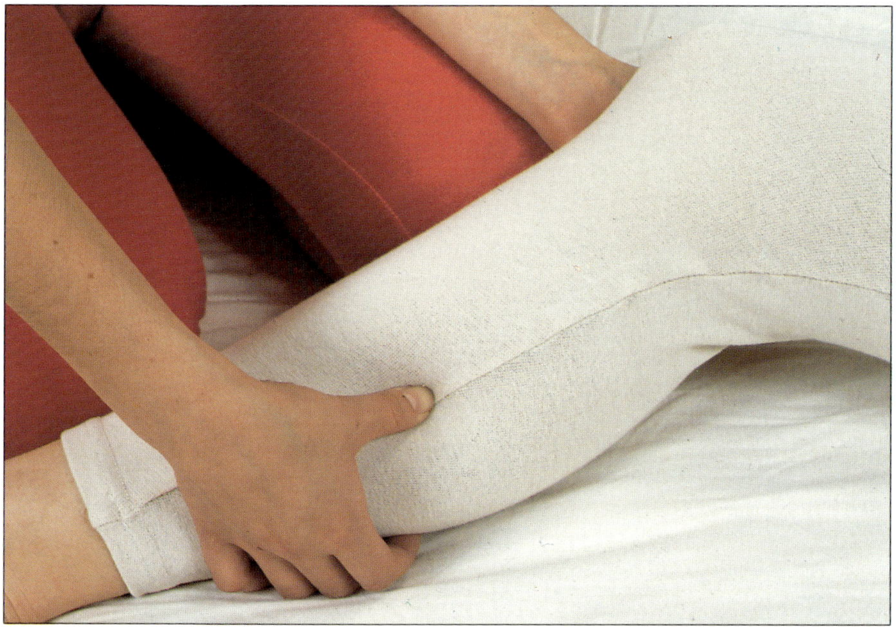

10 Mit dem Daumendruck folgen Sie nun derselben Linie unter dem Schienbein vom Knöchel zum Knie *(rechts)*. Einige Stellen, besonders über dem Knöchel und direkt unter dem Knie, können sehr verspannt sein; widmen Sie sich diesen mehrfach mit weniger Druck. Beginnen Sie erneut mit ihrer Daumendruckbehandlung von oberhalb des Knies – die passive Hand am Außenschenkel – an der Mittellinie des Innenschenkels entlang bis in die Leistengegend *(rechts)*; dort beenden Sie die Behandlung und arbeiten sich wieder über den großen Muskel nach unten. Die ganze Übung wird zweimal wiederholt.

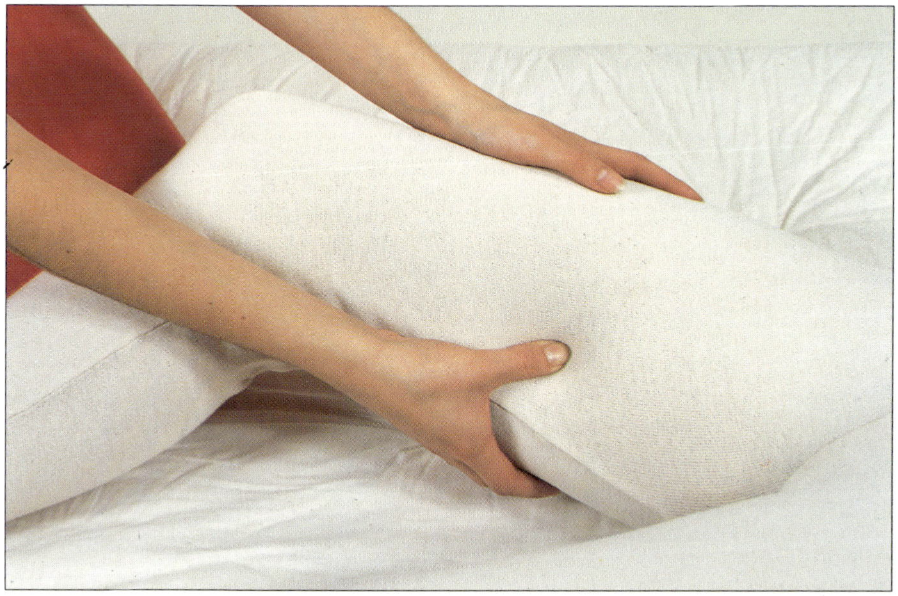

Druckpunkte am Innenbein: erste Linie

Die Druckpunkte liegen am Unterschenkel zwischen Schienbein und Wadenmuskel und setzen sich höher am Innenschenkel fort *(rechts)*. Pressen Sie wie gewohnt in daumenbreitem Abstand – über dem Knöchel beginnend, das Knie umgehend. *Nutzeffekt: besonders hilfreich für die Milz.*

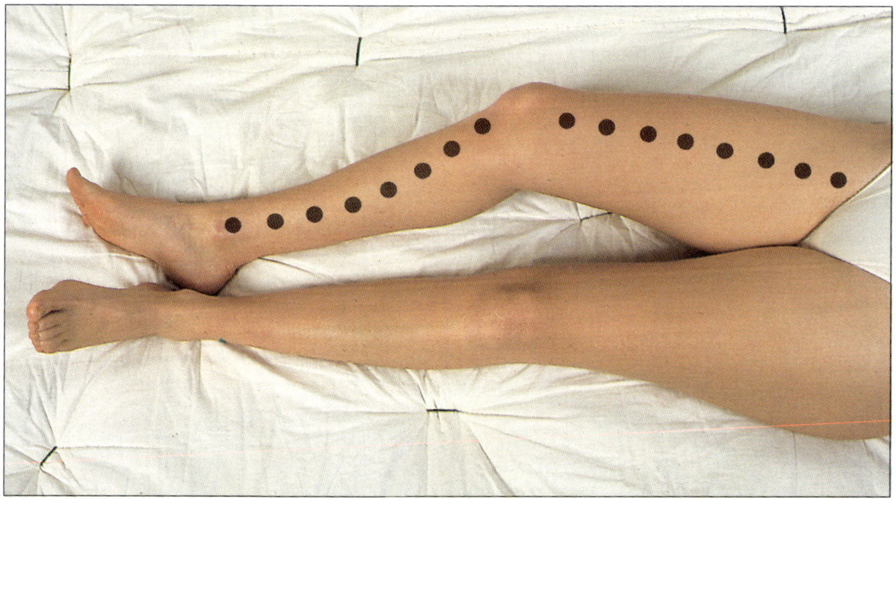

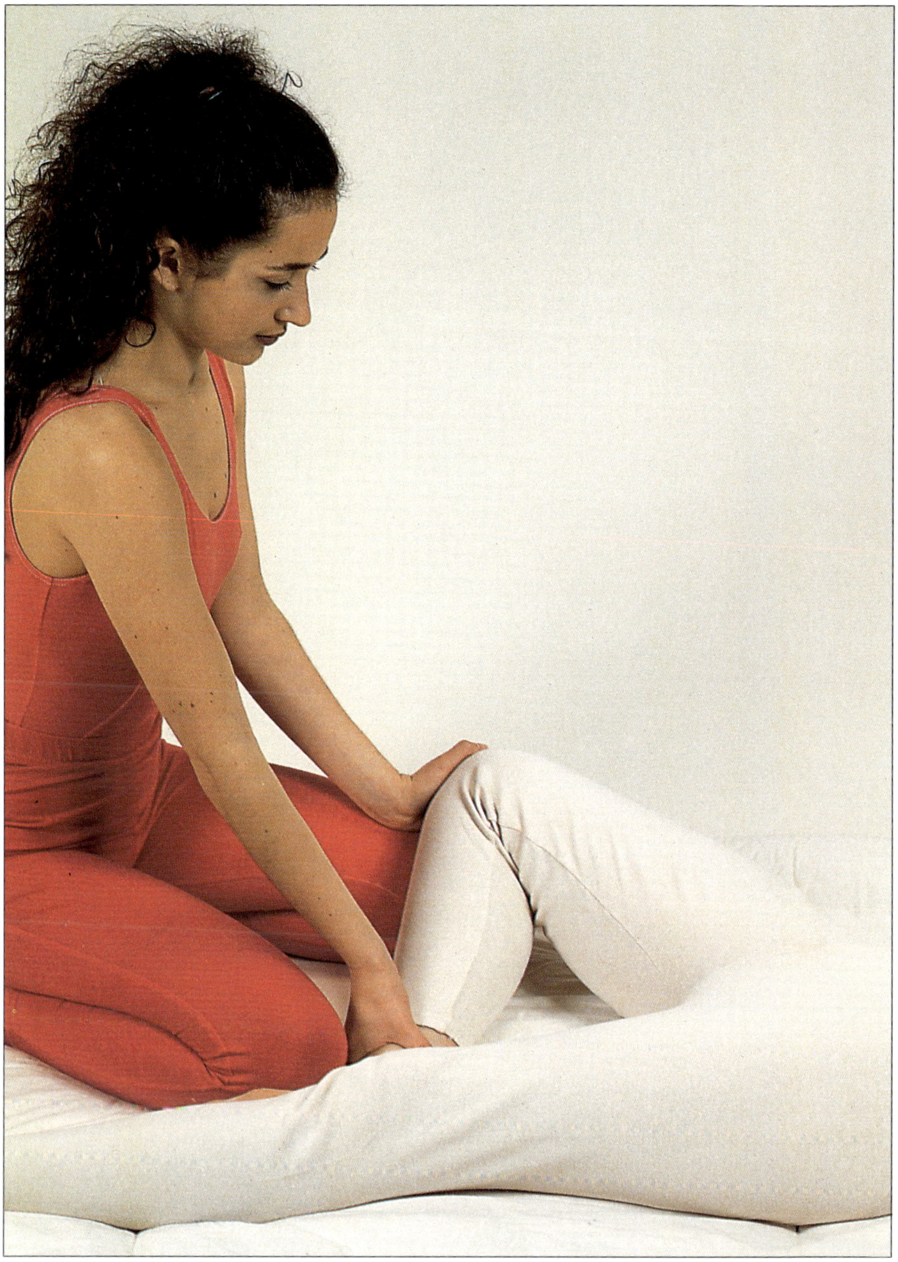

11 Ändern Sie Ihre Position ein wenig, und führen Sie den Fuß des Partners höher bis zum Knie. Wie zuvor soll sich sein Knie natürlich nach außen absenken *(unten)* und in dieser Höhe durch Ihres gestützt werden. Ihre passive Hand liegt wieder auf der Kniescheibe *(links)*.

Die Handflächenbehandlung folgt nun der gezeigten Punktlinie vom Knöchel zum Knie, vom Knie zur Leiste *(unten links)*. Im Schenkelbereich arbeiten Sie wieder entlang des großen Muskels, dessen Lage zu den Oberflächenkanälen sich durch den neuen Beinwinkel verändert hat. Zweimal wiederholen.

Danach folgt die Daumenpressur – dreimal hintereinander auf derselben Linie.

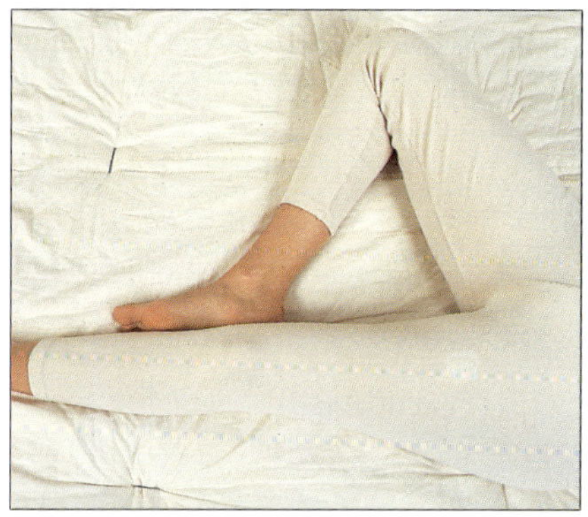

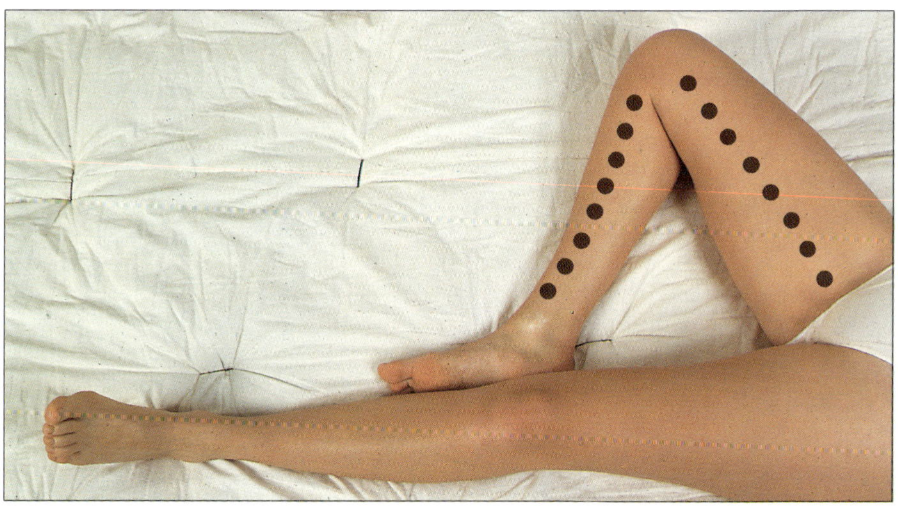

Druckpunkte am Innenbein: zweite Linie
Bei dieser Beinlage gilt diese Druckpunktlinie – wieder in daumenbreitem Abstand unter Auslassung des Knies. Bei vielen Menschen sind die Innenschenkel sehr verspannt und empfindlich: Behandeln Sie die Druckpunke sanft, dafür aber öfter. *Nutzeffekt: wirkt speziell auf die Leber.*

12 Verändern Sie Ihre Position noch ein wenig, und führen Sie den Fuß Ihres Partners höher zur Leiste *(unten)*. Wieder senkt sich das Knie auf die natürliche Ebene und wird dann durch Ihres gestützt *(rechts)*.

Die Handfläche arbeitet wie zuvor vom Knöchel zum Knie und vom Knie zur Leiste, am Schenkel entlang des hervortretenden großen Muskels.

Dem folgt wieder die Daumenpressur an derselben Linie *(unten rechts)*. Beides dreimal durchführen.

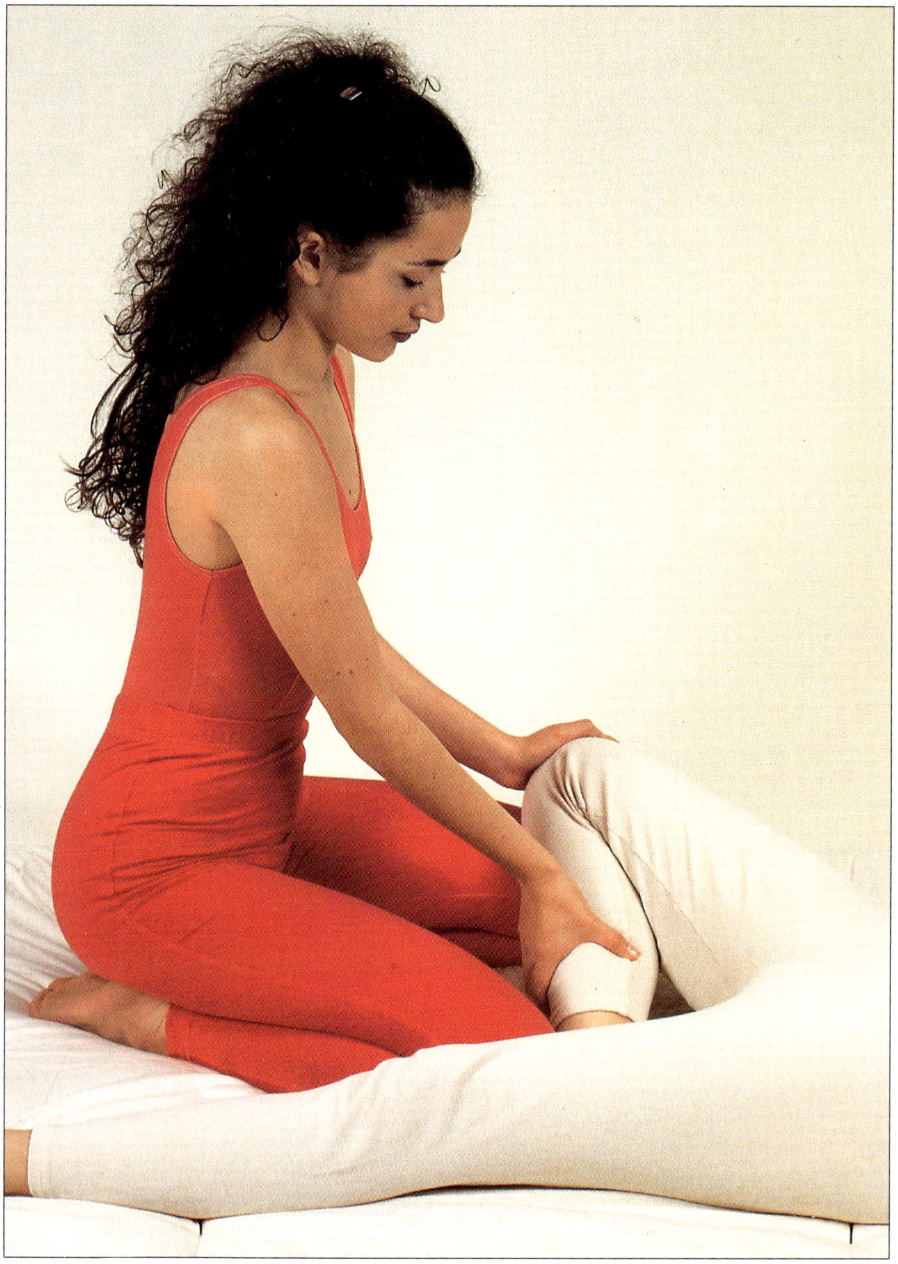

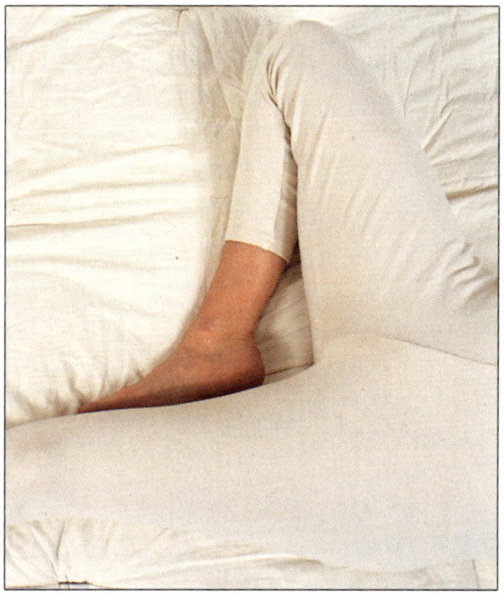

Druckpunkte am Innenbein
Bei dieser Behandlungslinie soll der Fuß möglichst nah an der Leiste liegen *(rechts)*. Druckabstände in Daumenbreite, das Knie überspringen. *Nutzeffekt: Die Behandlung dieser Punkte wirkt besonders auf die Nieren.*

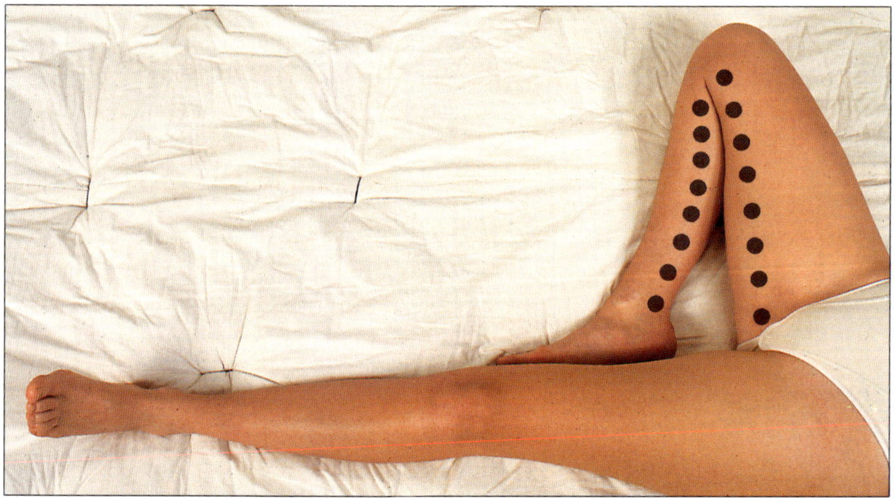

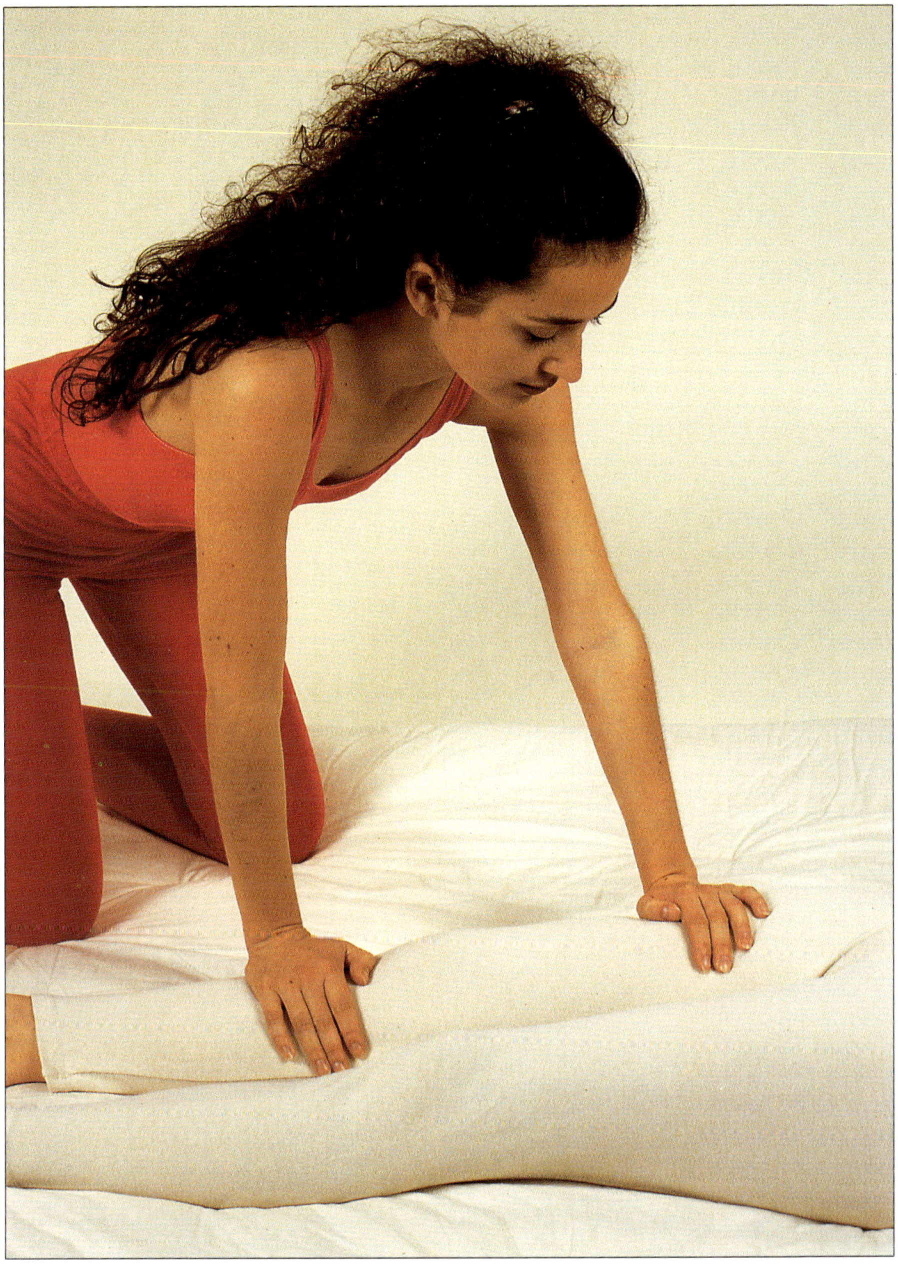

WARNHINWEIS

Bei Schwangerschaft den Unterschenkel nicht behandeln.

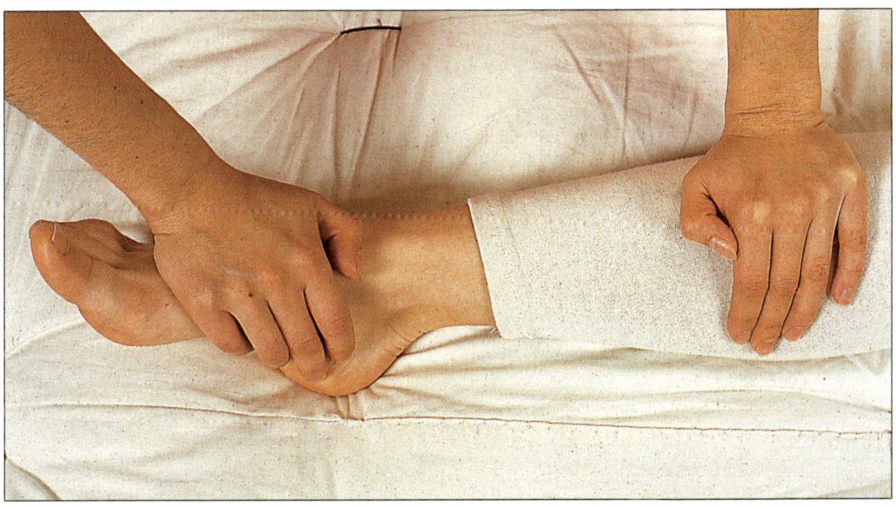

13 Strecken Sie das Bein des Partners aus, und knien Sie sich im rechten Winkel auf allen vieren an seine Knie. Eine Hand liegt unter seinem Knie, mit der Handfläche der anderen arbeiten Sie auf Ihrer Seite der Mittellinie seines Oberschenkels entlang *(links)*. Diesmal beginnen Sie am Schenkel oben und wandern hinunter zum Knie. Dann legen Sie die passive Hand auf den Fuß und führen das Walken der anderen unterhalb des Knies im Kanal zwischen Schienbein und Außenmuskel fort.

Die richtige Behandlungslinie ersehen Sie aus der Abbildung auf Seite 66.

WARNHINWEIS

Bei Schwangerschaft den Unterschenkel nicht behandeln.

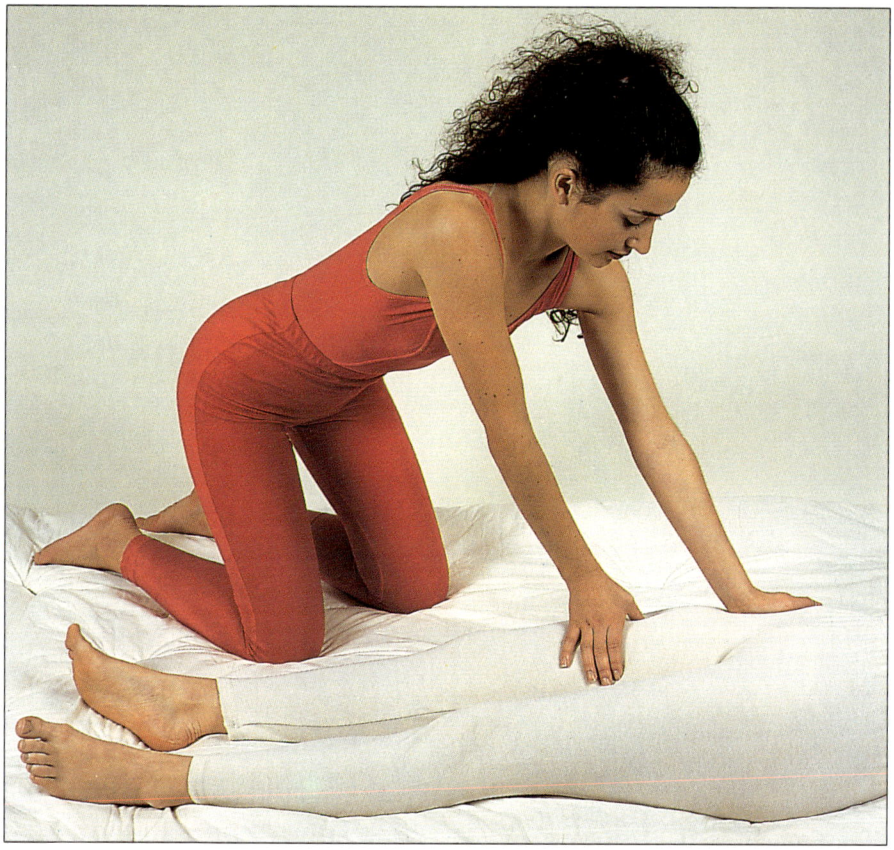

14 Richten Sie Ihre Position etwas mehr zum Oberkörper des Partners aus, und legen Sie eine Hand auf seine Hüfte *(rechts)*. Mit der anderen bearbeiten Sie die gerade behandelte Linie mit Daumendruck: Manche Menschen reagieren höchst empfindlich, also behutsam! Über dem Knie angelangt drehen Sie sich ein wenig und setzen unterhalb des Knies den Daumendruck fort *(rechts)*.

Damit ist die Behandlung des einen Beins abgeschlossen, und Sie beginnen mit der des anderen von Schritt 4–13.

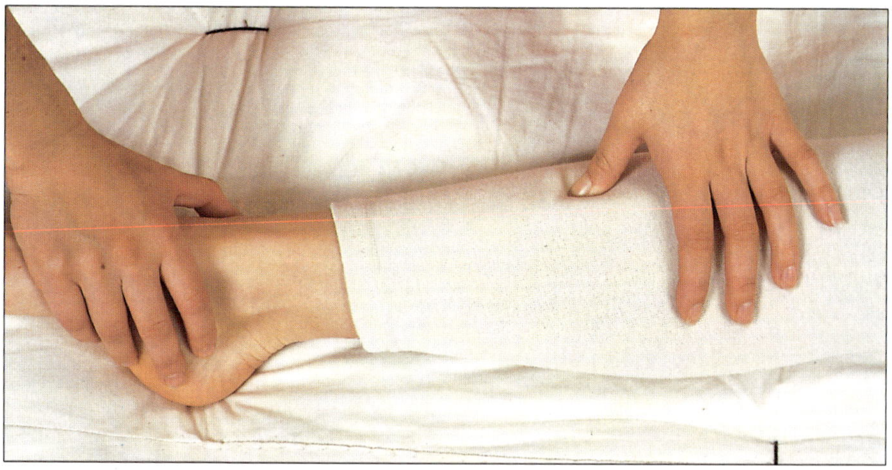

Druckpunkte an den Vorderseiten
Beachten Sie, daß die Behandlungsrichtung jetzt anders als zuvor von oben nach unten verläuft – ansonsten gilt wieder der Abstand Daumenbreite.
Nutzeffekt: Die Behandlung dieser Punkte wirkt besonders auf den Magen.

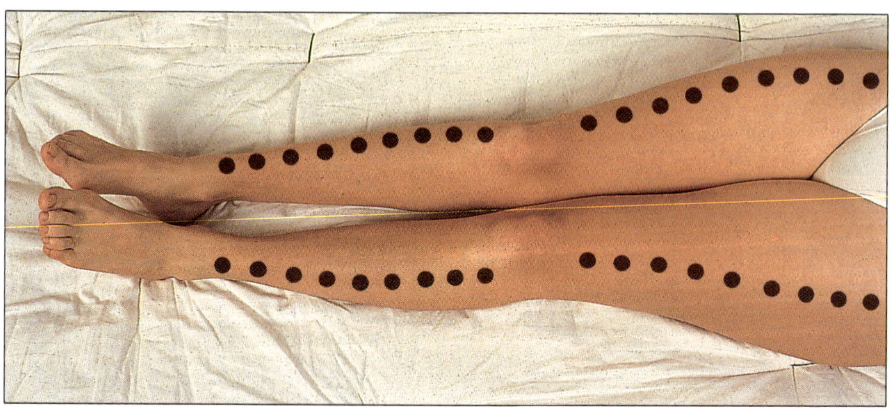

15 Zum Abschluß »bürsten« Sie behutsam mit den Fingerspitzen von den Zehen hinauf zu den Hüften. Das stimuliert den Energiefluß in den Beinen, vermittelt nach der speziellen Punktpressur ein Ganzheitsgefühl und trägt zu einer angenehmen Körperwahrnehmung bei.

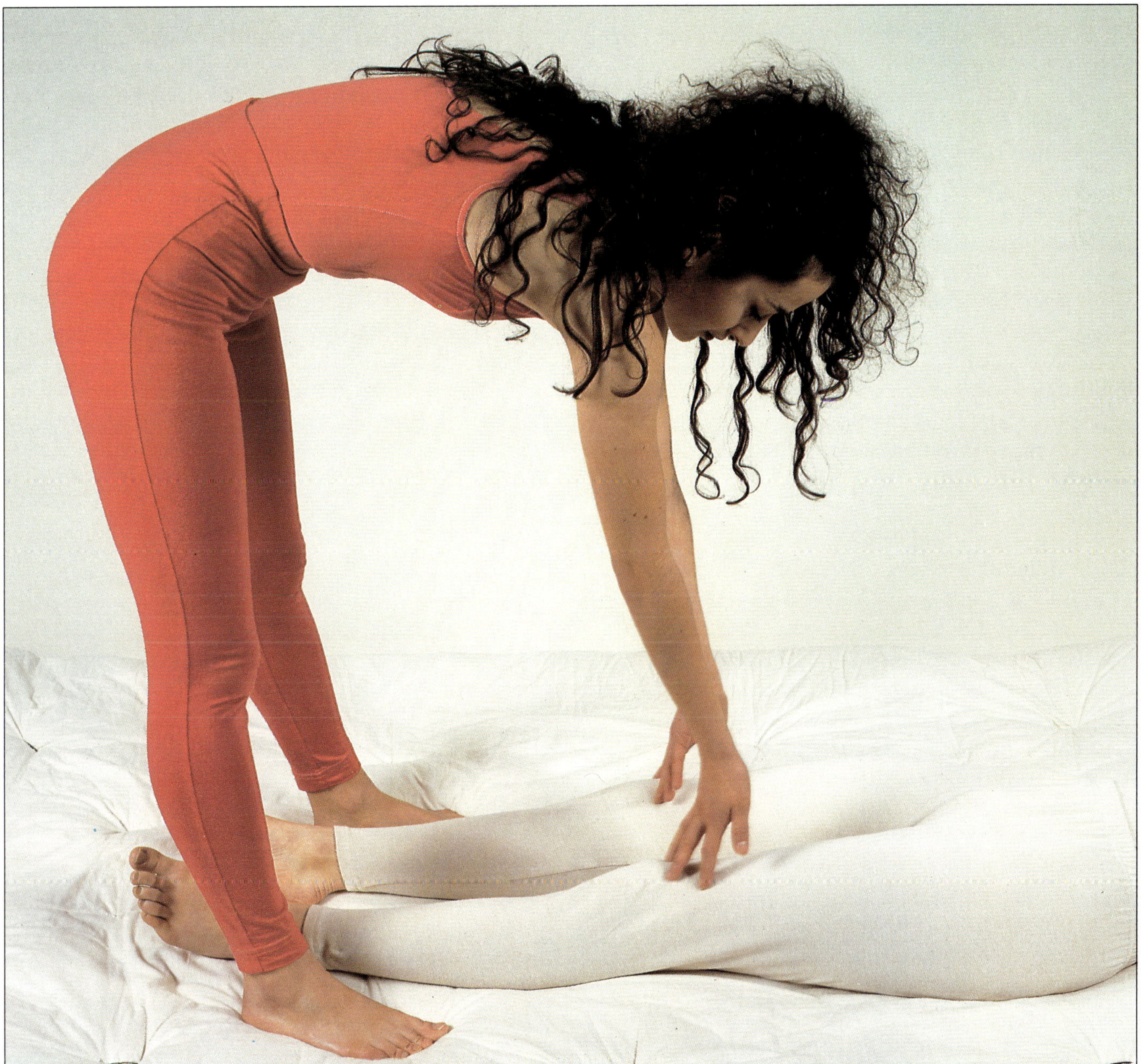

6

Der Bauch

Unter Bauch verstehen wir hier die weiche, elastische Körperpartie unterhalb der Rippen und oberhalb von Becken und Schambein. In dieser Zone gibt es ungeschützte und partiell geschützte innere Organe. Leber, Gallenblase, Magen, Milz und Pankreas liegen zum Teil im Rippenbogen; darunter umgibt der Dickdarm den Dünndarm, dahinter befinden sich die Nieren; noch tiefer liegen Blase und Geschlechtsorgane *(siehe Seite 126)*. Eine Behandlung dieser Region muß die Verletzbarkeit dieser Organe berücksichtigen; eine Pressur ist entsprechend zu verändern, wenn irgendwelche Probleme vorliegen oder ein heftiger oder plötzlicher Schmerz auftritt.

Der Bauch ist bei manchen Menschen äußerst empfindlich oder verspannt: Beobachten Sie bei der Arbeit das Gesicht Ihres Partners, und fragen Sie auch nach; nehmen Sie den Druck zurück, sobald Sie Unbehagen verspüren. Angestaute Gefühle setzen sich häufig im Bauch fest und verursachen eine ganz eigene Empfindlichkeit – die folgende Behandlung kann hier Abhilfe schaffen.

Im Bauch, im Japanischen *hara* genannt, sitzt ein wichtiges Lebenszentrum, das *tanden*, genau eine Handbreit unter dem Nabel. In der östlichen Medizin hält man dies für den Mittelpunkt der körperlichen Energie und Stärke. Sein Zustand hängt unmittelbar mit unserem Allgemeinbefinden, unserer Vitalität und Lebensdauer zusammen: Wenn das Hara, der Bauch, gesund ist, spürt man hier eine starke Energie. Spannungsgeladen und elastisch soll er sein – nicht verhärtet und angespannt oder schlaff und leblos.

Die obere Hälfte der Bauchhöhle soll sich unter dem Griff weich und offen anfühlen. Starrheit und Verspannung signalisieren hier den Zustand der darunterliegenden Organe, also Stagnation oder Ungleichgewicht des Ki, des Energieflusses. In diesem Bereich sitzt auch der Solarplexus, das Zentrum des vegetativen Nervensystems: Es spiegelt unsere Vertrauensbereitschaft und Willenskraft wider.

Treten hier also Verspannungen auf – besonders im Diaphragma, dem Zwerchfell –, dann deutet das auf Gefühlsstauungen, die solche Eigenschaften blockieren. Shiatsu kann diese Spannungen lösen und auf Dauer zu einer freieren Entfaltung der Persönlichkeit führen.

Zu dieser Behandlungssequenz

Sie beginnt mit einer Einstimmung auf das Hara, läßt die auflockernde Massage des Bauchs folgen und schließt mit der speziellen Druckpunktbehandlung. Massage und Pressur des Bauchs beeinflussen direkt die Funktion von Dünn- und Dickdarm. Der Bauch spiegelt die ganzheitliche Verfassung einer Person wider, weshalb seine umfassende Behandlung das Gleichgewicht des Ki wieder herstellt: Dies ist von grundlegender Bedeutung.

MERKE

- *Arbeiten Sie mit Ihrem Körpergewicht, nicht mit Muskelkraft.*
- *Halten Sie Ihren eigenen Körper entspannt.*
- *Konzentrieren Sie sich auf Ihren Bauch, atmen Sie aus ihm heraus.*
- *Halten Sie den arbeitenden Arm gerade, aber nicht starr durchgedrückt.*
- *Legen Sie sich immer beim Ausatmen in die Bewegung, und halten Sie diese Position.*
- *Arbeiten Sie im rechten Winkel zur Behandlungsfläche.*
- *Entwickeln Sie ein Gefühl der Ruhe und einen regelmäßigen Rhythmus.*

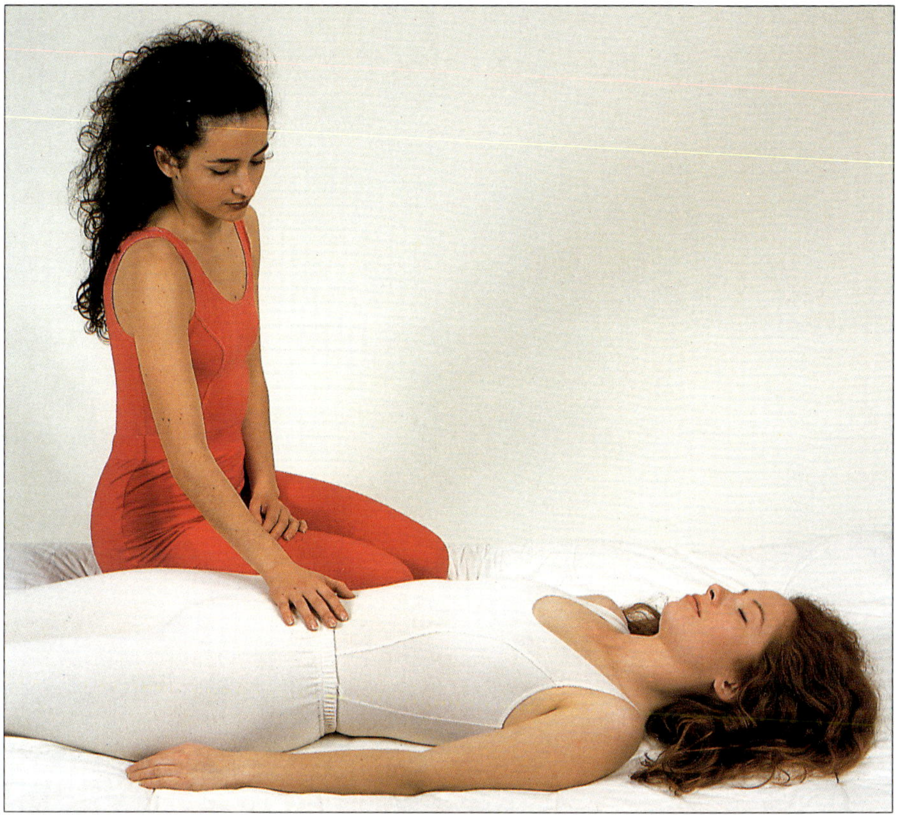

1 Knien Sie sich so nahe an die Seite Ihres Partners, daß Sie ihm eine Hand auf den Bauch legen und Ihren Rücken gerade halten können, ohne aus der Balance zu geraten *(links)*. Halten Sie so die Hand ein paar Momente, und stellen Sie eine Verbindung zum Ki Ihres Partners her. Lassen Sie Ruhe und Frieden einkehren, bevor Sie beginnen.
Wenn Ihr Partner Verdauungsprobleme hat, etwa Verstopfung oder Durchfall, wird er lieber die Knie anziehen und die Füße flach aufsetzen, anstatt die Beine auszustrecken.

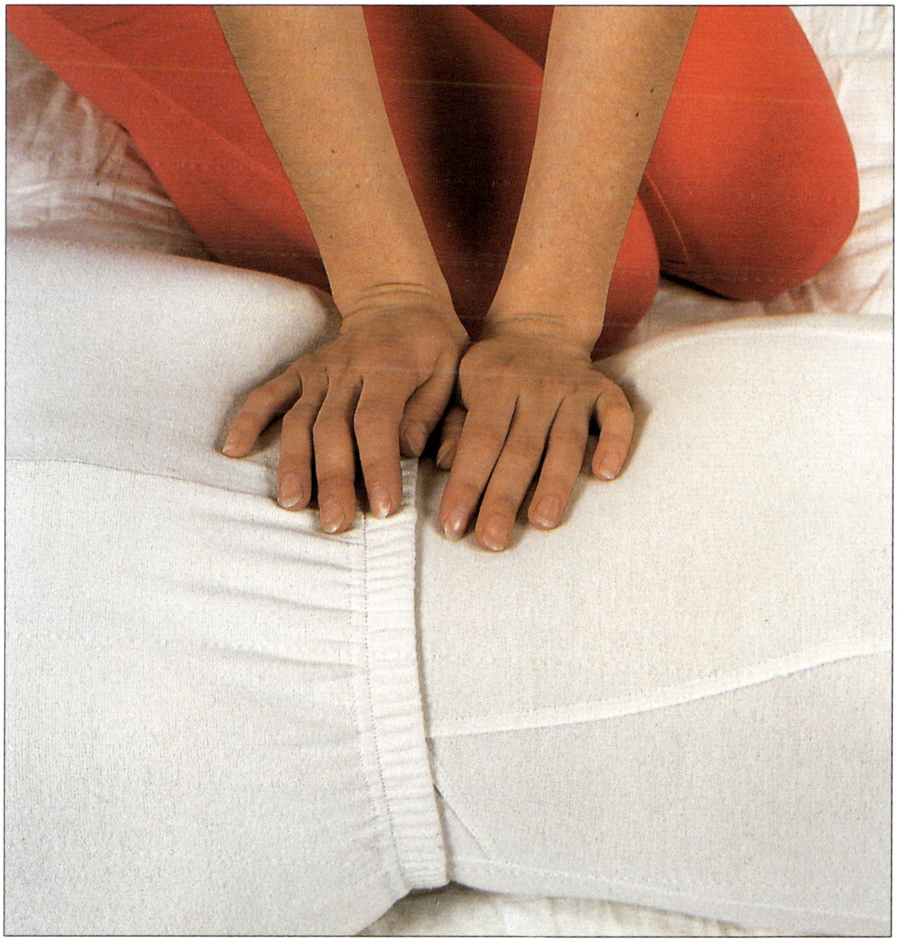

2 Beginnen Sie, mit beiden Händen den Bauch zu massieren. Sie fangen auf Ihrer Seite nahe den Rippen an und drücken mit den Handballen sanft nach unten über den Bauch *(links)*; dann ziehen Sie die Hände auf gleiche Weise wieder zurück und drücken mit den Fingern nach *(unten)*. Das sind langsame und sanfte Bewegungen, ähnlich wie beim Brotkneten. Allmählich pressen Sie fester und tiefer über den ganzen Bereich zwischen Rippen und Schambein.

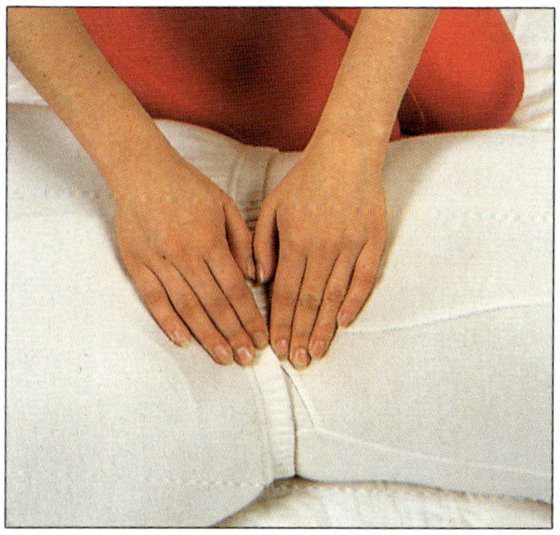

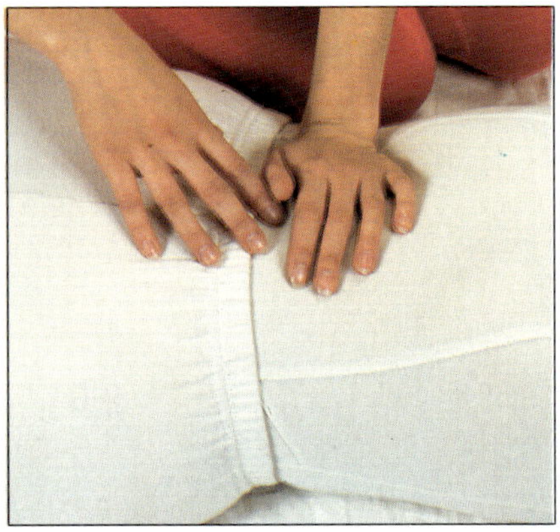

3 Nun beginnen Sie am Unterbauch mit dem Handflächendruck und setzen diese Bewegung im Uhrzeigersinn rund um den Nabel fort *(oben)*. Die passive Hand ruht zunächst auf der Hüfte, der Druck wird mit der Ausatmung ausgeführt. Die Behandlungszone ersehen Sie aus der Abbildung auf Seite 71. Nach der Bearbeitung des halben Kreises ist es wahrscheinlich bequemer für Sie, die Arbeitshand zu wechseln und mit der anderen zu pressen *(rechts)*. Man beginnt mit leichtem Druck und steigert ihn bei den beiden folgenden Wiederholungen. Setzen Sie dazu Ihr Körpergewicht ein; Sie können diesen Bereich recht kräftig durcharbeiten – aber achten Sie auf die Reaktion des Partners.

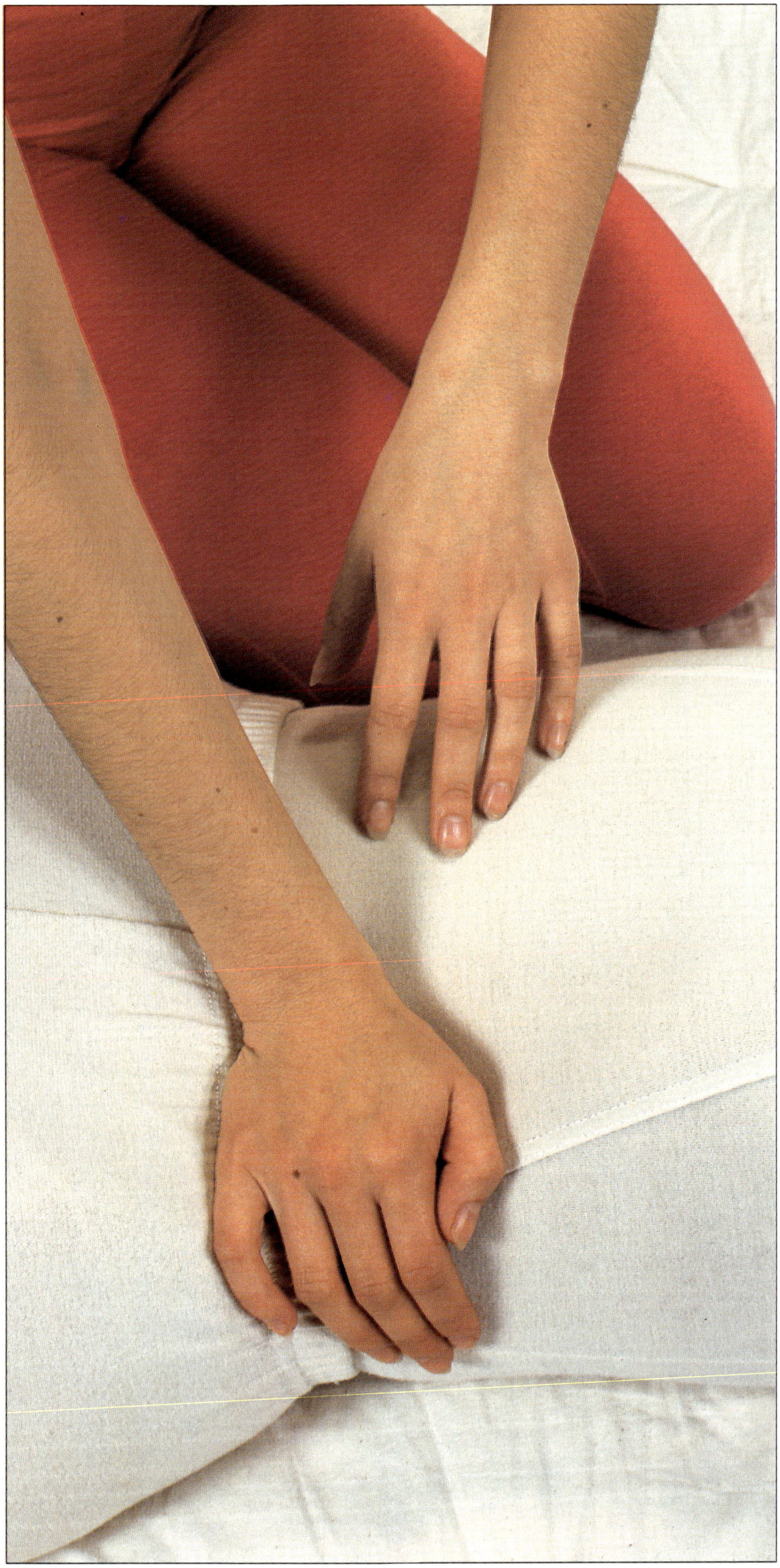

WARNHINWEIS

Bei fortgeschrittener Schwangerschaft nicht behandeln. Während der Periode und bei Unterleibsproblemen nur leichteren Druck anwenden.

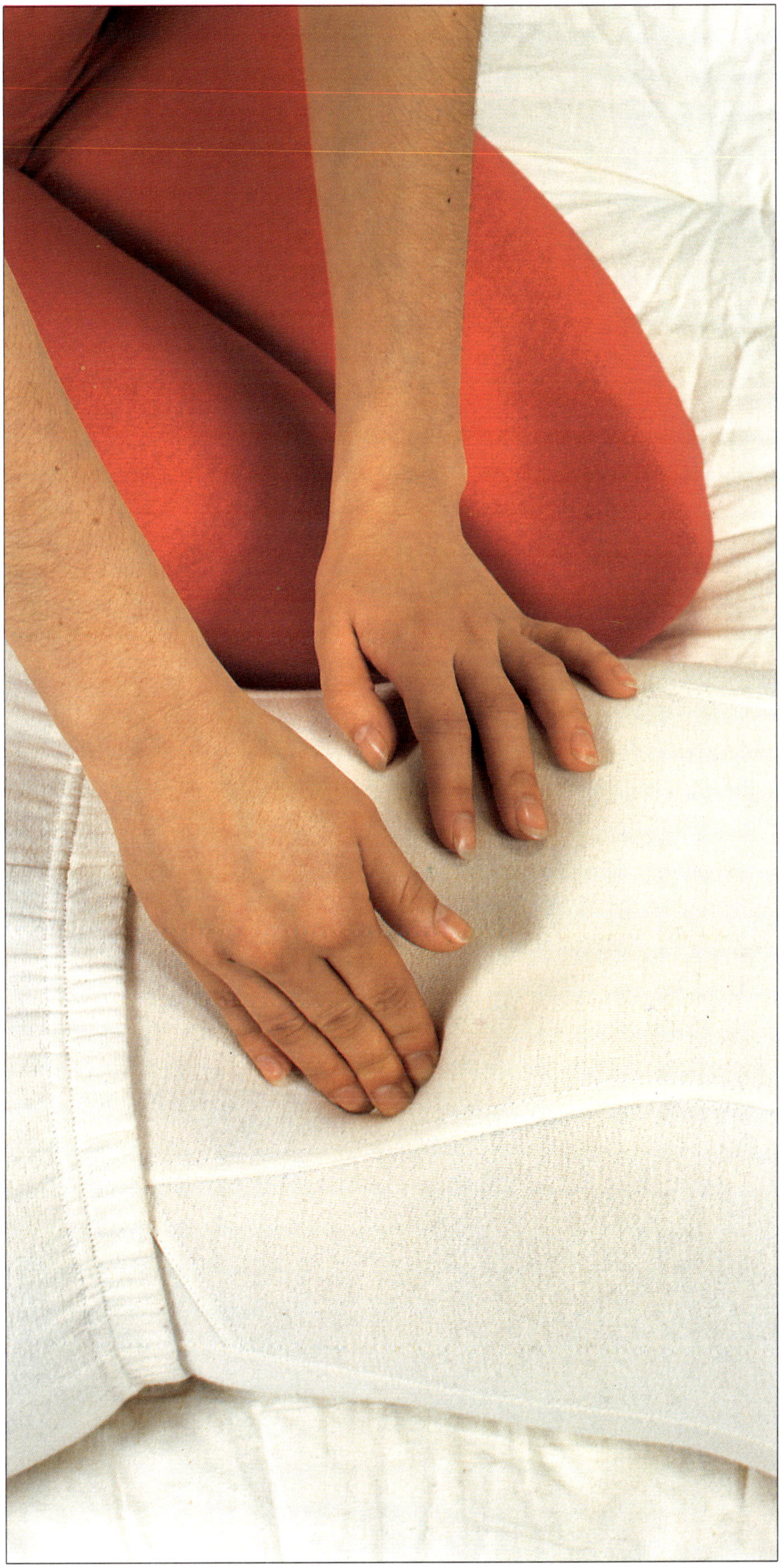

4 Jetzt wird die Druckpunktarbeit lokalisiert. Starten Sie wieder auf Ihrer Seite nahe der Hüfte im Uhrzeigersinn und üben Sie mit der Ausatmung Druck aus – doch setzen Sie jetzt statt des Daumens die Fingerspitzen ein *(links)*. Die Finger bleiben gestreckt und geschlossen und pressen senkrecht. Wie zuvor, wechseln Sie bei der Hälfte des Kreises die Arbeitshand. Zweimal wiederholen. Zum Abschluß legen Sie beide Hände übereinander und gleiten mit ihnen im Uhrzeigersinn über die gesamte Behandlungszone.

Druckpunkte am Bauch
Die Linie liegt kreisförmig im Abstand von ungefähr fünf Zentimetern um den Nabel – das hängt von der Größe des Partners ab. Entdecken Sie Punkte, die Ihnen hart oder dem Partner empfindlich erscheinen, dann drücken Sie etwas leichter, dafür aber öfter. Bei stechendem Schmerz hören Sie sofort auf.
Nutzeffekt: wirksam für alle Unterleibsorgane; hilfreich bei Verstopfung, Krämpfen, schwacher Verdauung, prämenstrueller Spannung und anderen Periodenproblemen, bei Mangel an sexueller Energie und allgemeiner Vitalität.

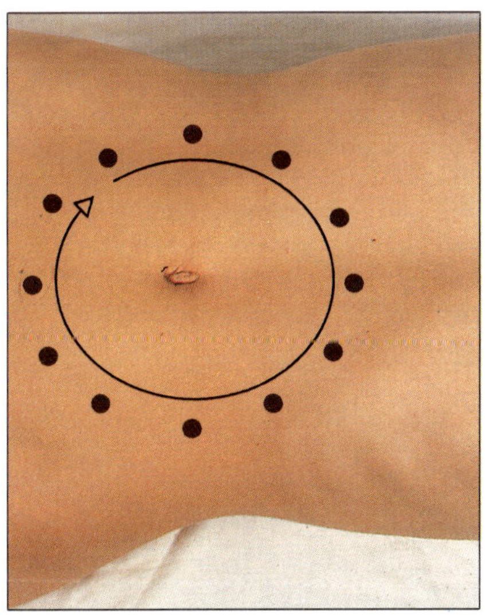

7

Die Hände

Die menschlichen Hände haben sich aus Füßen entwickelt und ähneln ihnen deshalb in ihrer Struktur: viele kleine Knochen formen ihre Gestalt, und die Finger sind wie verlängerte, stärker gegliederte Zehen.

Die Hände befähigen uns, komplizierte Aufgaben auszuführen; sie sind das Werkzeug, mit dem wir Dinge festhalten und herstellen, unser »Handwerkszeug«. Wenn sie einmal nicht so funktionieren, wie wir es erwarten, ist das ein Signal dafür, daß es an der Zeit ist, ihnen eine Pause zu gönnen. Unsere Gesellschaft ist darauf ausgerichtet, daß wir ständig etwas tun müssen. Dieser permanente Anspruch an die Aktivität unserer Hände ist es wohl, der dazu führt, daß das passive Annehmen ihrer Behandlung eine so überraschend tiefe, emotionale Empfindung – und Entspannung – auslösen kann.

Im östlichen Teil der Welt hat man die Bedeutung der Handmassage schon vor langer Zeit erkannt. Auf den dortigen Märkten ist zu beobachten, wie sich die Händler beim Feilschen automatisch die Hände reiben, damit sie nicht ihre Nervosität verraten, die ihnen das Geschäft verderben könnte. Sogar bei uns im Westen ringt man instinktiv die Hände, wenn man Kummer oder Schmerzen hat.

Zu dieser Behandlungssequenz

Sie beginnt wie bei den Füßen mit allgemeinen Lockerungen und Beugungen, geht dann zur Detailarbeit an den Druckpunkten über und bearbeitet dann Hand für Hand die einzelnen Finger. Auch die Hände sind reich an Nervenendigungen; etwa die Hälfte der Energiekanäle beginnt oder endet hier. Besonders stark ist die Verbindung mit Herz und Kreislauf, weshalb die Handbehandlung sich positiv auf den ganzen Körper auswirkt.

1 Die gesamte Behandlungsfolge wird nacheinander an beiden Händen durchgeführt. Wenn Sie bei der letzten Sequenz an der einen Hand angelangt sind, beginnen Sie erneut mit der ersten Sequenz bei der anderen. Sie knien an einer Seite des Partners. Umfassen Sie mit einer Hand sein Handgelenk, und nehmen Sie die Handmitte zwischen Daumen und Finger Ihrer anderen Hand *(rechts)*. Drehen Sie die Hand kräftig dreimal in beide Richtungen, und beugen Sie dabei das Gelenk so weit wie möglich.

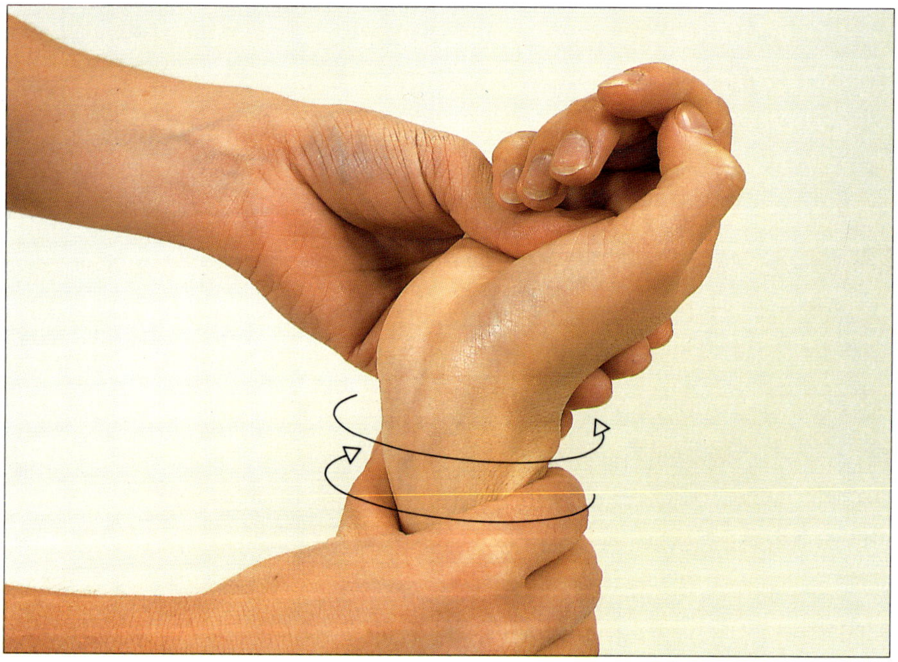

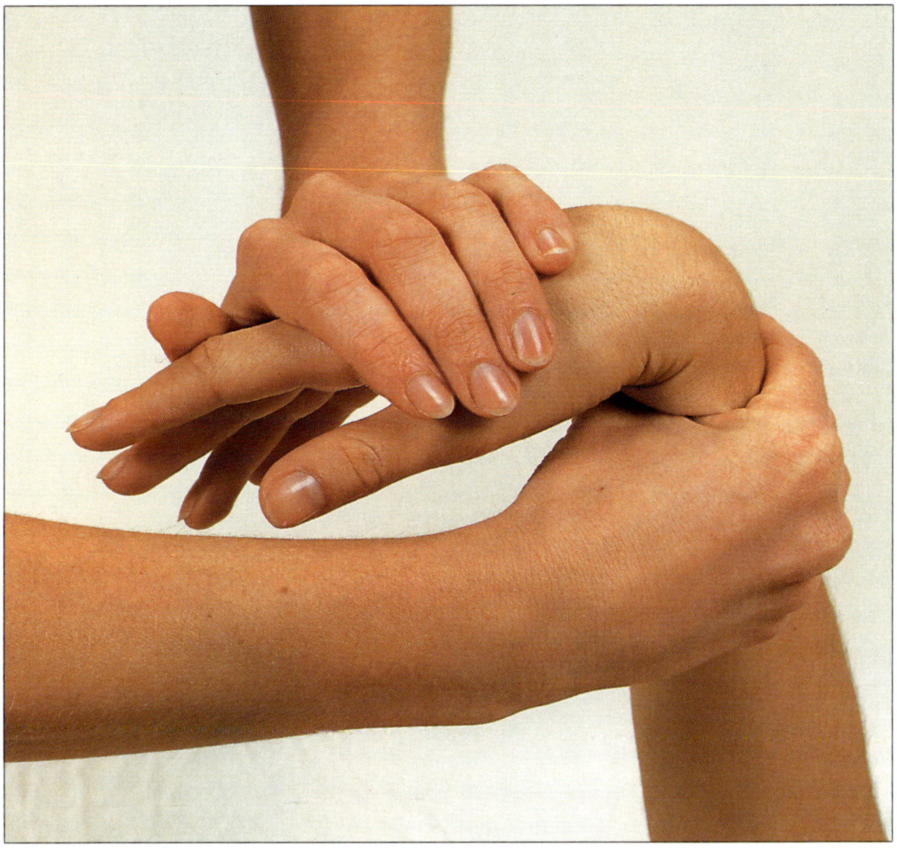

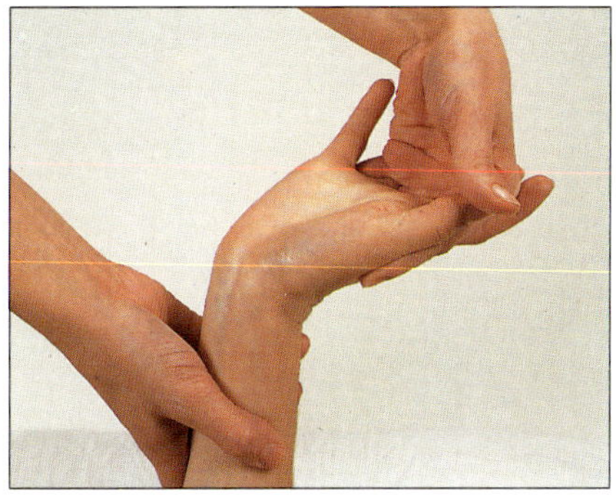

2 Verschränken Sie die Finger Ihrer Arbeitshand mit denen Ihres Partners, und beugen Sie die Hand fest nach hinten *(oben)* – Ihre passive Hand stützt dabei das Handgelenk. Beim Ausatmen bis zur natürlichen Grenze dehnen und zweimal wiederholen.

3 Ihre passive Hand greift wie eingangs um das Gelenk, mit der anderen Handfläche biegen Sie die Hand des Partners nach unten *(links)*. Zweimal wiederholen.

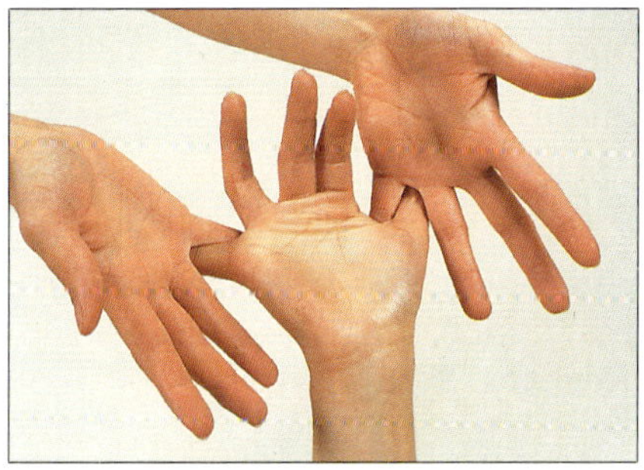

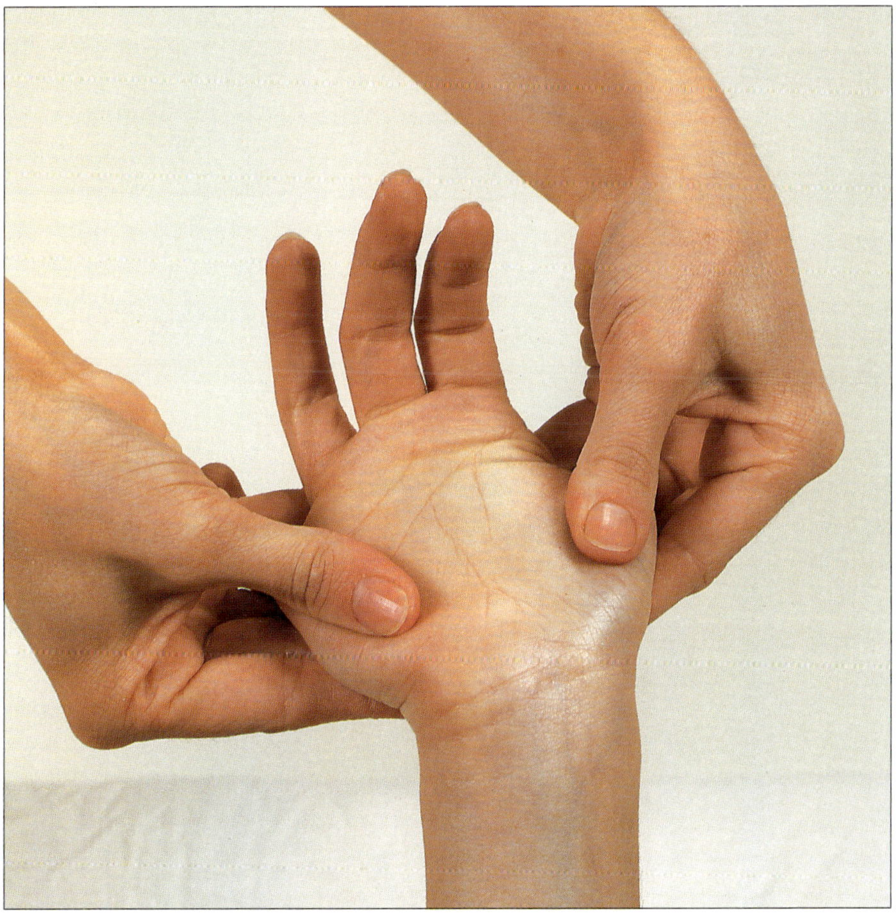

4 Wenden Sie die Hand des Partners um und nach oben, und schieben Sie Ihre kleinen Finger hinter seinen Daumen und kleinen Finger *(oben)*. Dann legen Sie Ihre Daumen an die Handkanten und öffnen durch ihren Druck die Handfläche *(links)*. Zweimal wiederholen.

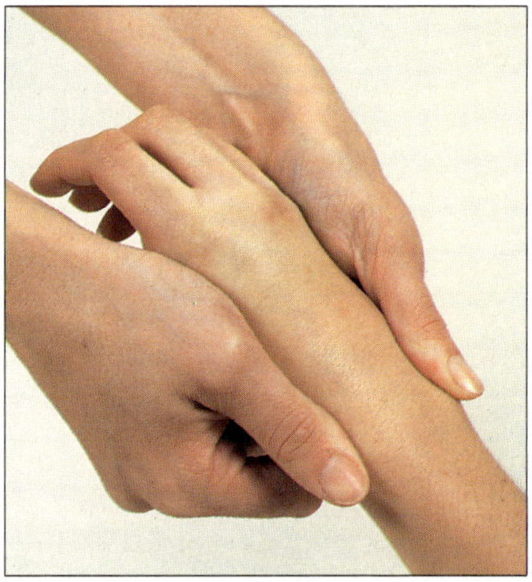

5 Drehen Sie die Hand nach unten, und nehmen Sie die Handkanten zwischen Finger und Daumenbasis *(rechts)*. Nun beginnen Sie mit den Daumen zu pressen und so über den Handrücken nach außen zu arbeiten und die Hand nach unten zu biegen – dreimal mit dem Ausatmen.

6 Drehen Sie die Hand wieder nach oben, und arbeiten Sie mit Daumendruck die ganze Handfläche durch – Ränder, Daumenbasis und Innenbereich *(rechts)*. Wie gewohnt beim Ausatmen pressen – an diesen Punkten getrost auch kraftvoll.

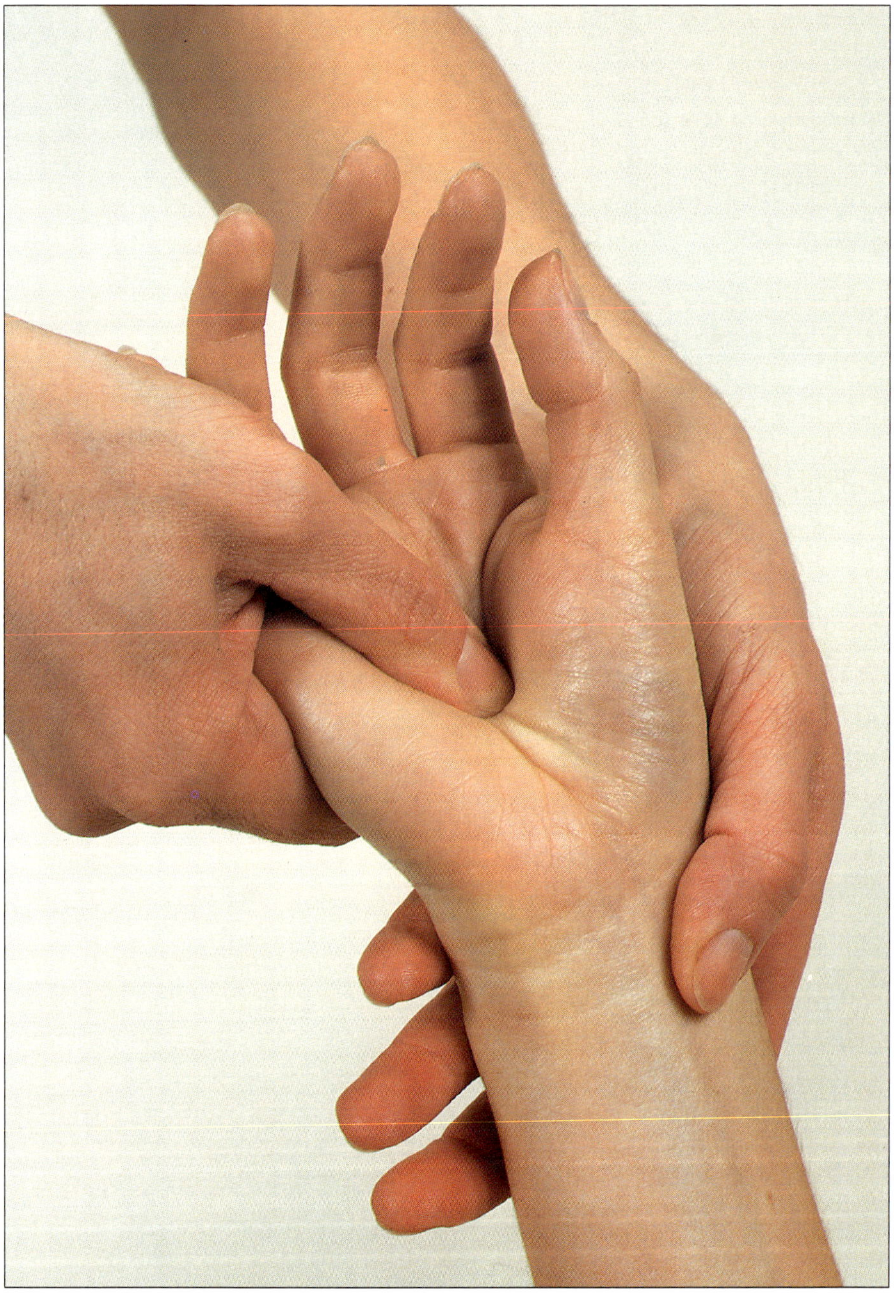

Druckpunkte an der Handfläche
Die Behandlungslinien verlaufen zwischen den Handknochen *(unten)*. Harte und verspannte Punkte intensiv und wiederholt bearbeiten.
Nutzeffekt: bei Versteifungen und Arthritis der Hände; ebenso für Herz, Kreislauf und Energiehaushalt, aber auch für Lunge und Atemwege.

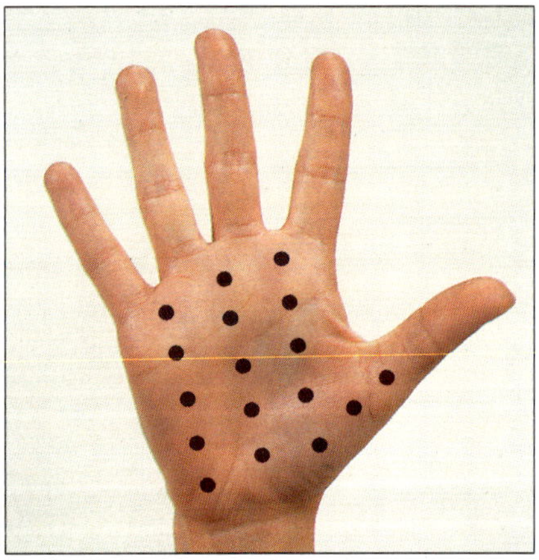

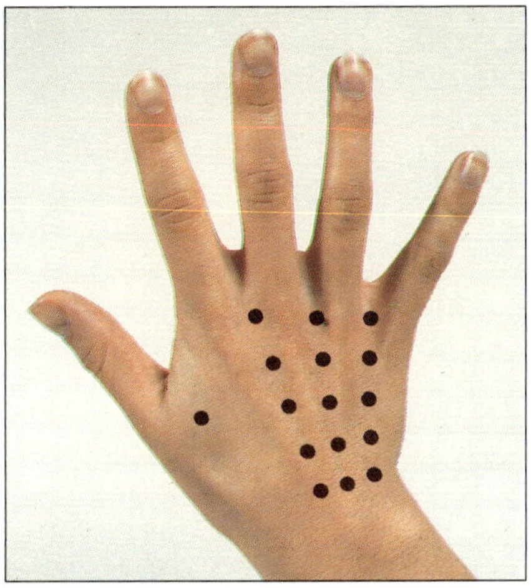

Druckpunkte am Handrücken
Die Linien befinden sich zwischen den Knochen *(links)*, Bearbeitung wie üblich in daumenbreitem Abstand.
Nutzeffekt: hilfreich für Kreislauf und bei Arthritis in den Händen; ebenso für Dick- und Dünndarm und den Stoffwechsel im allgemeinen.

7 Drehen Sie die Hand wieder um, stützen Sie das Gelenk mit Ihrer passiven Hand, und bearbeiten Sie den Handrücken mit Daumendruck *(unten)*: von den Fingerwurzeln in den Kanälen zwischen den Gliedern nach oben zum Gelenk.

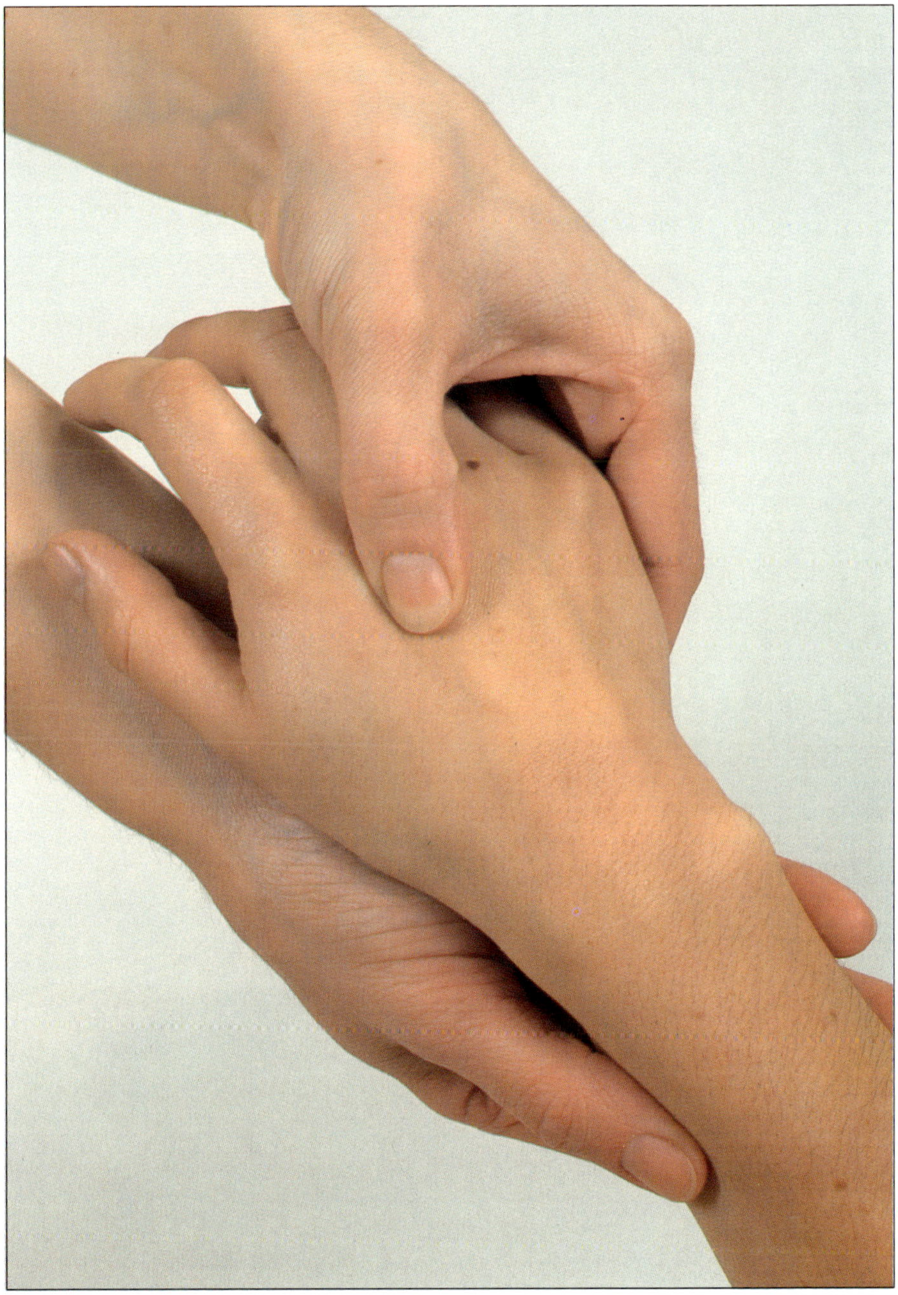

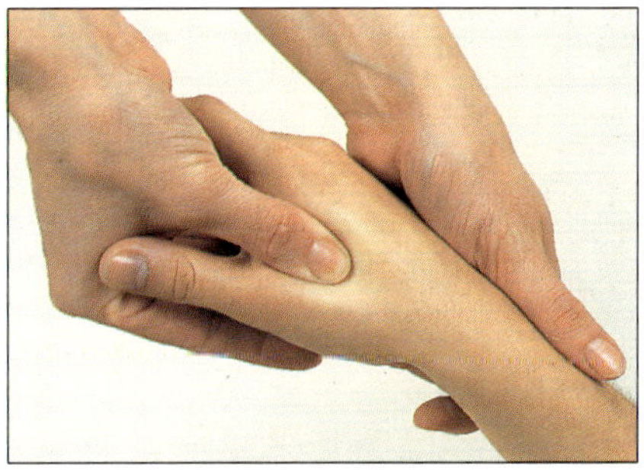

8 Nehmen Sie die Partie zwischen Daumen und Zeigefinger des Partners zwischen Ihren Daumen und Zeigefinger *(oben)*, und pressen Sie kräftig in das Gewebe zwischen den Muskeln. Zweimal beim Ausatmen wiederholen.

WARNHINWEIS

Die Pressur zwischen Daumen und Zeigefinger nicht in der Schwangerschaft anwenden

9 Mit Ihrer passiven Hand ergreifen Sie die Hand des Partners direkt unter dem Zeigefingeransatz. Mit der anderen Hand fassen Sie den Zeigefinger über dem Mittelglied mit Ihrem Daumen oben *(rechts)* und drehen dreimal kräftig in jeder Richtung.

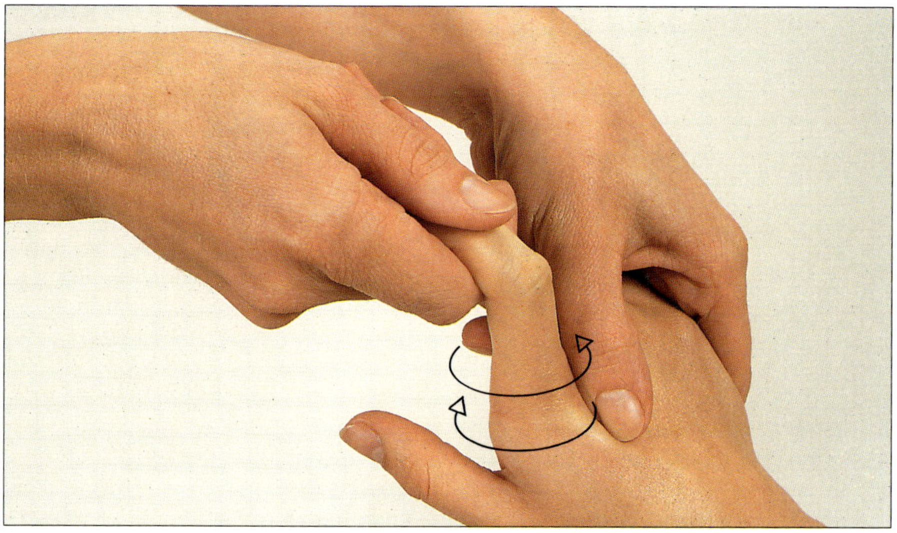

10 Nun drücken Sie denselben Finger fest zwischen Daumen und Zeigefinger *(rechts)* – von der Wurzel nach oben zur Spitze. Zweimal wiederholen.

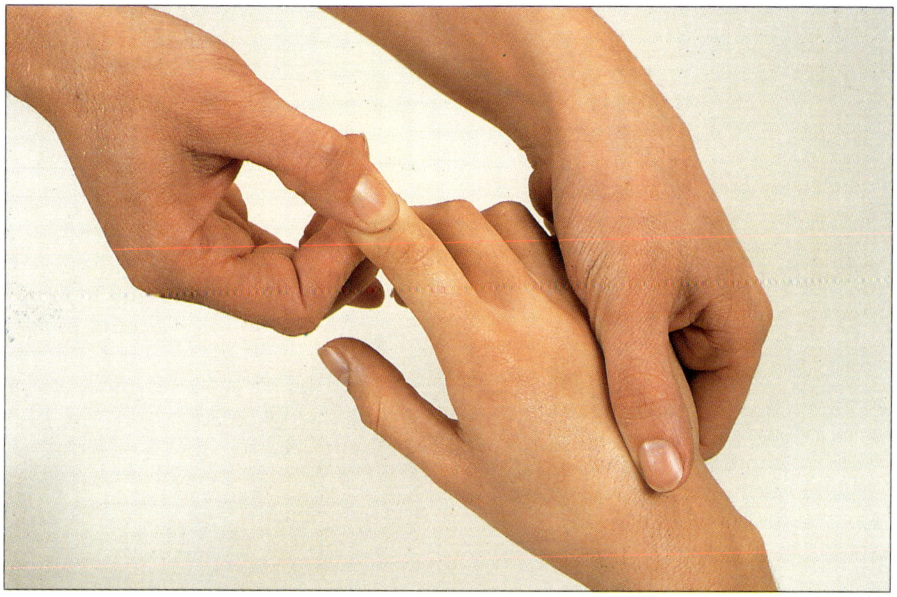

11 Noch immer halten Sie die Hand und arbeiten an den Fingern. Doch jetzt drehen Sie Ihre Hand leicht seitwärts und pressen den weichen Teil der Fingerspitze beidseits des Nagels mit Daumen und Zeigefinger zusammen *(rechts)*. Zweimal wiederholen.

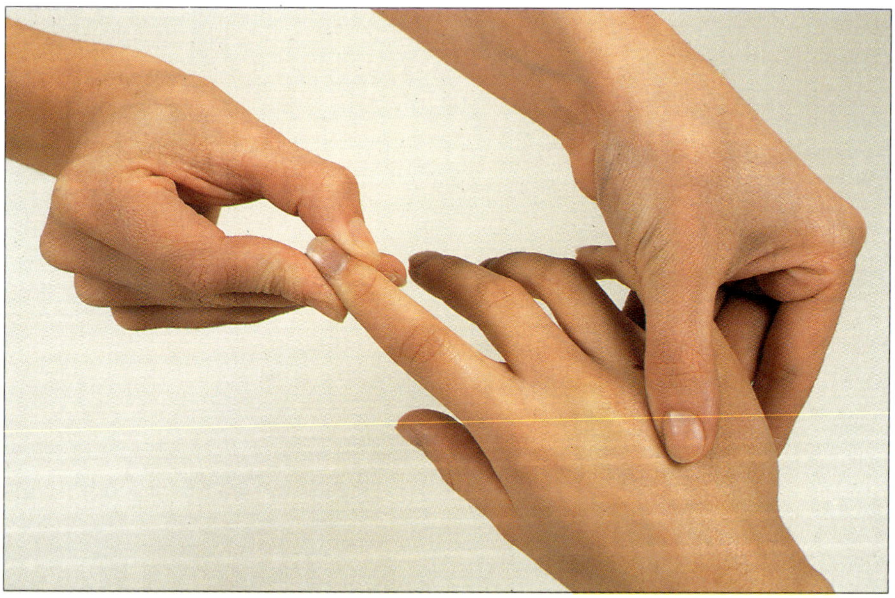

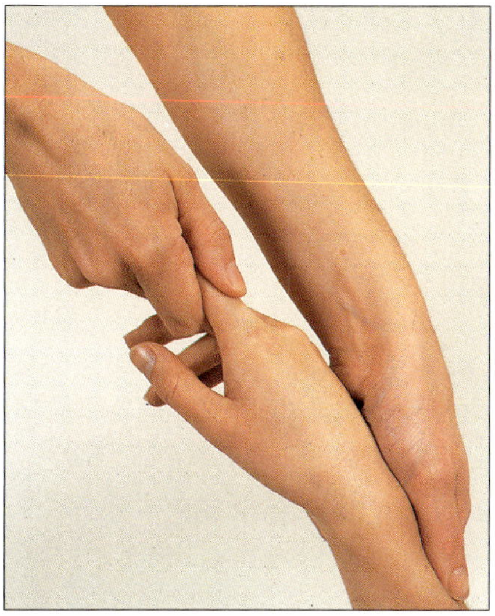

12 Sie drehen Ihre Hand wieder um neunzig Grad, legen die Daumenspitze direkt über die Fingerwurzel und ihre stützende Hand um das Handgelenk des Partners *(links)*. Dann ziehen Sie eine Ausatmung lang fest an dem Finger. Danach führen Sie die Übung auch am Mittelglied und schließlich am Endglied des Fingers aus – einfach an der Wurzel ziehen.
Dann die Schritte 9–12 an allen anderen Fingern und dem Daumen wiederholen.

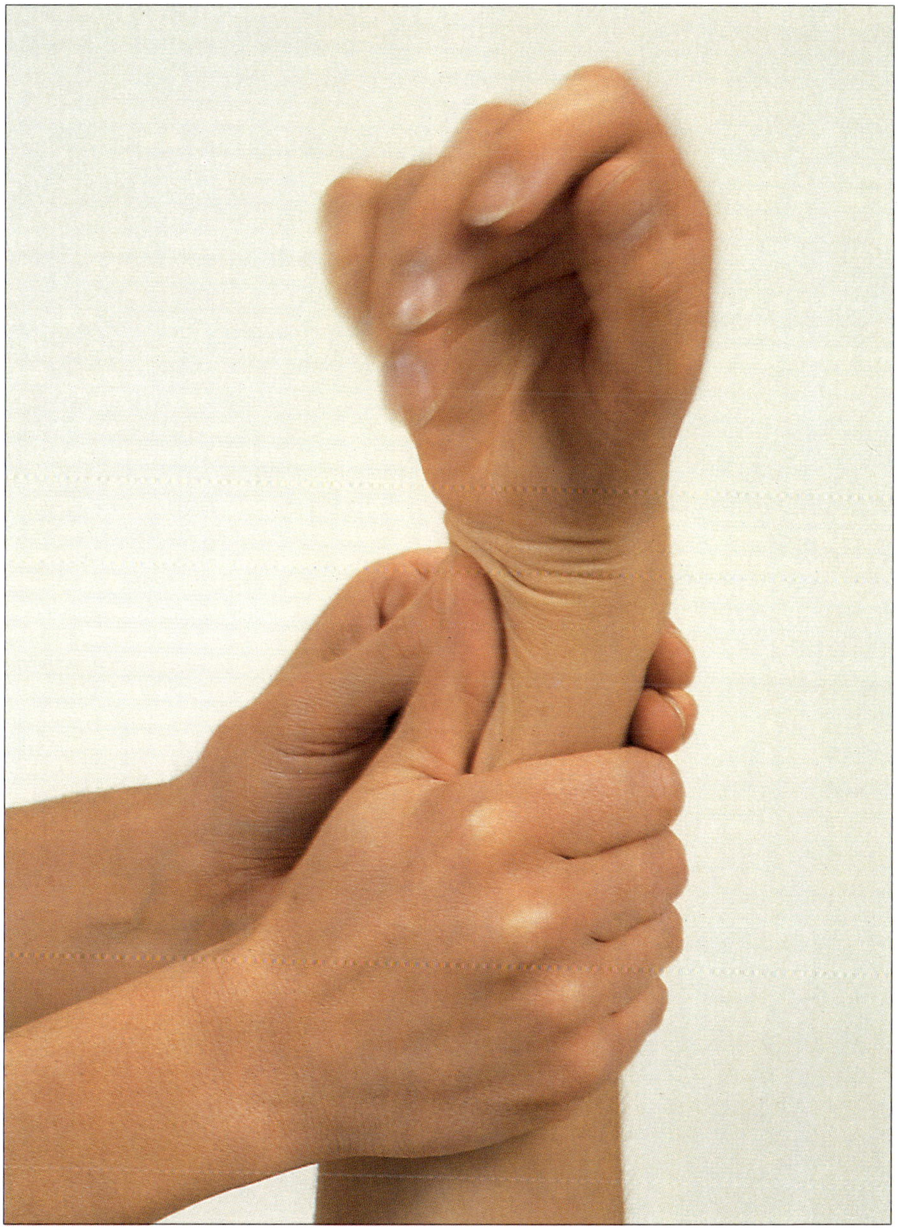

13 Umfassen Sie zum Abschluß das Handgelenk mit beiden Händen, und schütteln Sie es kräftig ein paarmal, um die Energie in der Hand wieder zu verteilen.

Danach wechseln Sie auf die andere Seite Ihres Partners und wiederholen die Schritte 1–13 mit dieser Hand.

8

Die Arme

Wie die Hände einst Füße, so waren die Arme einst Beine: zu einer Zeit, als unsere Vorfahren noch auf allen vieren gingen. Es gibt eine Analogie zwischen Armen und Beinen, die sich auch in den Vorstellungen des Ki vom Energiefluß und im System des Shiatsu wiederfindet. Genau wie an den Beinen verlaufen auch an den Armen sechs Hauptmeridiane: Drei beginnen in den Händen und ziehen auf der Armrückseite nach oben, drei andere verlaufen am Innenarm nach unten und enden in den Händen – also in entgegengesetzter Fließrichtung.

Die Arme sind mit zwei Energiezentren im oberen Brustraum eng verbunden – den Chakren des Herzens und der Kehle. Jedes bestimmt und spiegelt einen eigenen Lebensbereich wider: das Herzzentrum die Gefühle, emotionale Bindungen, die Fähigkeit des Mitleids und emotionaler Teilnahme – das Kehl-Chakra die Kommunikationsfähigkeit. Schwierigkeiten in diesen Lebensbereichen zeigen sich häufig in den Armen; ihre Behandlung kann dort positiv Einfluß nehmen. Zusammen mit den Händen sind die Arme auf besondere Weise mit Herz und Kreislauf verbunden und geben generell den Zustand des Brustraums wieder; die Ellbogen korrespondieren mit Leber, Gallenblase, Magen und Milz, die Handgelenke mit Nieren und Geschlechtsorganen.

Nachdem wir uns zum aufrechten Gang erhoben haben, müssen die Arme nicht länger den Körper tragen und haben sich eigenständig entwickelt. Wie die Hände wurden sie zu Werkzeugen unseres Handelns – mit der zusätzlichen Eigenschaft, andere Menschen – auch im übertragenen Sinn – zu erreichen. Zusammen mit den Händen sind unsere Arme Vermittler: Sie geben und empfangen und zeigen durch ihre gestische Ausdruckskraft die Persönlichkeit eines Menschen. Häufig lassen sich die Arme nur sehr schwer in den für eine Behandlung wichtigen passiven Zustand versetzen, was von der Unfähigkeit zeugt, zu empfangen, zu entspannen und loszulassen. Ist das bei Ihrem Partner der Fall, sollten Sie besonders behutsam vorgehen und den Schwerpunkt vor allem auf die Dehnungs- und Lockerungsübungen legen.

Zu dieser Behandlungssequenz

Sie beginnt mit vorbereitenden Drehungen und Dehnungen, denen die Flächenbehandlung mit Händen und Daumendruck folgt. Sie gewährt unmittelbare Hilfe bei physischen Beschwerden wie Tennisarm, langwierigen Verletzungen, allgemeiner Steifigkeit und Schmerzen, aber auch bei komplizierteren Leiden, wie etwa Arthritis. Sie wirkt zugleich auf die Organe, mit denen die Arme durch die Energiekanäle verbunden sind: Herz, Dick- und Dünndarm, Lunge und Atemsystem, Kreislauf und allgemeiner Stoffwechsel.

MERKE

- *Arbeiten Sie mit Ihrem Körpergewicht, nicht mit Muskelkraft.*
- *Halten Sie Ihren eigenen Körper entspannt.*
- *Konzentrieren Sie sich auf Ihren Bauch, atmen Sie aus ihm heraus.*
- *Halten Sie den arbeitenden Arm gerade, aber nicht starr durchgedrückt.*
- *Legen Sie sich immer beim Ausatmen in die Bewegung, und halten Sie diese Position.*
- *Arbeiten Sie im rechten Winkel zur Behandlungsfläche.*
- *Entwickeln Sie ein Gefühl der Ruhe und einen regelmäßigen Rhythmus.*

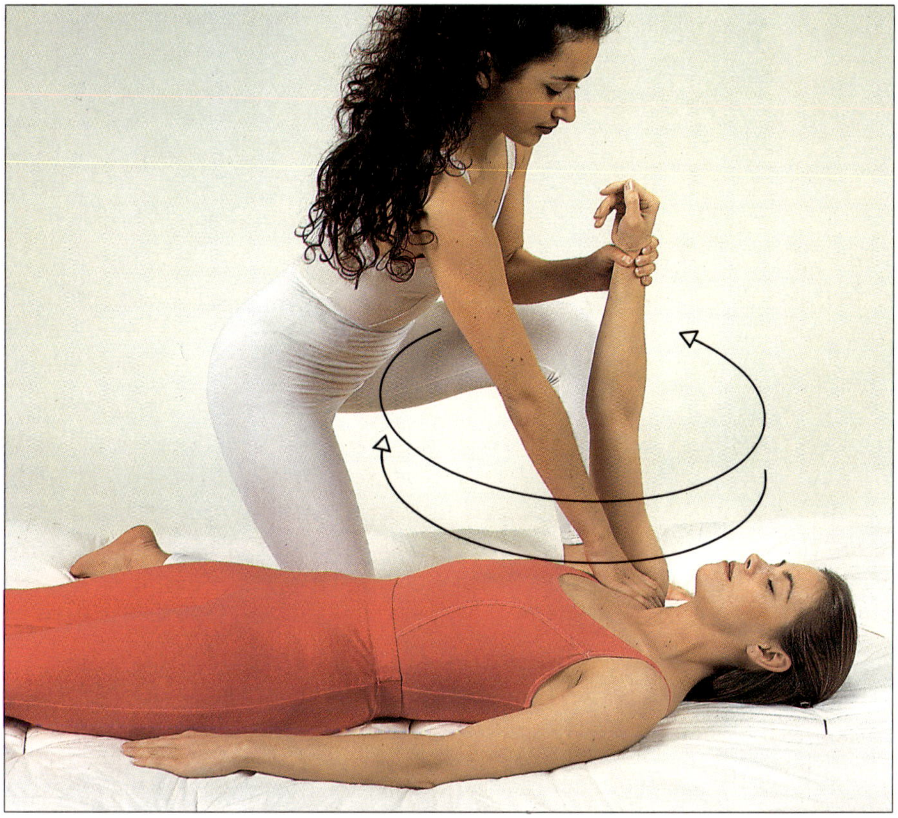

1 Auch in dieser Sequenz arbeiten Sie erst an einem Arm und dann am anderen. Nehmen Sie die bekannte Ausfallstellung neben dem Partner mit dem Fuß an seiner Schulter ein. Legen Sie die passive Hand auf seine Schulter, und führen Sie mit der anderen seinen Arm am Handgelenk nach oben *(links)*. Die Schulter bleibt ruhig, während Sie den Arm in weiten Kreisen dreimal in jeder Richtung bewegen, um die Energie durch das Schultergelenk in den Arm strömen zu lassen.

Dann beugen Sie sich für einen Ausatemzug vor, halten die Schulter und strecken den Arm nach hinten *(unten)*. Dabei setzen Sie das ganze Körpergewicht ein. Lockern Sie die Dehnung mit dem Einatmen, und strecken Sie noch zweimal den Arm. Bei Arthritis, Schwäche oder Versteifung des Arms empfiehlt sich behutsames Vorgehen.

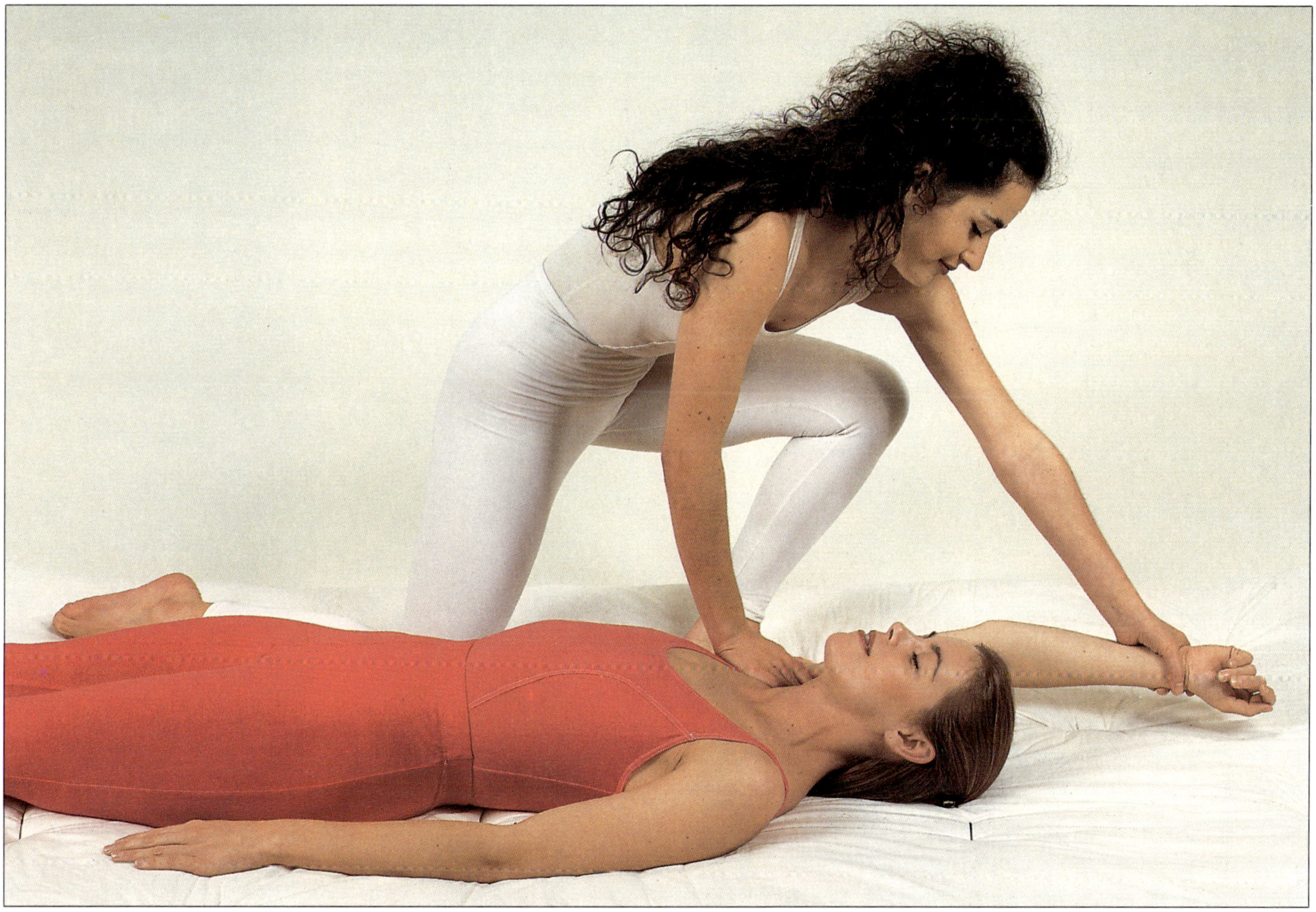

2 Jetzt nehmen Sie eine Position mit geschlossenen Knien neben dem Partner ein. Strecken Sie seinen Arm im rechten Winkel zum Körper mit der Handfläche nach oben aus. Legen Sie Ihre passive Hand auf sein Gelenk, und pressen Sie mit dem Ballen Ihrer anderen Hand diesen Arm von der Schulter zum Handgelenk hinab *(rechts)* – aber ohne Druck auf den Ellbogen. Zweimal wiederholen.

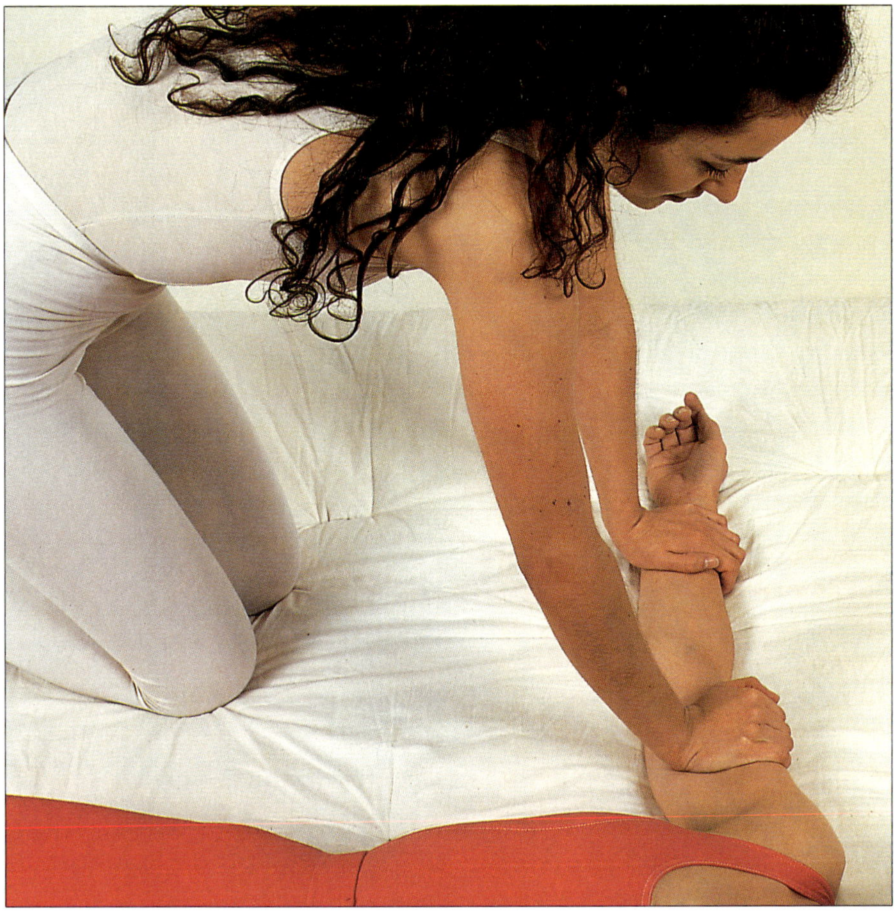

3 Nehmen Sie den Arm des Partners mit einer Hand an der seinen auf, und arbeiten Sie mit Daumendruck an den drei Linien des Oberarms zum Ellbogen hin *(rechts)*. Die Druckpunkte finden Sie auf der Mittellinie des Muskels und zu beiden Seiten an der Knochenkante. Sie sind auf Seite 81 unten aufgezeigt.

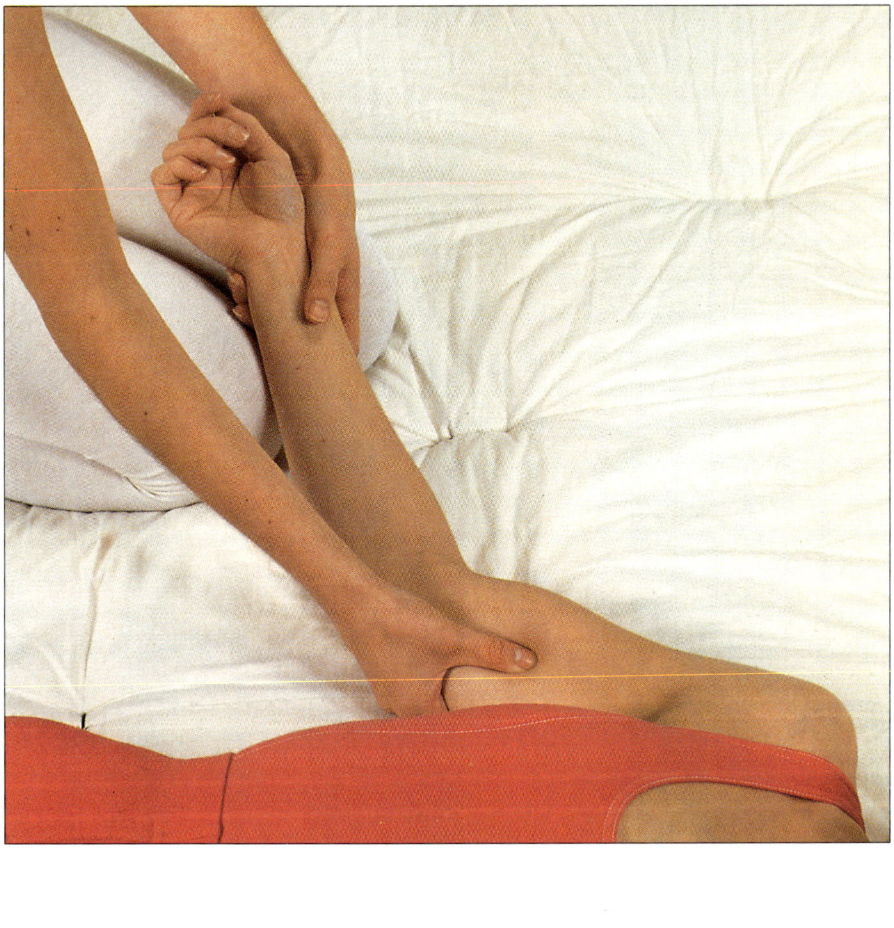

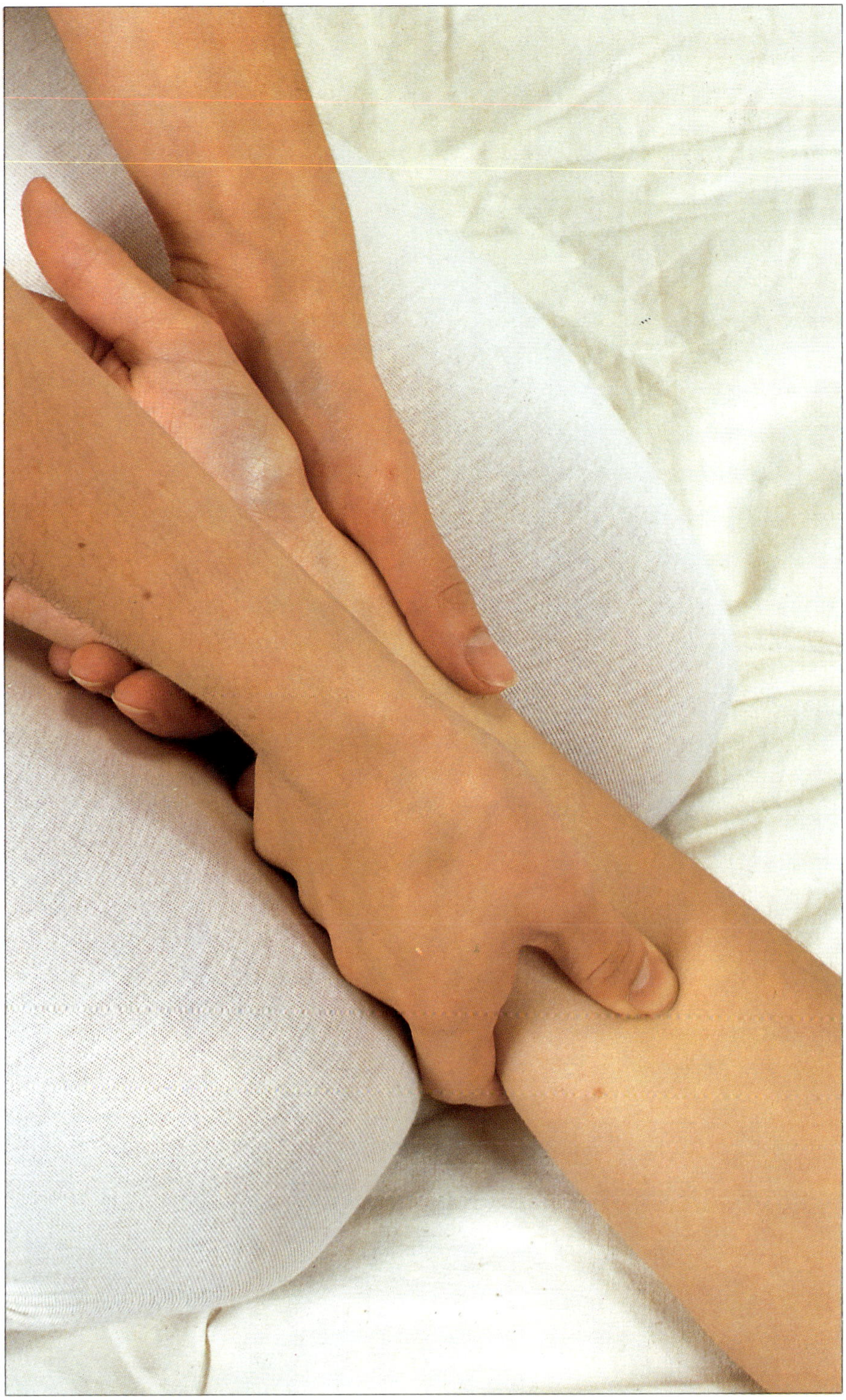

4 Die Daumenpressur wird in den Ellbogen bis hinab zu den Falten am Handgelenk fortgesetzt *(links)*. Dabei folgen Sie den vorigen Linien nun über die Mittellinie der Muskeln im Unterarm und in den Kanälen dazwischen und den Kanten des Innenknochens zu beiden Seiten. Achten Sie wieder auf verspannte und blockierte Stellen.

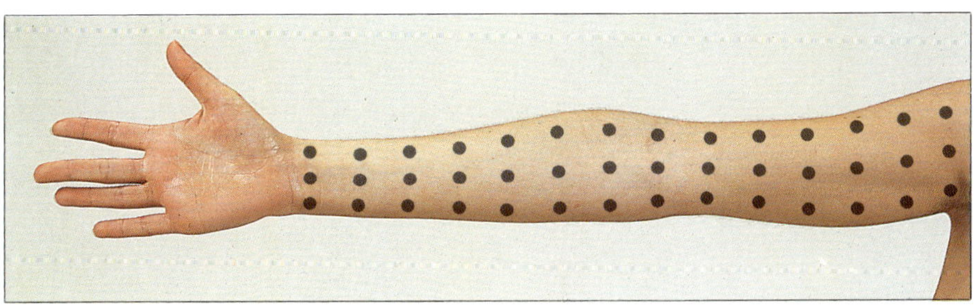

Druckpunkte am Innenarm
In den Schritten 3–4 sind diese drei Linien zu verfolgen *(links)* – wie üblich in daumenbreitem Abstand. *Nutzeffekt: besonders für Herz und Kreislauf, Lunge und Atmungssystem.*

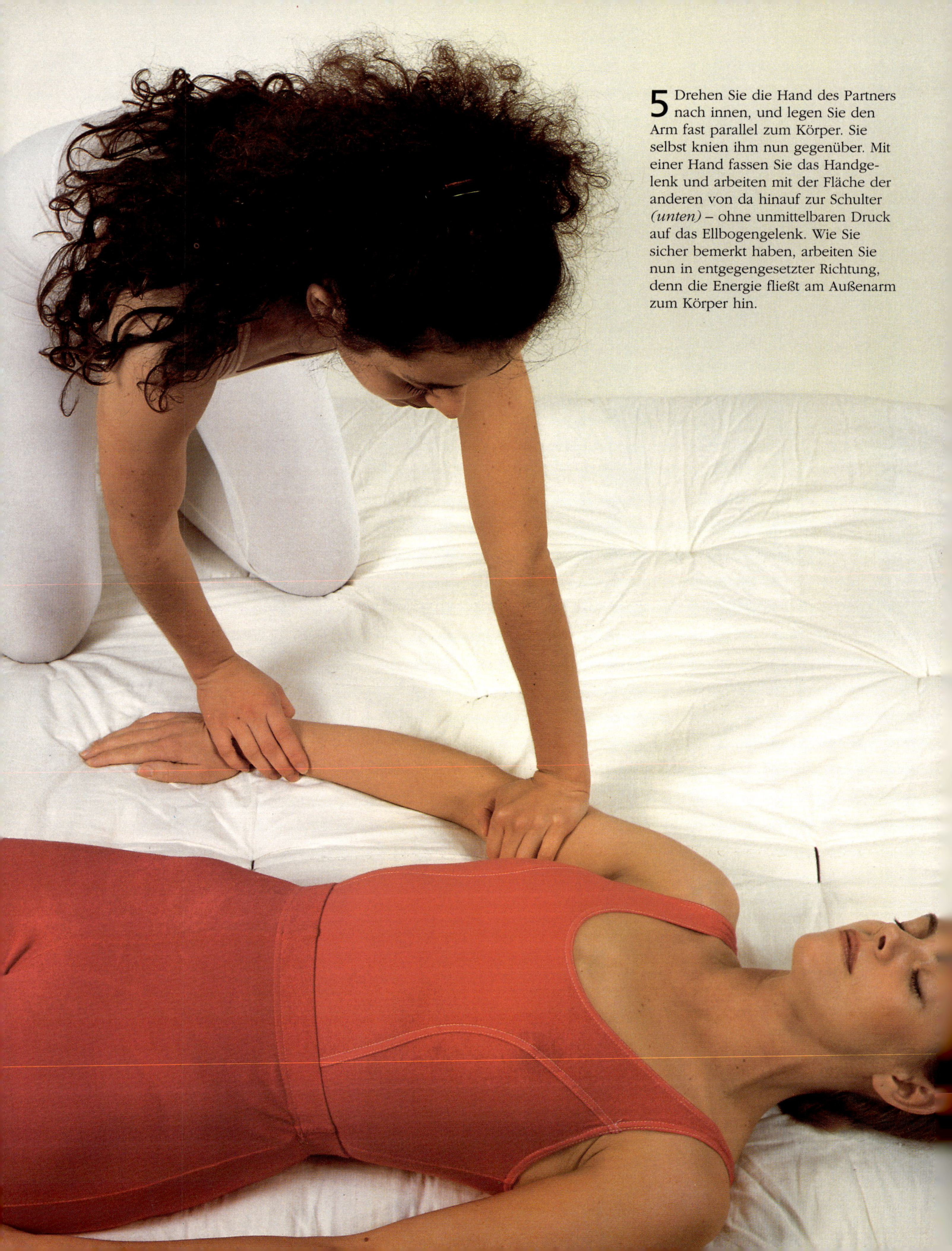

5 Drehen Sie die Hand des Partners nach innen, und legen Sie den Arm fast parallel zum Körper. Sie selbst knien ihm nun gegenüber. Mit einer Hand fassen Sie das Handgelenk und arbeiten mit der Fläche der anderen von da hinauf zur Schulter *(unten)* – ohne unmittelbaren Druck auf das Ellbogengelenk. Wie Sie sicher bemerkt haben, arbeiten Sie nun in entgegengesetzter Richtung, denn die Energie fließt am Außenarm zum Körper hin.

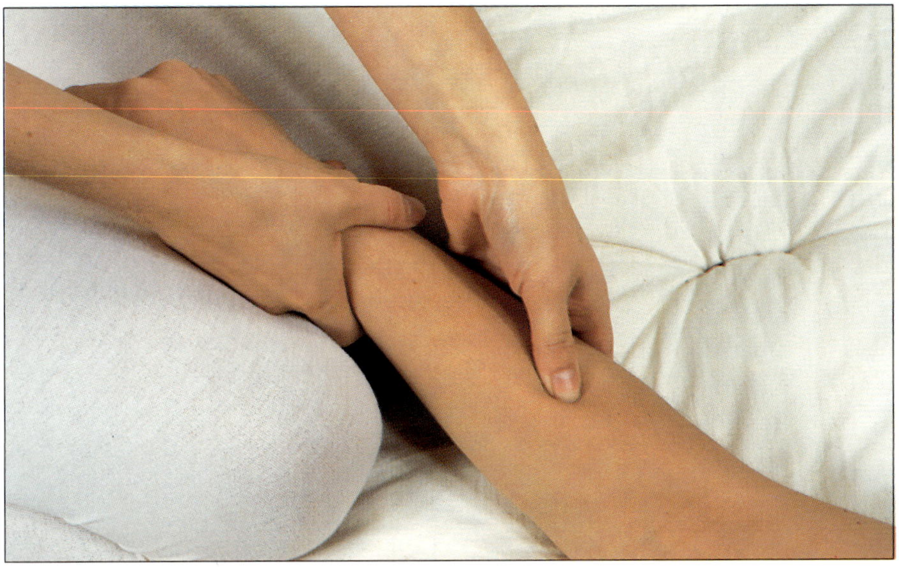

6 Stützen Sie mit einer Hand den Arm, und arbeiten Sie mit Daumendruck über die Außenfläche des Unterarms vom Handgelenk zum Ellbogen – aber ohne ihn direkt zu drücken *(links)*. Sie folgen dabei den unten gezeigten Linien. Die mittlere verläuft genau über den Muskel zwischen den Knochen, die beiden anderen Kanäle zwischen seinen Seiten und diesen Knochen.

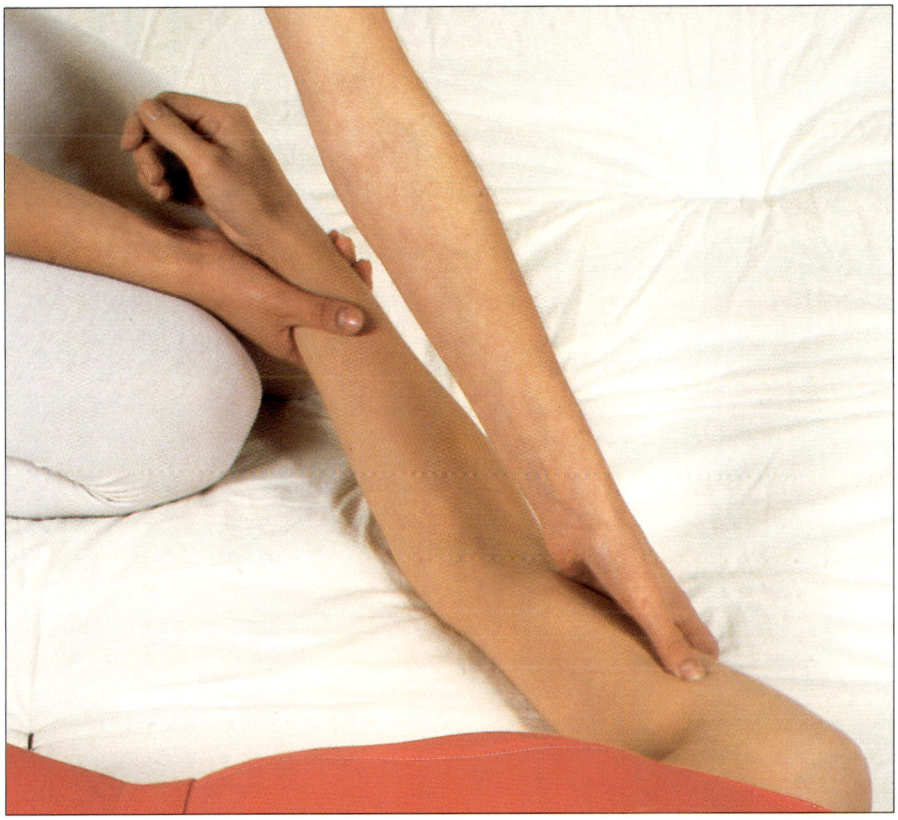

7 Setzen Sie die Daumenpressur am Oberarm außen vom Ellbogen zu Schulter fort *(links)*. Die Mittellinie verläuft hier über den tastbaren Knochen, die Seitenkanäle befinden sich zwischen ihm und dem Muskelgewebe. Die richtige Lokalisierung verlangt einige Übung: Ihr Partner kann Ihnen dabei helfen, denn er spürt das charakteristische »Druckpunktgefühl«.

Danach wechseln Sie auf die andere Seite Ihres Partners und wiederholen die Schritte 1–7 mit diesem Arm.

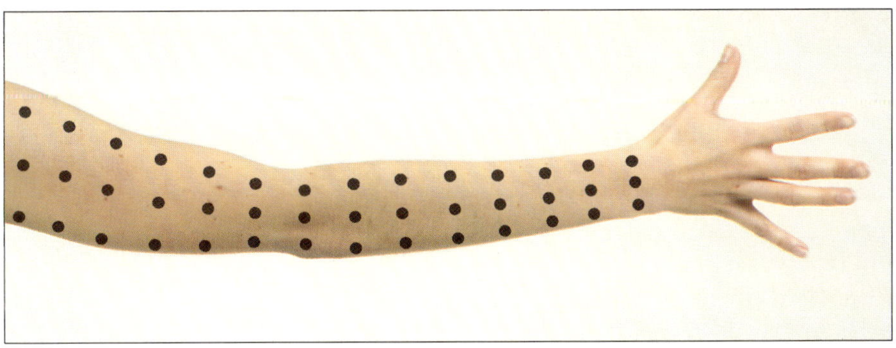

Druckpunkte am Außenarm
Hier müssen Sie diesen drei Behandlungslinien folgen (links).
Nutzeffekt. speziell für Dick und Dünndarm und den Stoffwechsel des Körpers.

9

Brust und Nacken

Brust und Nacken kann man zusammen in einer Übung behandeln, auch wenn sie je spezifische Merkmale aufweisen. Die Brust umfaßt Brustkorb und Schlüsselbein und die durch die Rippen geschützten oberen Organe Herz und Lungen – ihre Behandlung hat deshalb Auswirkungen auf Atmung und Kreislauf. Bei vielen Menschen stauen sich unterdrückte Gefühle im oberen Brustraum, was sich häufig durch Kurzatmigkeit äußert. Shiatsu kann solche Emotionen freisetzen. Trauer und Kummer sind eng verbunden mit Lunge und Brust, weshalb deren Stimulierung gelegentlich Tränen auslösen kann. Wenn dies passiert, so beruhigen Sie Ihren Partner.

Der Nacken ist keine selbständige Einheit, sondern die Fortsetzung der Wirbelsäule zum Kopf. Dennoch hat er seine ganz eigene Bedeutung und Kraft für Problemlösungen. Der Nacken bildet die Brücke zwischen Geist und Körper, Gedanken und Gefühlen: Wenn zwischen diesen Sphären eine Diskrepanz besteht, manifestiert sich dies häufig im Nacken. Fast jede Art von Streß tritt hier zuerst in Erscheinung – mit guten Gründen spricht man von »der Angst im Nacken«. Der Nacken ist wirklich ein »Flaschenhals«, durch den das Blut und vitale Nährstoffe ebenso frei fließen sollten wie die Nervenimpulse und das Ki; doch allzuoft gibt es Blockierungen, die sich in Versteifung, Schmerzen und Nackenproblemen äußern. Fühlen sich Nacken und Schultern ungewöhnlich heiß an, so ist das oft ein Symptom solcher Blockaden. Eine Nackenbehandlung macht diesen internen »Verkehrsfluß« frei. Der Nacken ist eine Art Frühwarnsystem, das Fehlentwicklungen anzeigt, noch ehe sie sich auf andere Körperbereiche auswirken.

Zudem trägt der Nacken das Gewicht des Kopfs. Wenn der übrige Körper ihn aufgrund von Haltungsfehlern dabei nicht unterstützt, ist er zuerst davon betroffen und der Leidtragende. Nach östlichem Verständnis von der Korrespondenz der Gegensätze besitzt der Nacken auch eine besonders enge Verbindung zum unteren Rückenbereich, zu Kreuzbein, Becken und Beinen.

Nackenbeschwerden weisen darum fast immer auf Probleme in anderen Körperbereichen hin. Auch dagegen kann Shiatsu helfen und unmittelbar für Entlastung sorgen. Bei ernstlichen Nackenleiden sollte man einen Chiropraktiker oder Osteopathen aufsuchen.

Zu dieser Behandlungseinheit

Die Übungsfolge besteht aus Lockerungsübungen und Dehnungen mit anschließender Druckpunktarbeit an Brust und Nacken, die zur daran anschließenden Behandlung von Kopf und Gesicht überleitet. Sie ist von unmittelbarem Nutzen bei Kopfschmerzen, nervöser Anspannung, Schmerzen in Schultern und unterem Rücken, Schlaflosigkeit und Bluthochdruck.

MERKE

- *Arbeiten Sie mit Ihrem Körpergewicht, nicht mit Muskelkraft.*
- *Halten Sie Ihren eigenen Körper entspannt.*
- *Konzentrieren Sie sich auf Ihren Bauch, atmen Sie aus ihm heraus.*
- *Halten Sie den arbeitenden Arm gerade, aber nicht starr durchgedrückt.*
- *Legen Sie sich immer beim Ausatmen in die Bewegung, und halten Sie diese Position.*
- *Arbeiten Sie im rechten Winkel zur Behandlungsfläche.*
- *Entwickeln Sie ein Gefühl der Ruhe und einen regelmäßigen Rhythmus.*

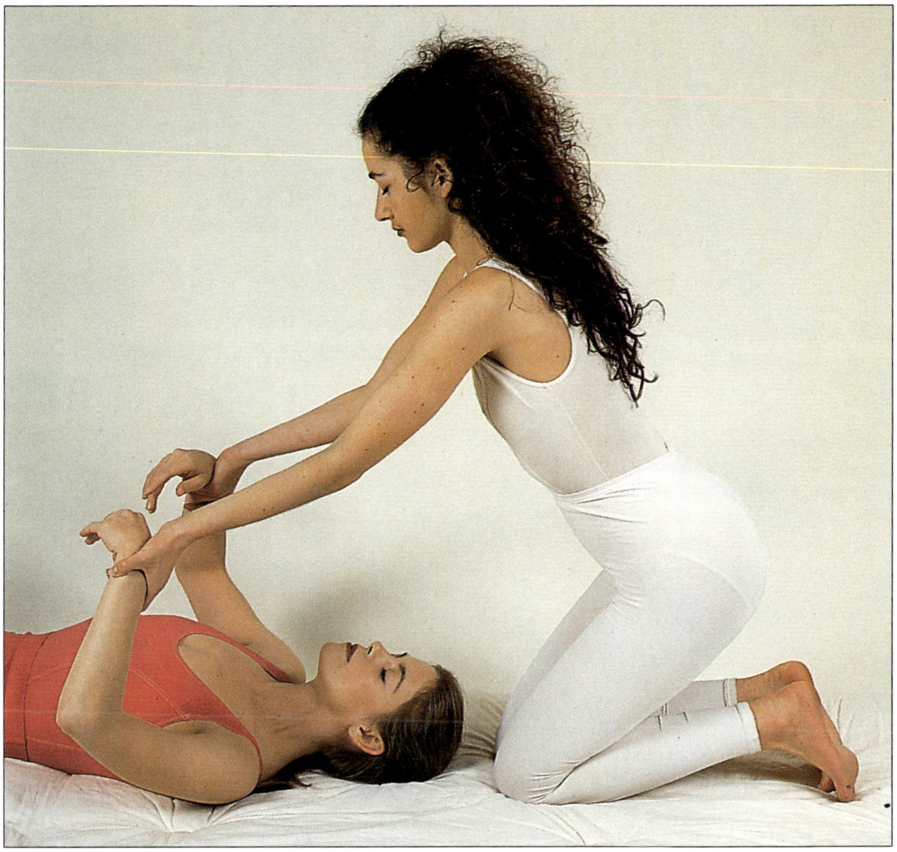

WARNHINWEIS

Bei Verletzungen der Schulter oder des Arms, Schwäche oder Arthritis in diesen Zonen die Streckung nur behutsam ausführen.

1 Sie knien ein wenig oberhalb des Kopfs und nehmen die Hände des Partners auf *(links)*. Er soll sich ganz entspannen, loslassen und dann tief einatmen. Dabei atmen Sie selbst ein, setzen sich zurück auf die Fersen und nehmen die Spannung aus den Armen des Partners auf.

Mit dem Ausatmen lehnen Sie sich zurück, strecken die Arme nach hinten und führen mit Ihrem Körpergewicht *(unten)* eine Dehnung der Schultern und des Brustkorbs herbei. Beim Einatmen wieder lockern und zweimal wiederholen.

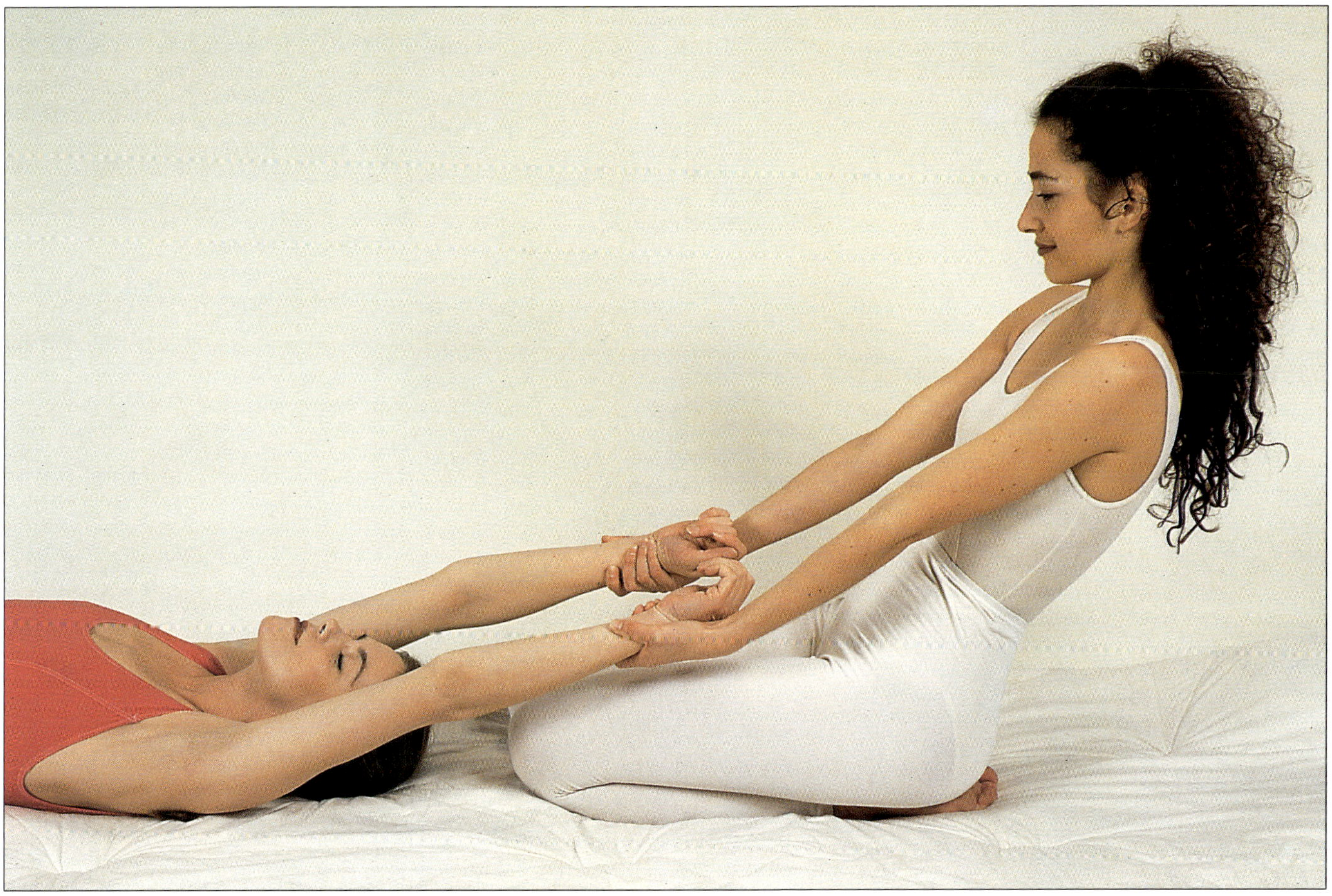

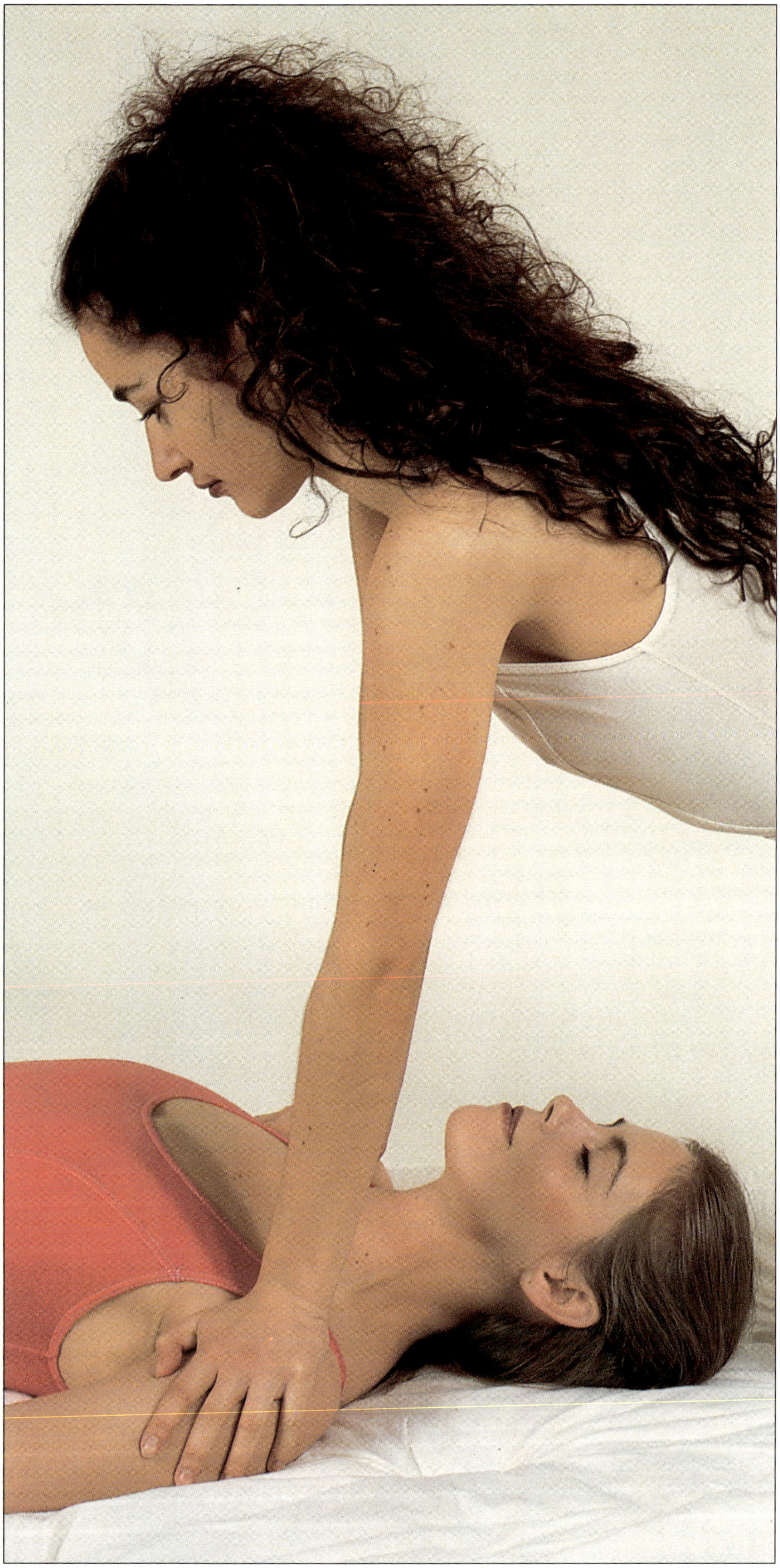

2 Heben Sie sich von den Fersen, und legen Sie die Handflächen oben auf die Schultern des Partners. Sie atmen ein und lehnen sich mit dem Ausatmen in Hände und Schultern *(rechts)*. Zweimal wiederholen. Ermutigen Sie den Partner, loszulassen, wenn Sie Spannung zwischen den Schultern spüren; lehnen Sie sich stärker hinein, wenn die Schultern nicht zu Boden gehen. Das kann eine sehr starke Dehnung werden, die viele Menschen aber als angenehm empfinden. Sie hilft dem Partner auch, seine Schulterspannungen wahrzunehmen und sich zu lockern und zu öffnen.

3 Setzen Sie sich zurück auf die Fersen, und bearbeiten Sie mit den Handflächen den oberen Brustraum unter dem Schlüsselbein *(unten)* – von der Mitte nach außen, dann hinab zu den Rippen, mit beiden Händen. Bei Frauen müssen Sie jeglichen Druck auf das Brustgewebe vermeiden.

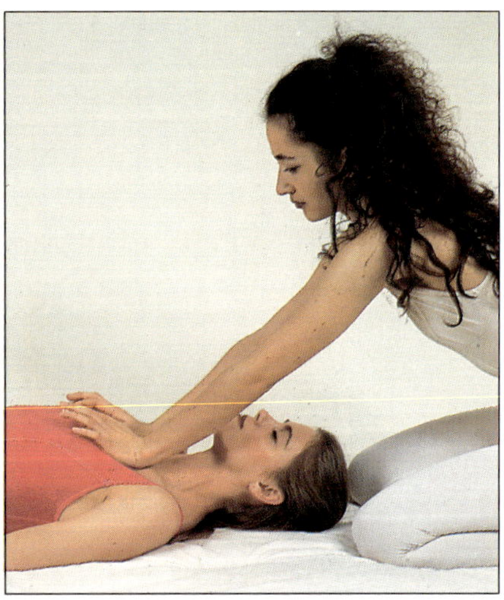

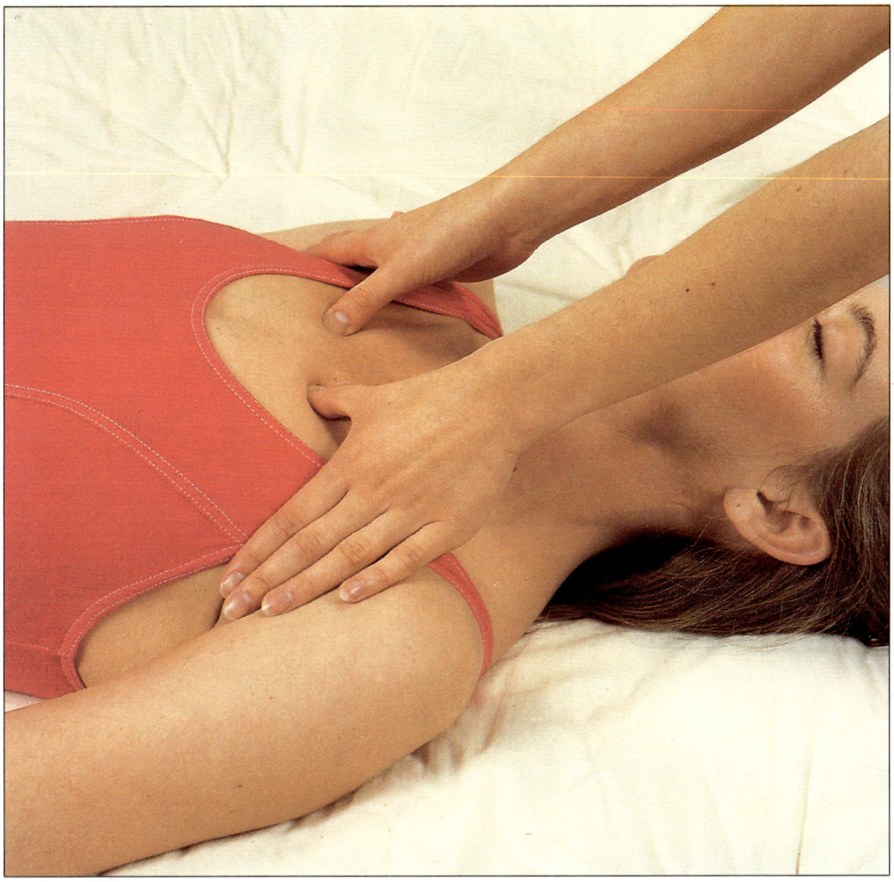

4 Nun können Sie mit Daumendruck auf der Brust beginnen. Setzen Sie beide Daumen gleichzeitig ein, so finden Sie leichter die symmetrisch angeordneten Druckpunkte. Man beginnt unter dem Schlüsselbein *(links)* und folgt den unten gezeigten Linien. Die Punkte befinden sich am inneren Ende der Hohlkanäle zwischen den Rippen: oben nahe dem Zentrum zu beiden Seiten des Brustbeins, weiter unten laufen sie zu den Seiten. Vermeiden Sie bei Frauen Druck auf das Brustgewebe.

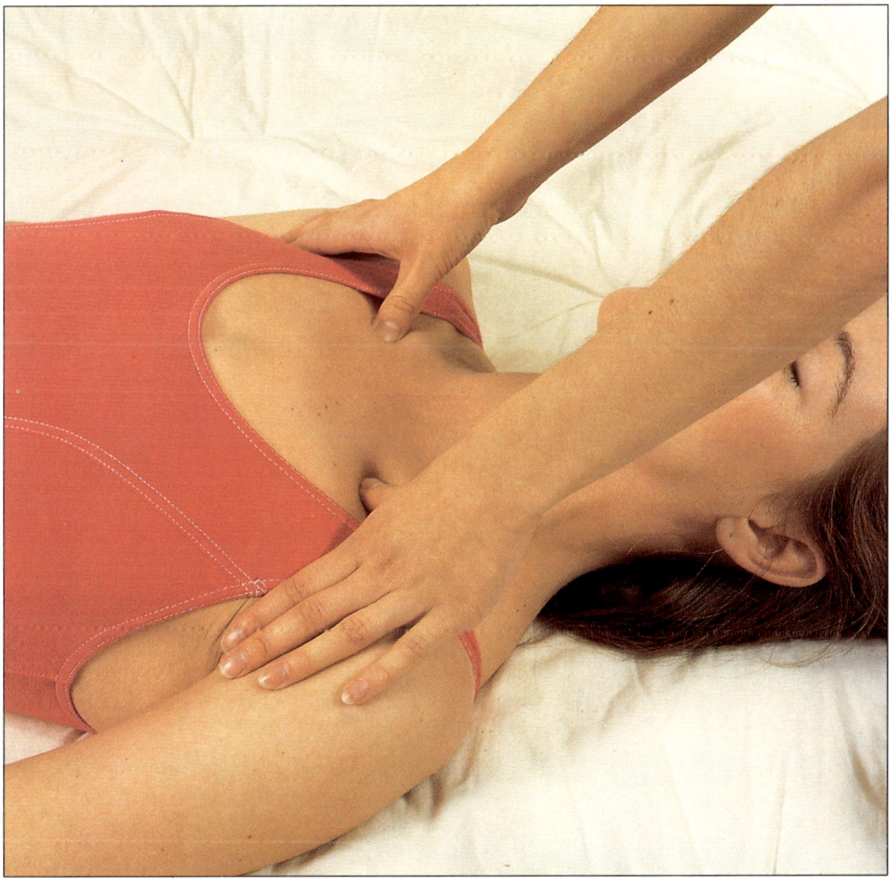

5 Hier beginnen Sie wieder in der Mitte zu beiden Seiten des Brustbeins und arbeiten unter dem Schlüsselbein *(links)* nach außen zur Schulterfront. Wieder mit beiden Daumen zugleich.

Druckpunkte an der Brust
Unten sehen Sie die Behandlungslinien für die Schritte 4 und 5. *Nutzeffekt: hilft Lungen und Atmung, löst Spannung und unterdrückte Gefühle in der Brust, wirkt bei Asthma und ist förderlich in der Stillzeit.*

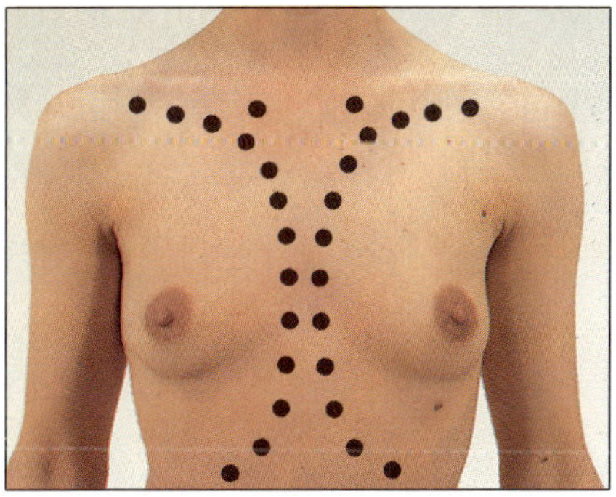

WARNHINWEIS

Bei Schwangerschaft dürfen diese Druckpunkte nicht behandelt werden.

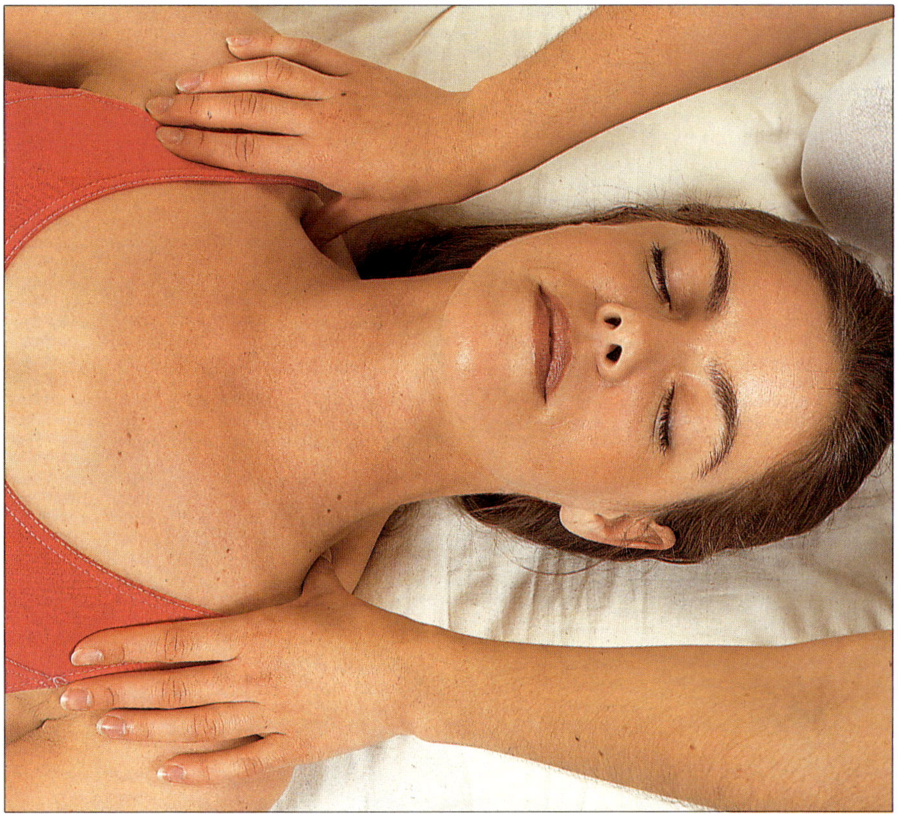

6 Gehen Sie nun mit dem Daumendruck über die Schultermuskeln *(rechts)*. Sie können beide Daumen oder nur einen ansetzen, wenn Sie eine Hand auf die andere Schulter legen. Diese Technik ist besonders anzuraten, wenn die Schultern nach der ersten Lockerung noch verspannt sind, weil sie nun besser reagieren.

Druckpunkte auf den Schultern
Sie laufen direkt zum Nacken.
Nutzeffekt: bei Schulter- und Nackenverspannung mit Kopfschmerz, tauber und versteifter Schulter; wirkt auf die Darmfunktion.

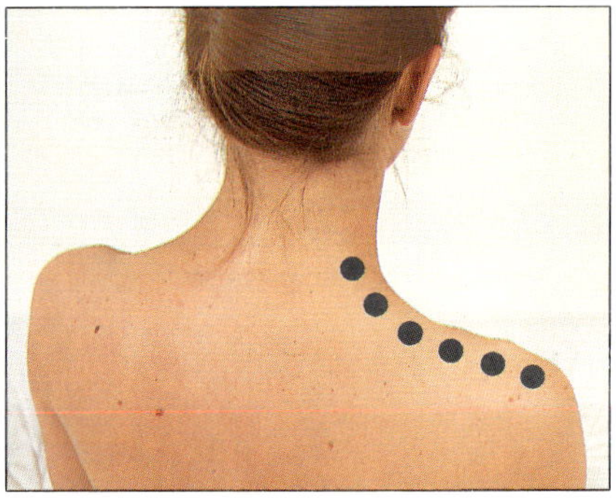

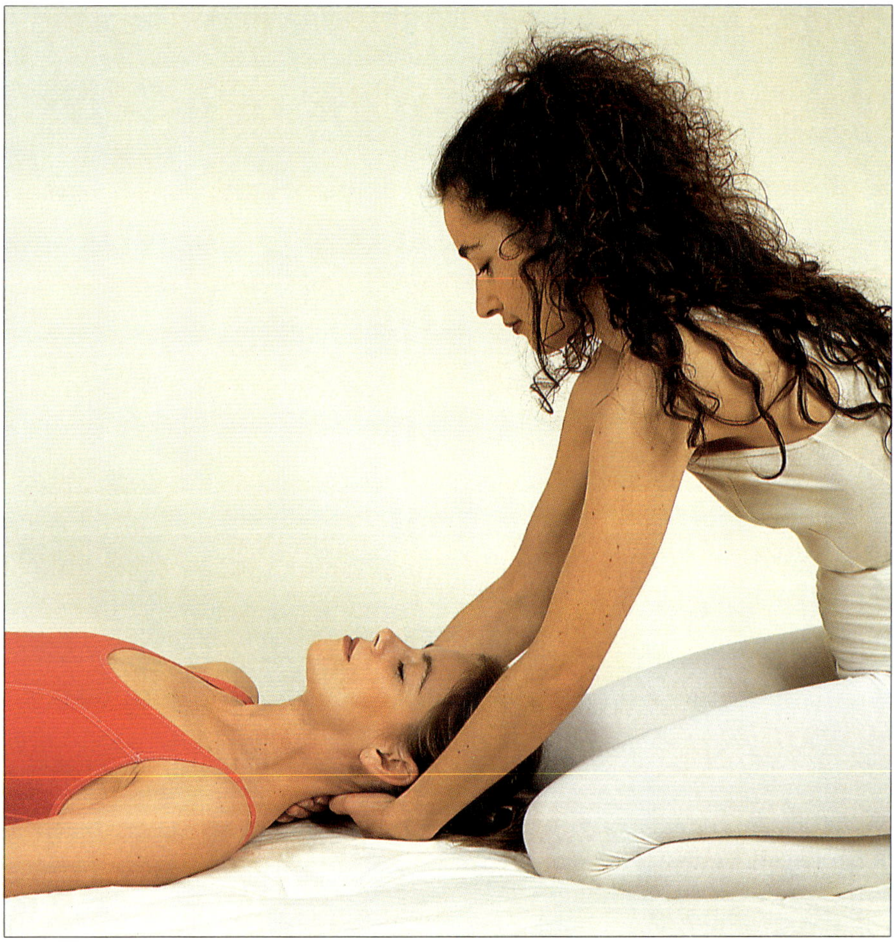

7 Sie legen die Hände unter den Nacken, der Partner versenkt darin das ganze Gewicht seines Kopfes *(rechts)*. Ziehen Sie mit den Händen den Kopf in rhythmischer Bewegung sacht zu sich hin. Er bleibt in der Schwebe, für den Druck sorgt sein Eigengewicht. Nach einer Weile betten Sie den Kopf dann sanft auf die Unterlage.

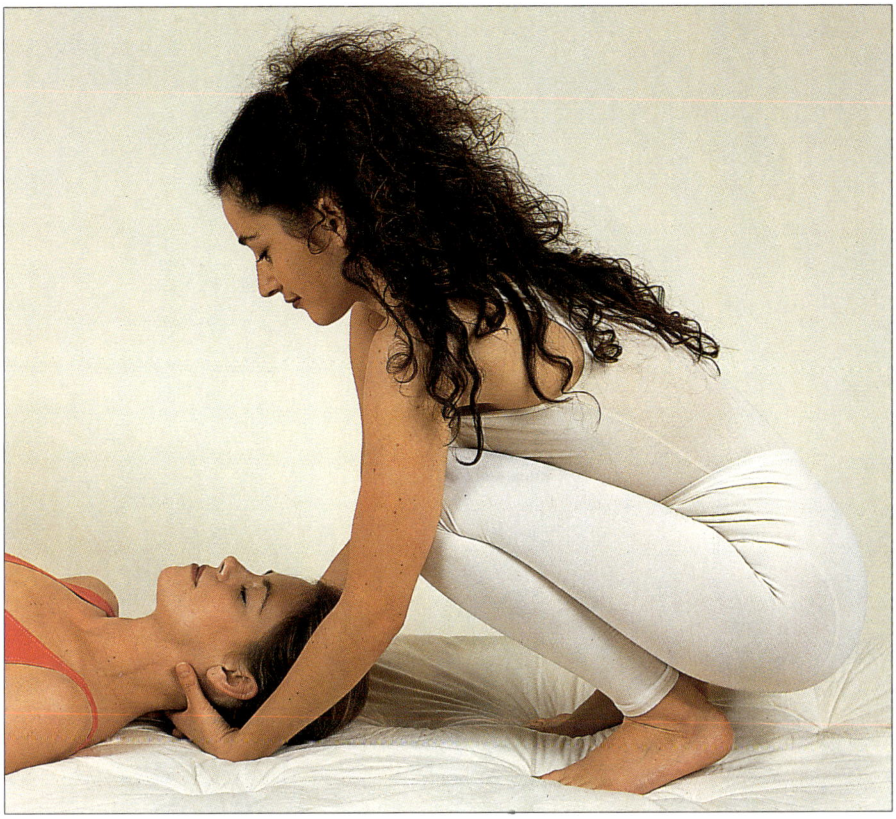

8 Sie hocken nun auf den Füßen hinter dem Kopf des Partners. Legen Sie die Hände mit verschränkten Fingern unter den Schädelansatz – die Daumen liegen am Rand der Leiste genau unter den Ohren *(links)*. Dann atmen Sie mit dem Partner gemeinsam ein.

Mit dem Ausatmen lassen Sie Ihren Körper zurücksinken; Ihre Arme strecken sich dabei und geben so dem Nacken ein kräftiges Stretching *(unten)*. Eine Ausatmung lang halten – dann neigen Sie sich wieder vor und wiederholen die Übung noch zweimal. Die Streckung ist perfekt, wenn Sie die Bewegung bis zu den Füßen verfolgen können. Sie befreit den Nacken, die Schultern und den oberen Rücken von Spannungen und öffnet die Räume zwischen den Wirbeln.

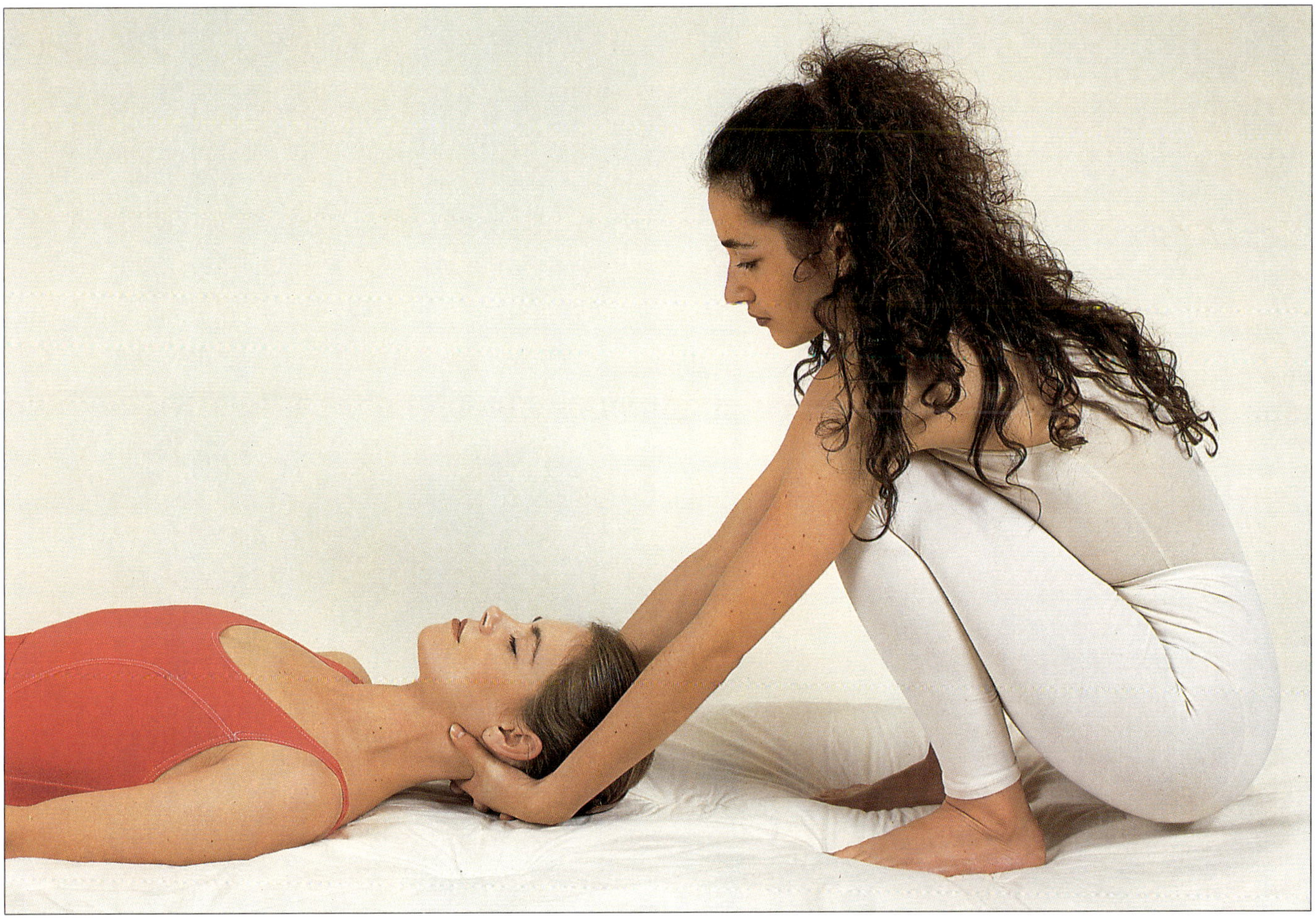

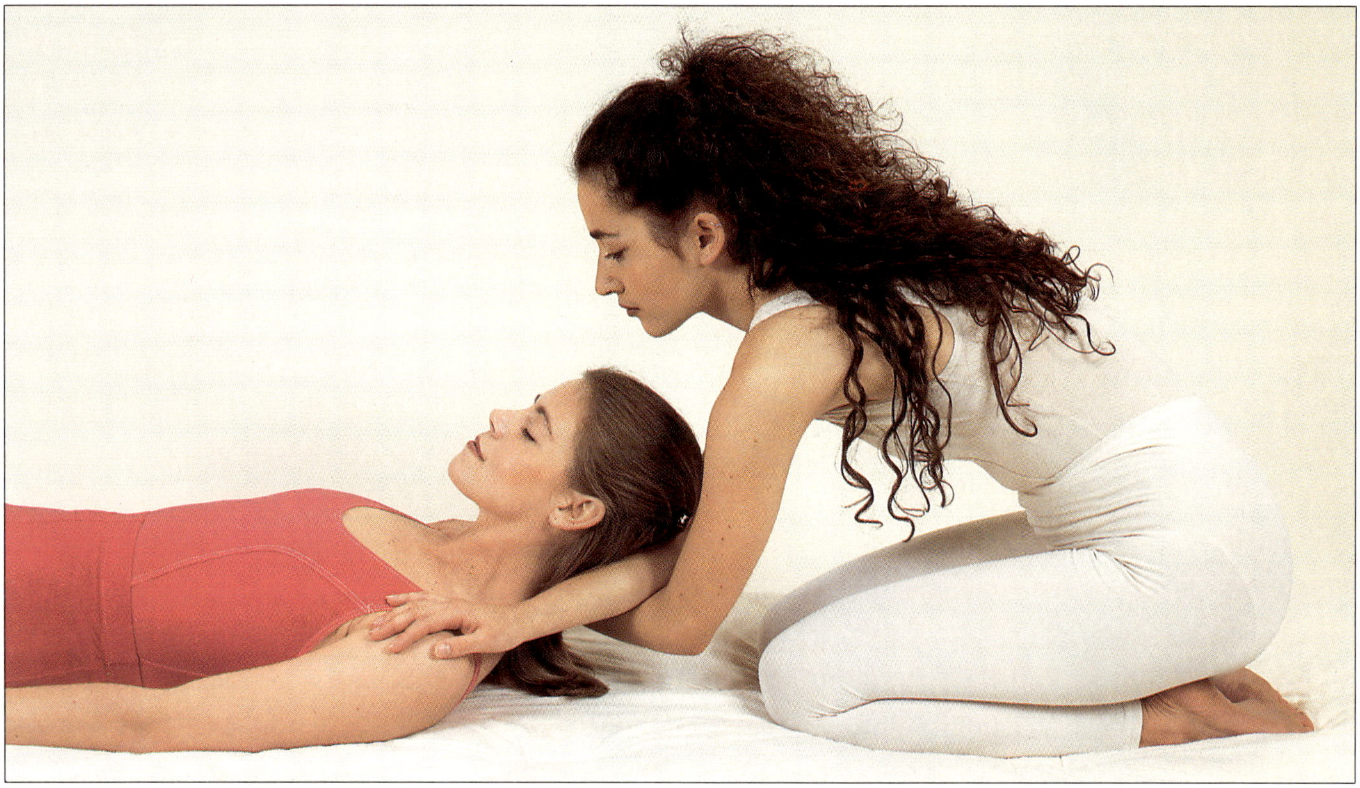

9 Gehen Sie in die Knie, kreuzen Sie die Arme hinter dem Kopf Ihres Partners, und legen Sie die Hände auf seine Schultern *(oben)*. Er oder sie soll jetzt den Nacken ganz lockerlassen und tief einatmen, während Sie das Gewicht des Kopfs in der Beugung der Ellbogen auffangen. Mit dem Ausatmen richten Sie sich mit geradem Rücken auf *(rechts)* und dehnen damit den Nacken des Partners nach vorn. Beim erneuten Einatmen setzen Sie sich wieder ein wenig zurück, lockern also die Streckung; wiederholen Sie das Ganze noch zweimal. Der Nacken wird jedesmal etwas mehr nachgeben, aber das brauchen Sie nicht zu forcieren – es soll eine wohltuende Dehnung bleiben.

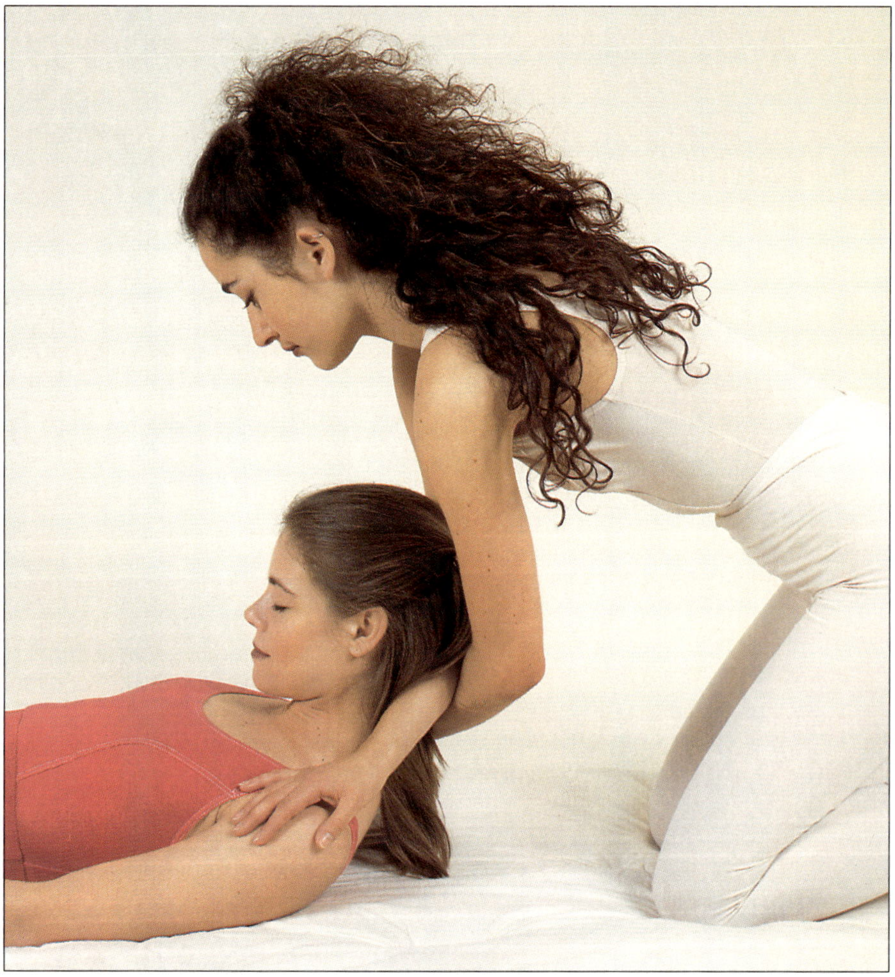

WARNHINWEIS

Diese Streckung darf bei schwachem, verletzlichem oder schmerzendem Nacken nicht ausgeführt werden.

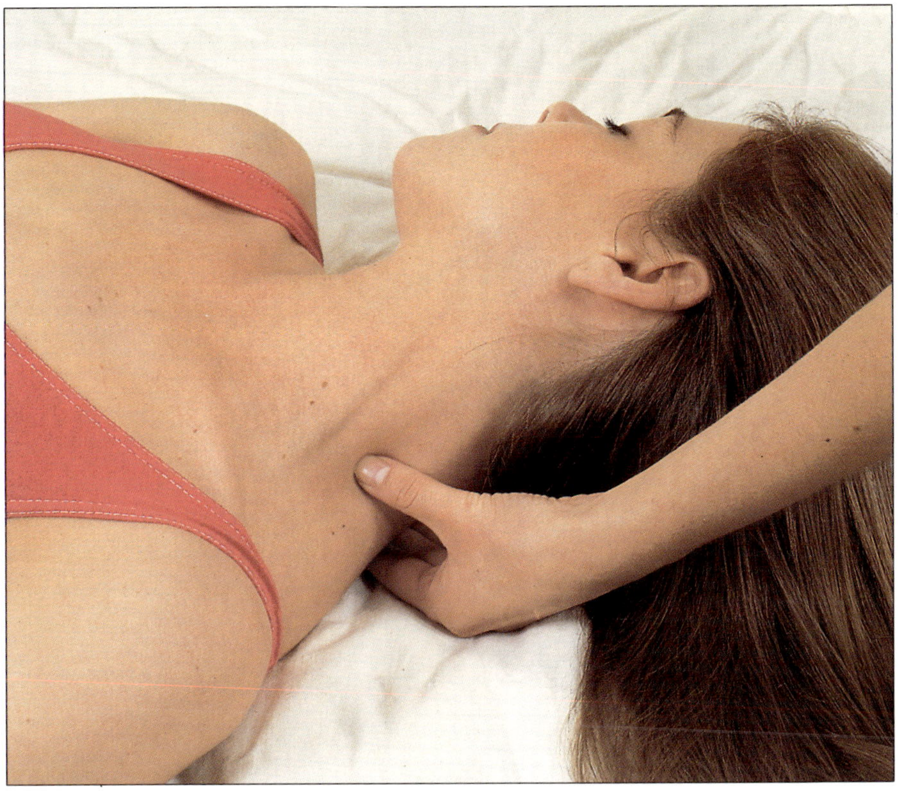

10 Setzen Sie sich wieder zurück auf die Fersen, und drehen Sie den Kopf Ihres Partners nach rechts – in ihre Hand oder auf die Matte. Mit dem linken Daumen pressen Sie nun entlang der Linie des großen Nackenmuskels von der Schulter zum Schädel *(links).* Wenn er sehr verspannt scheint, kann man ihn zuvor durch Kneten etwas lockern. Die betreffende Linie ist unten gezeigt. Zweimal wiederholen.

Druckpunkte an Nacken und Schädel
Behandeln Sie die Punkte in daumenbreitem Abstand *(unten).*
Nutzeffekt: hilfreich bei Schlaflosigkeit, Schläfenschmerzen, Nackenverspannung, Ohrensausen, Alkoholfolgen und allgemeinem Streß; wirkt auf Blase, Leber und Gallenblase.

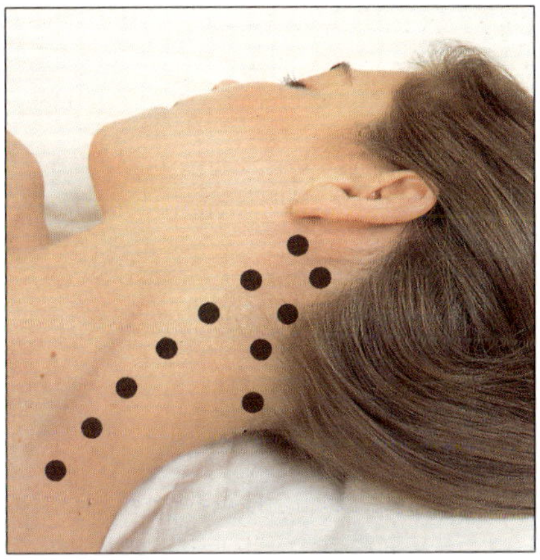

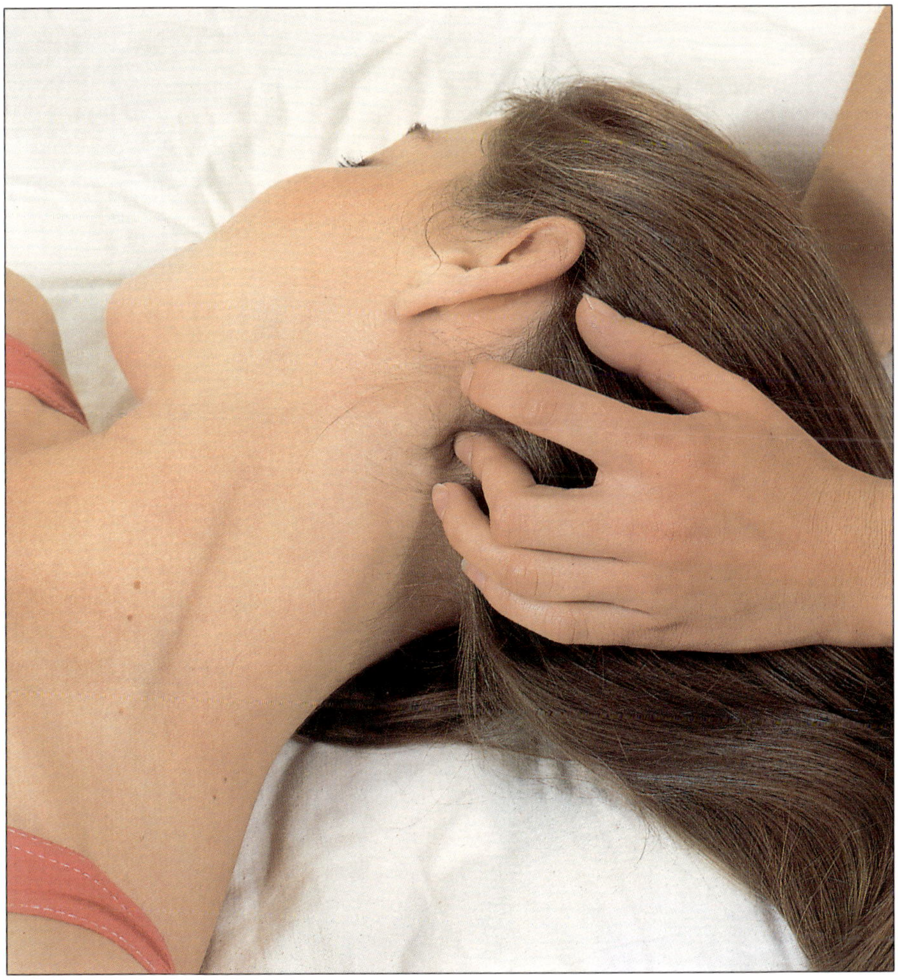

11 Mit den Spitzen von Zeige- und Mittelfinger behandeln Sie die Druckpunkte an der Schädelbasis *(links)* direkt unter der Kante. An blockierten Stellen massiert man mit kreisenden Fingern und drückt dann kräftig darauf. Diese Behandlung kann länger dauern und schmerzhaft sein, wenn der Partner sehr gestreßt ist, doch sie verschafft große Erleichterung.

Danach den Kopf nach links drehen und die Schritte 10 und 11 wiederholen.

10

Das Gesicht

Das Gesicht bildet einen guten Abschluß für die Shiatsu-Behandlung: Die leichten Berührungen werden nach den kräftigen Dehnungen und dem energischen Tiefendruck am übrigen Körper, die manchmal doch Unbehagen hervorrufen, als sehr angenehm empfunden.

Der Kopf ist Zentrum des Nervensystems und der wichtigen Sinnesorgane – Augen, Ohren, Nase – und nimmt die Nahrung und den Atem zum Leben auf. Außerdem achten wir im Westen besonders auf gutes Aussehen, und auch dafür ist die Arbeit mit Shiatsu von großem Nutzen.

Die starke Betonung des Gesichts und seines Erscheinungsbildes hat auch ihre Berechtigung. Die ganzheitlichen Heilmethoden erkennen heute alle an, was die östliche Medizin längst erkannt hat: Ein Teil spiegelt das Ganze, das Äußere das Innere. Das Gesicht gibt nicht nur die Emotionen, sondern auch die physischen Vorgänge in allen Aspekten unseres Lebens wieder. Die Gesichtsdiagnose ist eine Wissenschaft für sich, die viele Praktiker des Shiatsu nutzen. Achten auch Sie auf das Gesicht, wenn Sie den Körper behandeln, es wird Ihnen Aufschlüsse über die Wirkung Ihrer Arbeit geben.

Zu dieser Behandlungseinheit

Sie geht systematisch vor und folgt den Druckpunkten über das ganze Gesicht und hin zum Kopf. Gehen Sie jeden Schritt dreimal durch. Die Punkte werden – wenn nicht anders angegeben – symmetrisch mit beiden Händen zugleich behandelt. Die Gesichtspunkte sind mit vielen verschiedenen Organen und Körperpartien assoziiert, darum wirkt diese Behandlung auf den gesamten Organismus.

1 Sie knien wie bei der Arbeit an Brust und Nacken hinter dem Kopf des Partners und führen die Pressur mit beiden Mittelfingern unter den Backenknochen aus *(rechts)*. Die Linie beginnt vor dem Ohr und folgt der Knochenkante zur Nase. Darunter liegen die Druckpunkte – wie auf der Abbildung auf Seite 93 unten gezeigt.

Achten Sie noch auf folgendes: Die Fingernägel sollten kurz geschnitten und rund gefeilt sein. Und bei der Gesichtsbehandlung arbeiten Sie nicht mehr mit Ihrem Körpergewicht und gestreckten Armen, sondern setzen statt dessen die Muskelkraft Ihrer Arme, Hände und Finger ein.

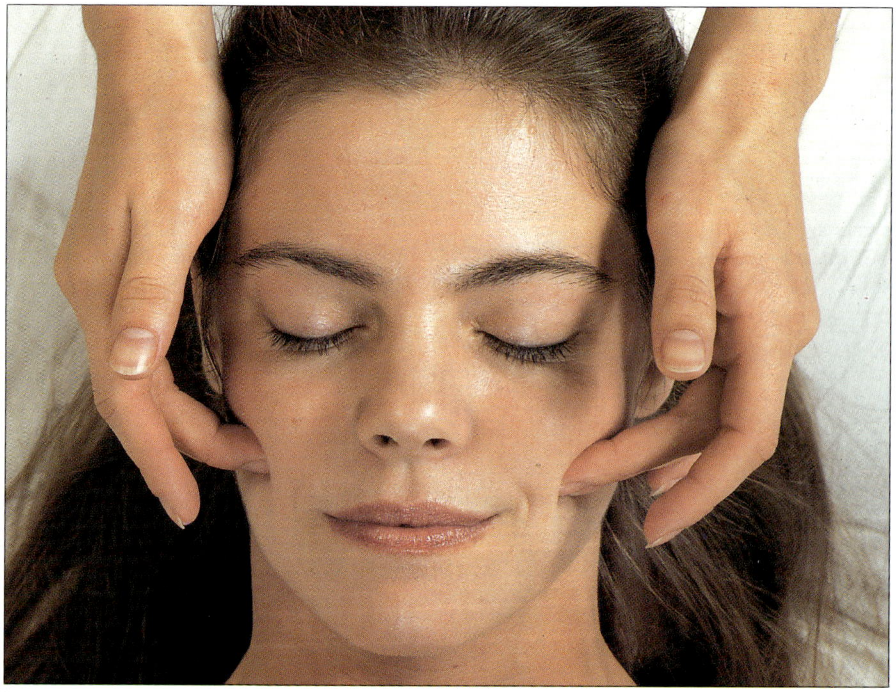

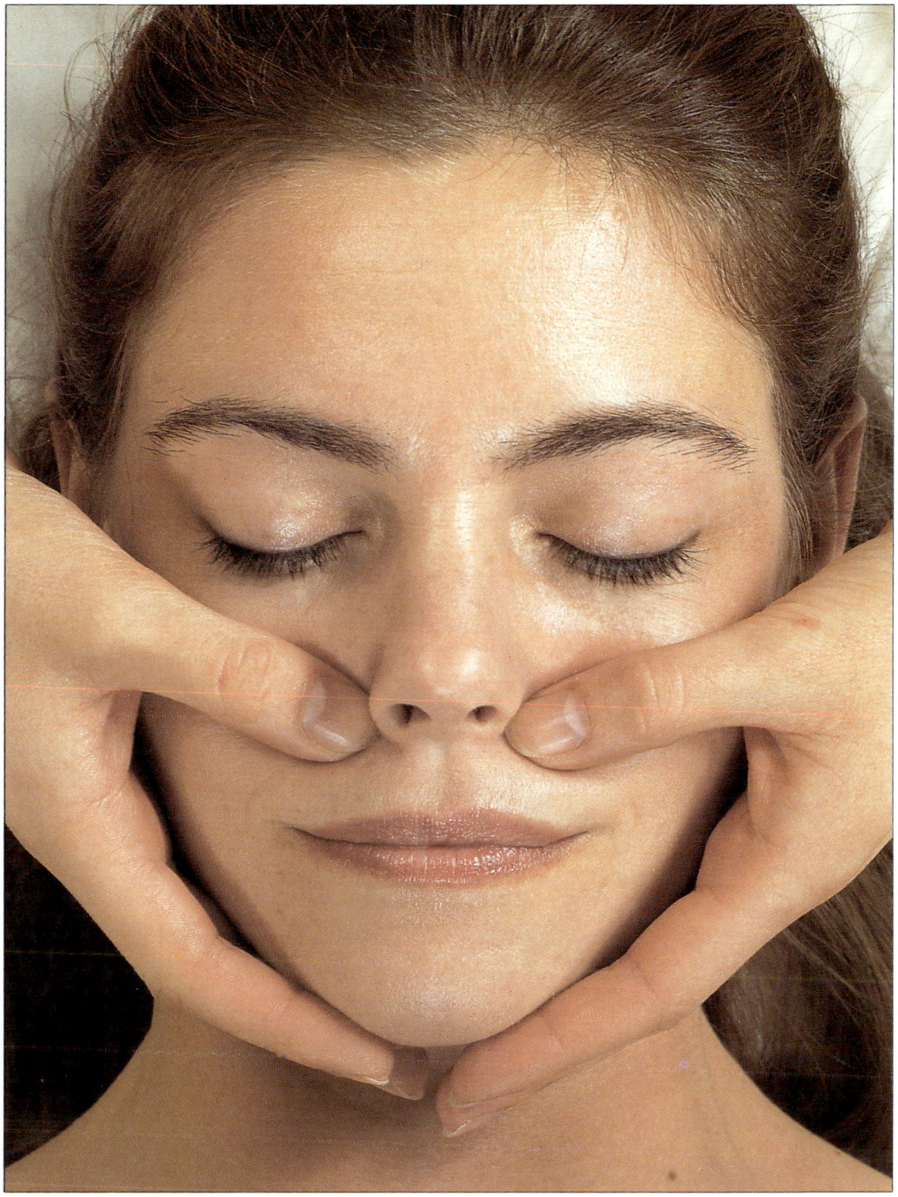

2 Drücken Sie mit den Daumen die Punkte, die in den beiden Senken seitlich unter den Nasenflügeln liegen *(links)*. Atmen Sie zugleich mit dem Partner ein – und üben Sie beim gemeinsamen Ausatmen festen Druck aus. Zweimal wiederholen. Liegen die Finger ruhig unter dem Kinn, so hilft das beim Lokalisieren der Druckpunkte.

Druckpunkte an den Backenknochen
Die Linien verlaufen unter der Basis des Wangenbeins *(rechts)*. Ungefähr in daumenbreitem Abstand behandeln.
Nutzeffekt: speziell bei Nebenhöhlenstauungen, Verbindung zu Dickdarm und Magen.

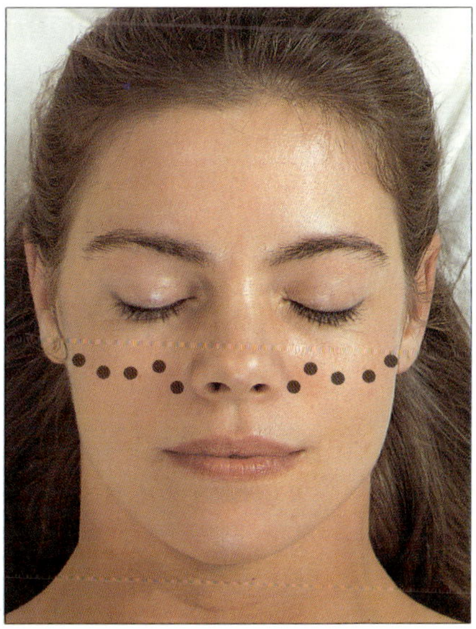

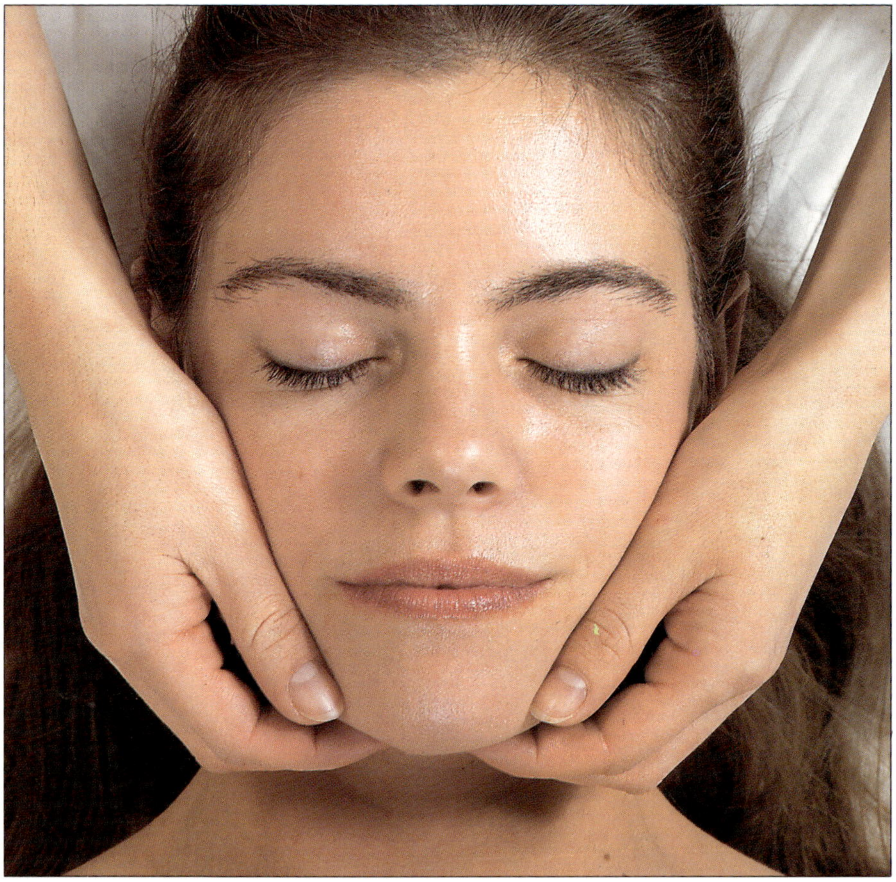

3 Legen Sie die Hände und die Daumen vor das Kinn, und üben Sie unter dem Kieferknochen mit den Spitzen der beiden ersten Finger Druck aus *(rechts)*. So verfahren Sie unter der Kinnlade auswärts – im bekannten Daumenabstand – bis zum Ohr hin.

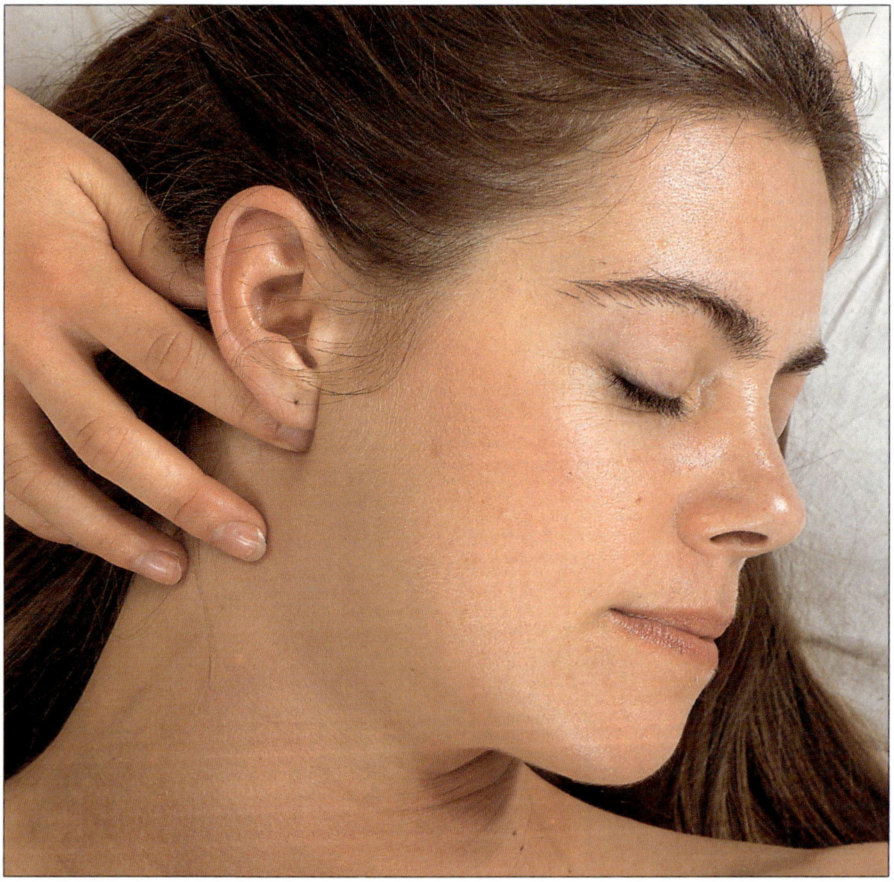

4 Drehen Sie den Kopf zur Seite. Drücken Sie mit dem Zeigefinger den Punkt, der sich in der Höhle unter dem Ohrläppchen befindet *(rechts)*. Er ist sehr empfindlich – also machen Sie sich auf Reaktionen des Partners gefaßt.
Unter dem anderen Ohr die gleiche Übung wiederholen.

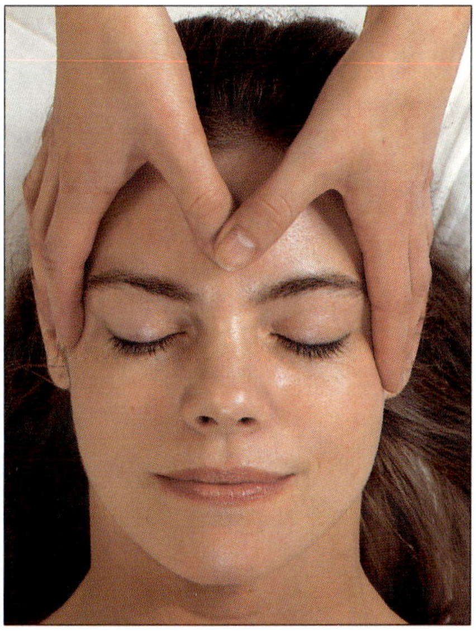

5 Sie legen die Daumen übereinander auf die Stirnmitte und verankern die Finger an den Kopfseiten *(rechts)*. Dann üben Sie auf der Mittellinie zwischen Augenbrauen und Scheitel in daumenbreiten Intervallen Pressur aus.

WARNHINWEIS

Beide Schritte sind bei akutem Bluthochdruck und Epilepsie nicht anzuwenden.

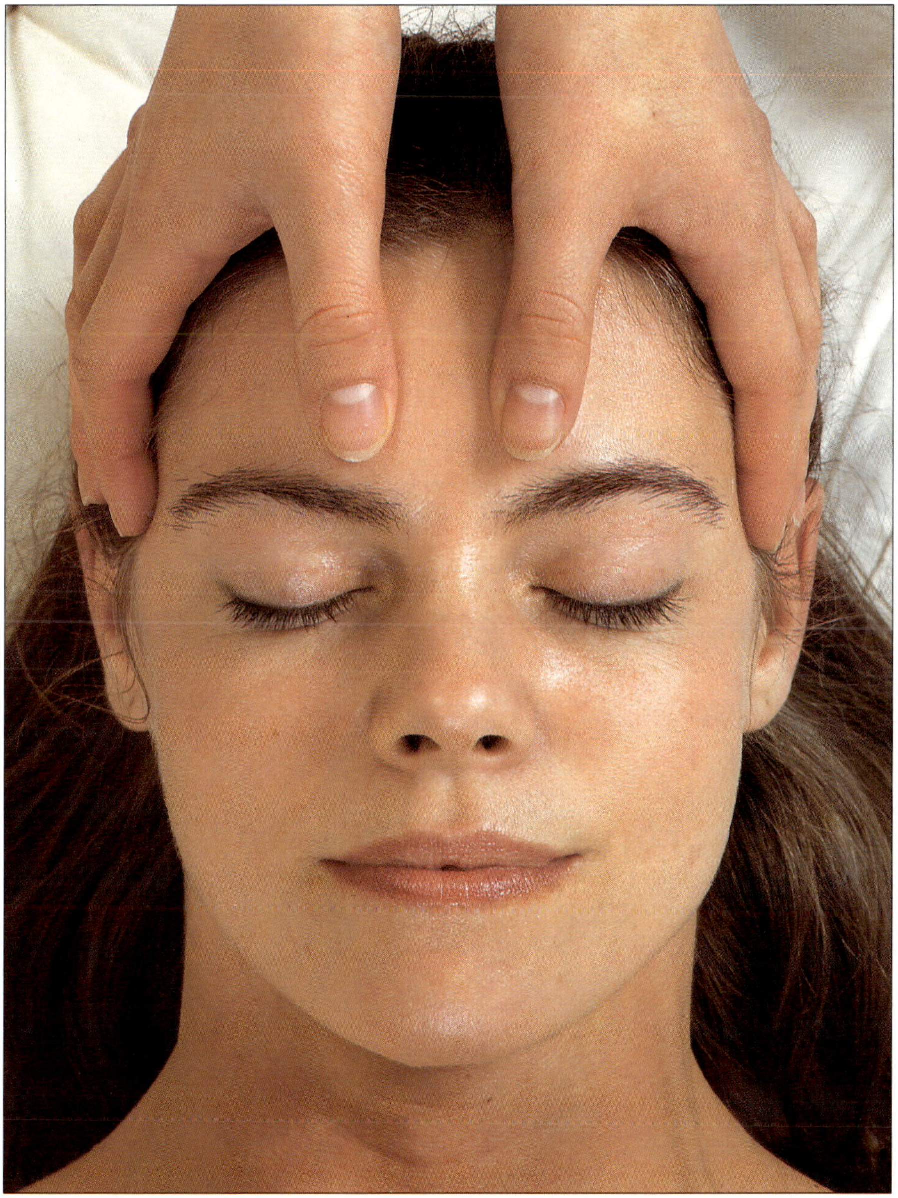

6 Verankern Sie die Finger wieder an den Kopfseiten, und legen Sie die Daumen an das Innenende der Augenbrauen *(links)*. Dann folgen Sie mit Daumendruck den beiden Parallellinien von dort hinauf zum Scheitel.

Druckpunkte an der Stirn
Bearbeiten Sie in den Schritten 5 und 6 die *(unten)* aufgezeigten Linien in daumenbreitem Abstand.
Nutzeffekt: wirkt auf die Blase; befreiend bei Frontverspannungen und allgemein beruhigend.

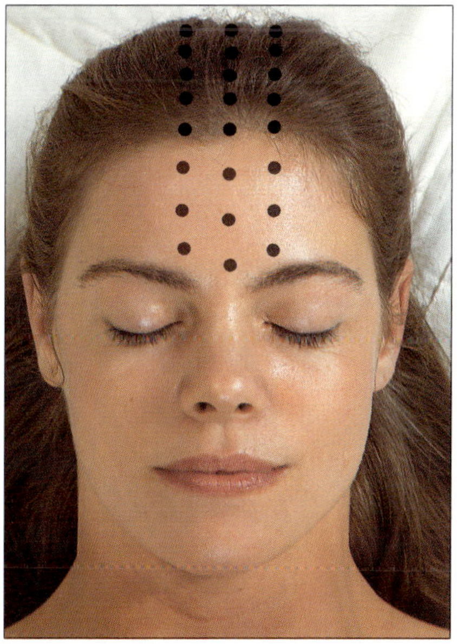

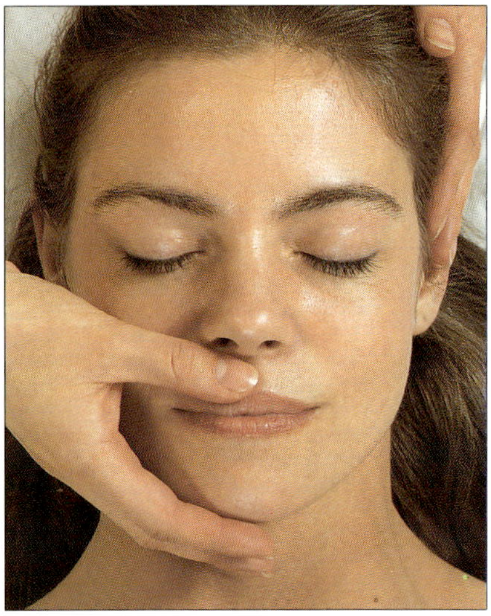

7 Wenden Sie jetzt Daumendruck um den Punkt in der Mitte unter der Nase *(links)* und direkt unter dem Mund *(rechts)* in der Höhlung an den Zahnwurzeln an. Vergessen Sie nicht: je dreimal mit dem Ausatmen. Stützen Sie den Kopf mit der passiven Hand.

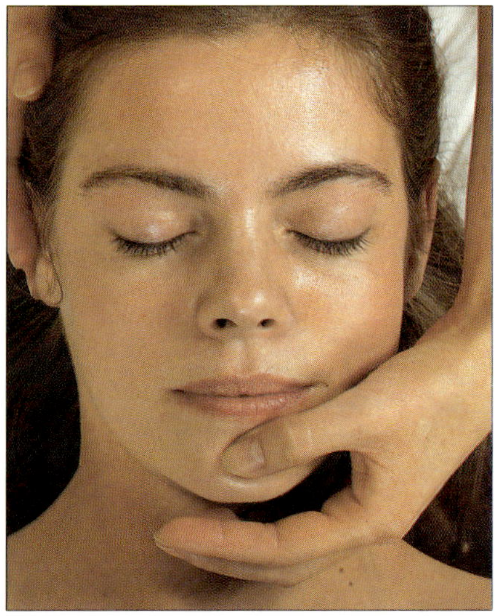

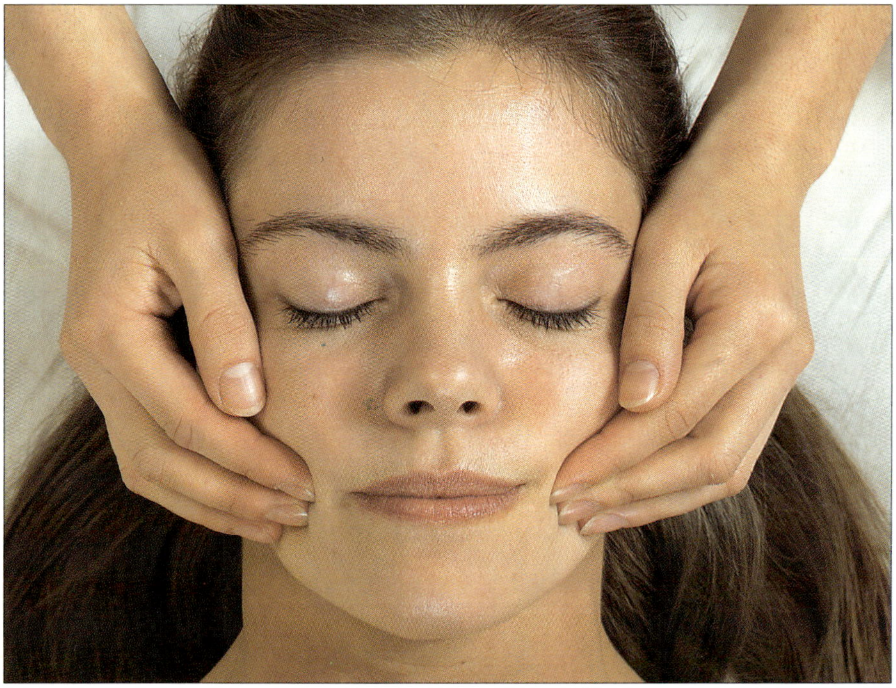

8 Legen Sie die Hände an den Kopf des Partners, pressen Sie mit den beiden vorderen Fingern die Punkte rund um den Mund *(rechts)* – sie liegen in etwa zwei bis drei Zentimeter Abstand um die Lippen.

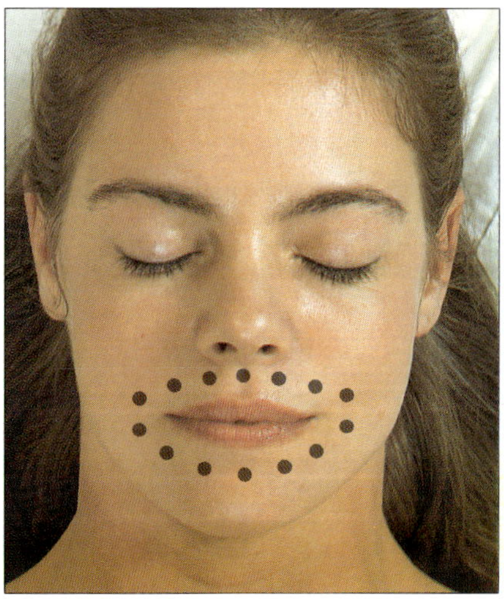

Druckpunkte am Mund
Arbeiten Sie bei Schritt 8 auf dieser Linie wie üblich in daumenbreitem Abstand.
Nutzeffekt: besonders wirksam auf Magen und Dickdarm; stimuliert auch Speichelfluß, Appetit und Verdauung.

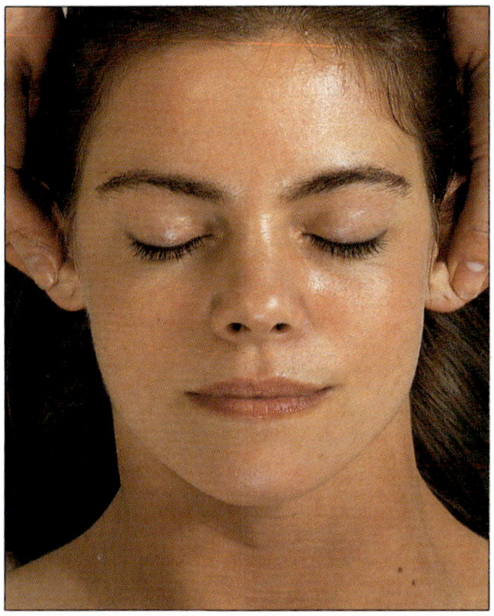

9 Die Ohren werden durch Pressen *(links)*, Ziehen und Dehnen rings um die Muschel und ihre äußere Fläche behandelt. Fassen Sie ruhig kräftig zu – es fühlt sich überraschend angenehm an. Die Ohren sind ein weiteres »Abbild« des Körpers und weisen eine große Zahl von Druckpunkten für den Gesamtorganismus auf.

10 Pressen Sie die Augenbrauen von innen nach außen fest zusammen *(unten)*. Bei ermüdeten Augen ist das sehr entspannend und hilft auch gegen Streß. Passen Sie auf, daß die Fingernägel nicht zu lang sind und Sie nicht auf die Augenlider drücken. Insgesamt dreimal wiederholen.

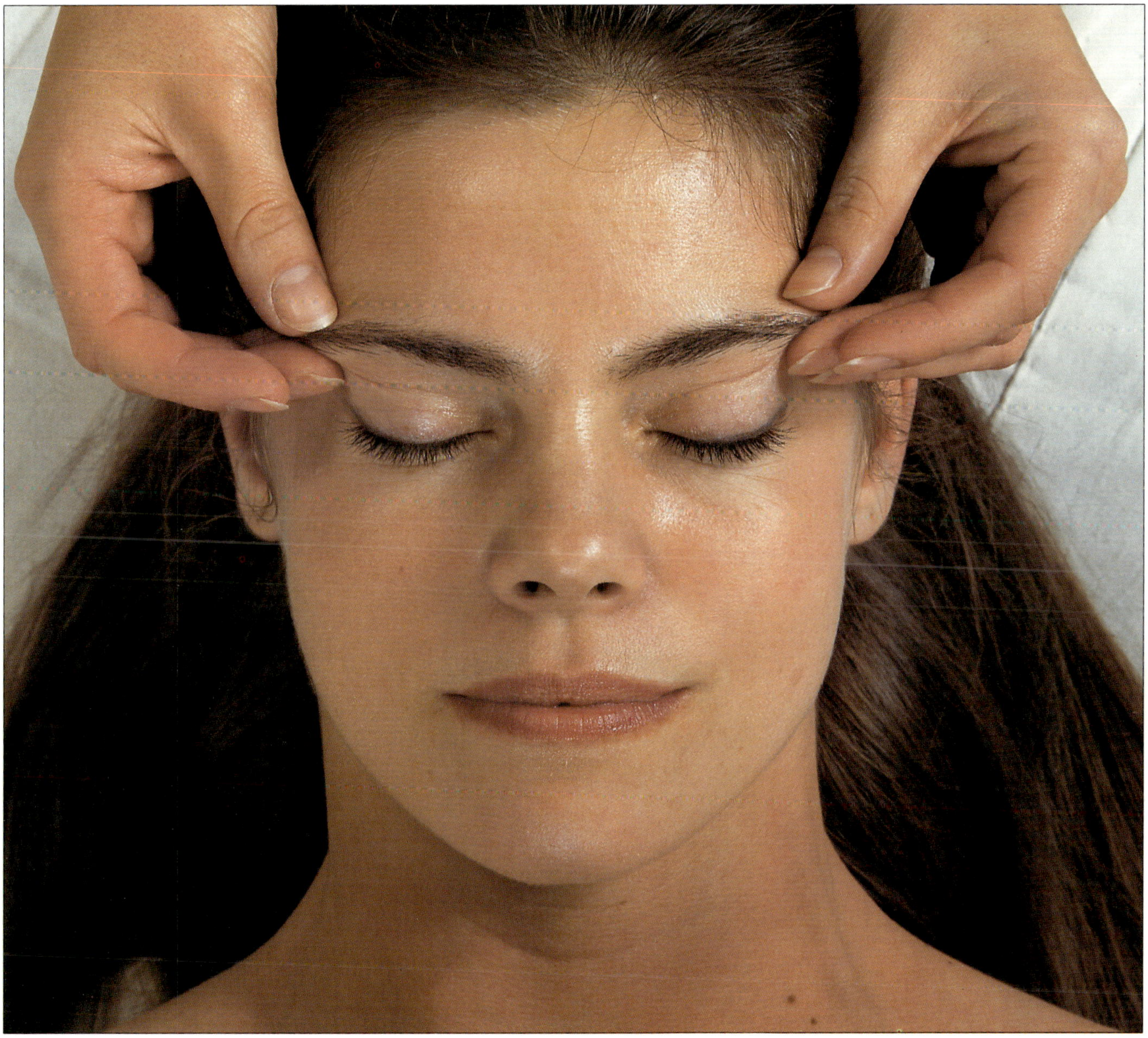

11 Massieren Sie die Stirn in Querstrichen mit den flachen Daumen *(rechts)*. Sie beginnen innen an den Augenbrauen und streichen hinaus zu den Schläfen – zuerst kräftig, dann leichter.

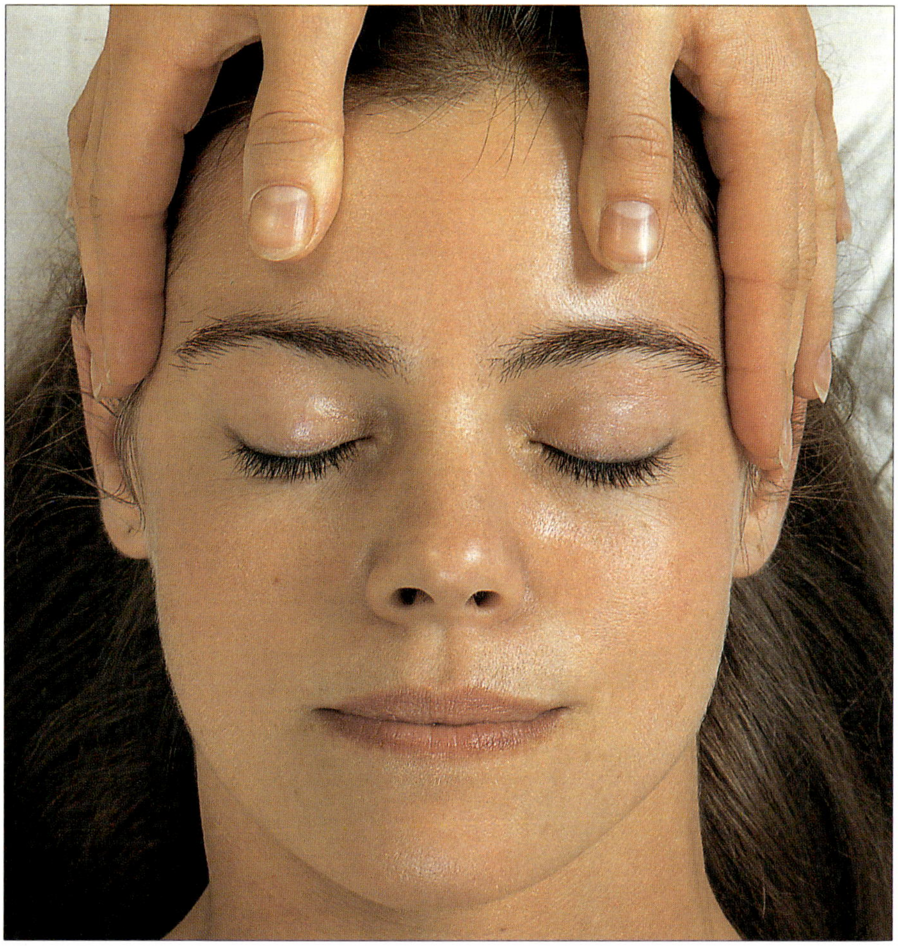

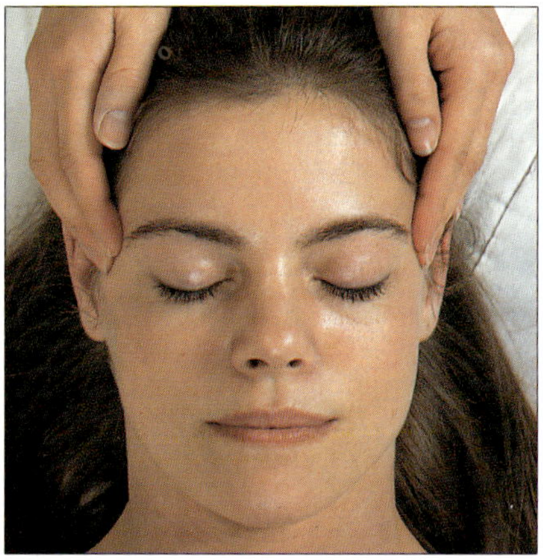

12 Massieren Sie die Schläfen mit den Spitzen der vorderen Finger *(oben)* in kreisenden Bewegungen – am Anfang fest, zum Ende in ganz leichter Berührung.

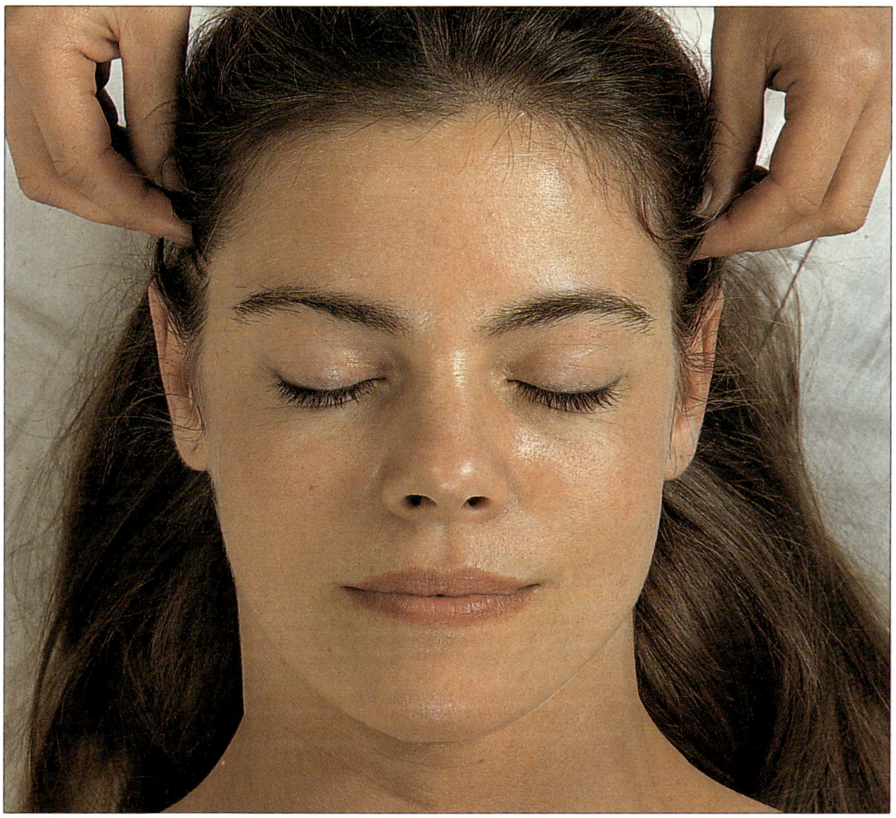

13 Zum Abschluß fassen Sie Haarsträhnen Ihres Partners *(rechts)* und ziehen Sie sanft zu sich hin. Beginnen Sie in der Stirnmitte, und arbeiten Sie die Haarlinie entlang bis hinter den Kopf. Dann gehen Sie in konzentrischen Kreisen vor, jedesmal ein wenig höher, bis die ganze Kopfhaut durchgearbeitet ist und Sie auf dem Scheitelpunkt angelangt sind. Dies zieht die Energie nach oben und ist ein sehr wohltuender Abschluß der Kopfbehandlung. Danach können Sie noch die Schlußsequenz von Seite 100 folgen lassen.

ZUM SCHLUSS DER BEHANDLUNG

Am Ende einer jeden Shiatsu-Behandlung, bei der Ihr Partner liegt, stehen die beiden Übungen der folgenden Seite.

Egal, was für eine Art von Shiatsu auch angewendet wird, es ist immer eine Reihe wichtiger Faktoren zu berücksichtigen – einige betreffen Ihren Partner, andere Sie selbst.

Regeln für den Partner

Nach jeder Ganzkörperbehandlung muß Ihr Partner fünf Minuten entspannen; Sie lassen ihn solange allein. Shiatsu führt einen Zustand tiefer Entspannung herbei, der eine eigene Heilkraft entfaltet und länger anhalten kann. Oft spüren die Empfänger bestimmte Körperzonen intensiver oder völlig neu, weil endlich kein Druck mehr auf ihnen lastet. Wenn die periphere Durchblutung nachläßt, kühlt die Körperoberfäche rasch ab; decken Sie deshalb Ihren Partner mit einem Tuch, einer Decke oder auch einem leichten Daunenbett zu, damit er warm bleibt.

Beim nächsten Zusammentreffen sollten Sie mit Ihrem Partner über die letzte Behandlung sprechen. Seine Reaktionen sind auch für Ihre Erfahrungen wichtig – Sie lernen beide für die weitere Arbeit daraus. Was hat ihm besonders gutgetan, wo verspürte er vielleicht Unbehagen? Nicht alle positiven Wirkungen stellen sich unmittelbar ein, und einige Punkte bleiben unvermeidlich heikel – besonders jene, die eine Behandlung am nötigsten brauchen. Fragen Sie Ihren Partner, wie er sich danach gefühlt hat. Wenn er weiter Schmerzen hatte oder sich zerschlagen fühlte, dann war Ihre Arbeit wahrscheinlich etwas zu energisch.

Mit zunehmender Erfahrung können Sie dem Partner auch Ihre Eindrücke bei der Arbeit an seinem Körper wiedergeben: über den Zustand seines Ki, des Energieflusses, der allgemeinen Verfassung oder einzelner Körperteile. In Teil III des Buches erfahren Sie darüber mehr.

Das Nervensystem kann noch in tiefer Entspannung verharren, wenn der Körper schon wieder seine normalen Aktivitäten aufgenommen hat. Die Reaktionen sind dann verlangsamt, und daran sollte Ihr Partner besonders im Straßenverkehr denken. Damit das Shiatsu seine optimale Wirkung entfalten kann, sollte man den übrigen Tag langsam angehen. Besonders Menschen, die längere Zeit geschwächt waren und sich nun voller Energie fühlen, sollten sie nun nicht verschwenden, indem sie jetzt alles auf einmal erledigen wollen. Sie müssen die langsamere Gangart noch eine Weile beibehalten, um ihre Energiereserven wieder aufzubauen.

Und machen Sie schließlich Ihrem Partner auch klar, daß sich gelegentlich innerhalb von vierundzwanzig Stunden noch eine »Reaktion« auf die Behandlung einstellen kann: Sie tritt ein, wenn Körpergifte in die Blutbahn abgegeben und die Blockierungen des Ki beseitigt werden *(siehe Seite 9)*. Ein Glas Wasser nach dem Shiatsu ist ein probates Mittel, um die Aussonderung der Gifte zu unterstützen.

Regeln für Sie selbst

Waschen Sie sich sofort nach dem Shiatsu die Hände, auch wenn sie sauber sind: in kaltem Wasser spülen und trocken schütteln. Sie entledigen sich so ungesunder Energien, die Sie aufgenommen haben könnten, denn viele Menschen scheiden sowohl physisch als auch durch Energieübertragung Gifte aus. Das kann Sie am Anfang des Shiatsu sehr belasten.
Erneuern Sie darum die eigene Energie durch entsprechende Übungen – Visualisierungen, Yoga, Meditation und eine Ruhepause danach. Auch die Übungen auf den Seiten 103 bis 115 sind dafür geeignet.

Ebenso wichtig ist es, die Energiefelder im Raum zu klären – was Sie möglicherweise zuvor schon durch Duftöle oder Räucherkerzen getan haben –, besonders, wenn eine weitere Behandlung anschließt oder der Raum anderweitig genutzt werden soll.

Rechts: *Setzen Sie sich neben den Partner, und legen Sie eine Hand auf den Bauch, die andere auf die obere Brust. Damit verbinden Sie die beiden großen Energiezentren, das Tanden unten und das Herz-Chakra oben. Halten Sie die Position eine Weile. Atmen Sie ruhig und tief in den Bauch, stellen Sie sich ein Bild voller Frieden für den Partner vor. So kommt das Ki, der Energiefluß, nach der Arbeit an den verschiedenen Körperzonen, Organbereichen und Energiekanälen wieder ins Gleichgewicht.*

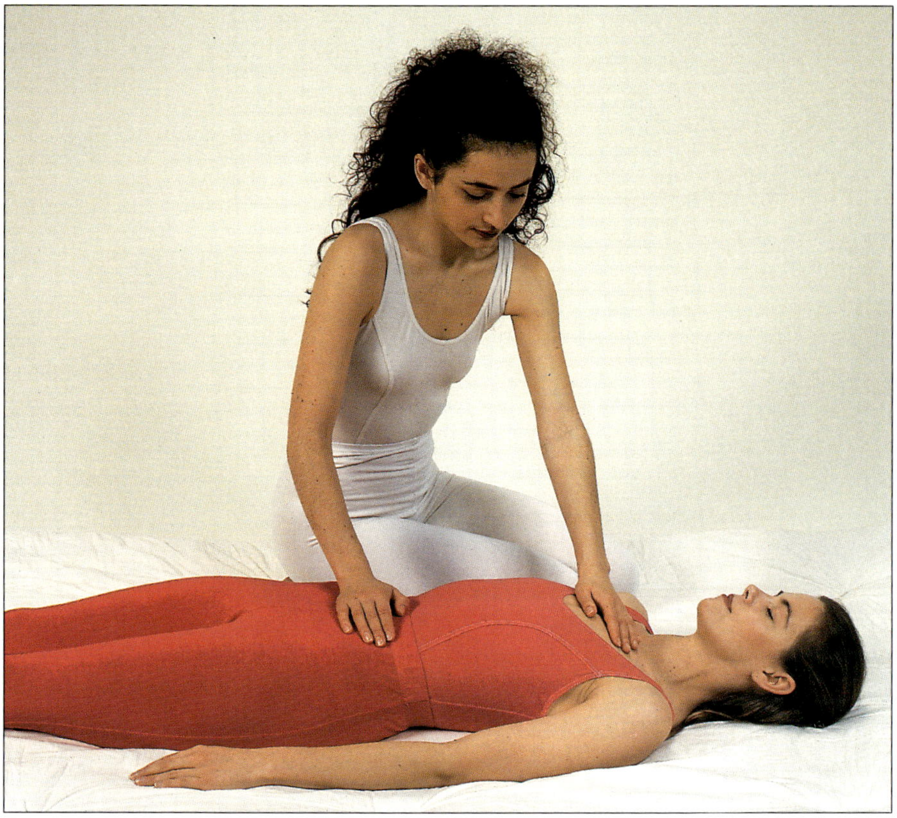

Unten: *Stellen Sie sich an die Seite Ihres Partners und »kehren« Sie mit Ihren Händen ein paarmal mehrere Zentimeter über seinem Körper von den Füßen hoch bis zum Kopf. Dadurch ziehen Sie die Kraft durch das äußere Energiefeld des Körpers – seine Aura – und bereiten ihn so auf das Aufstehen vor.*

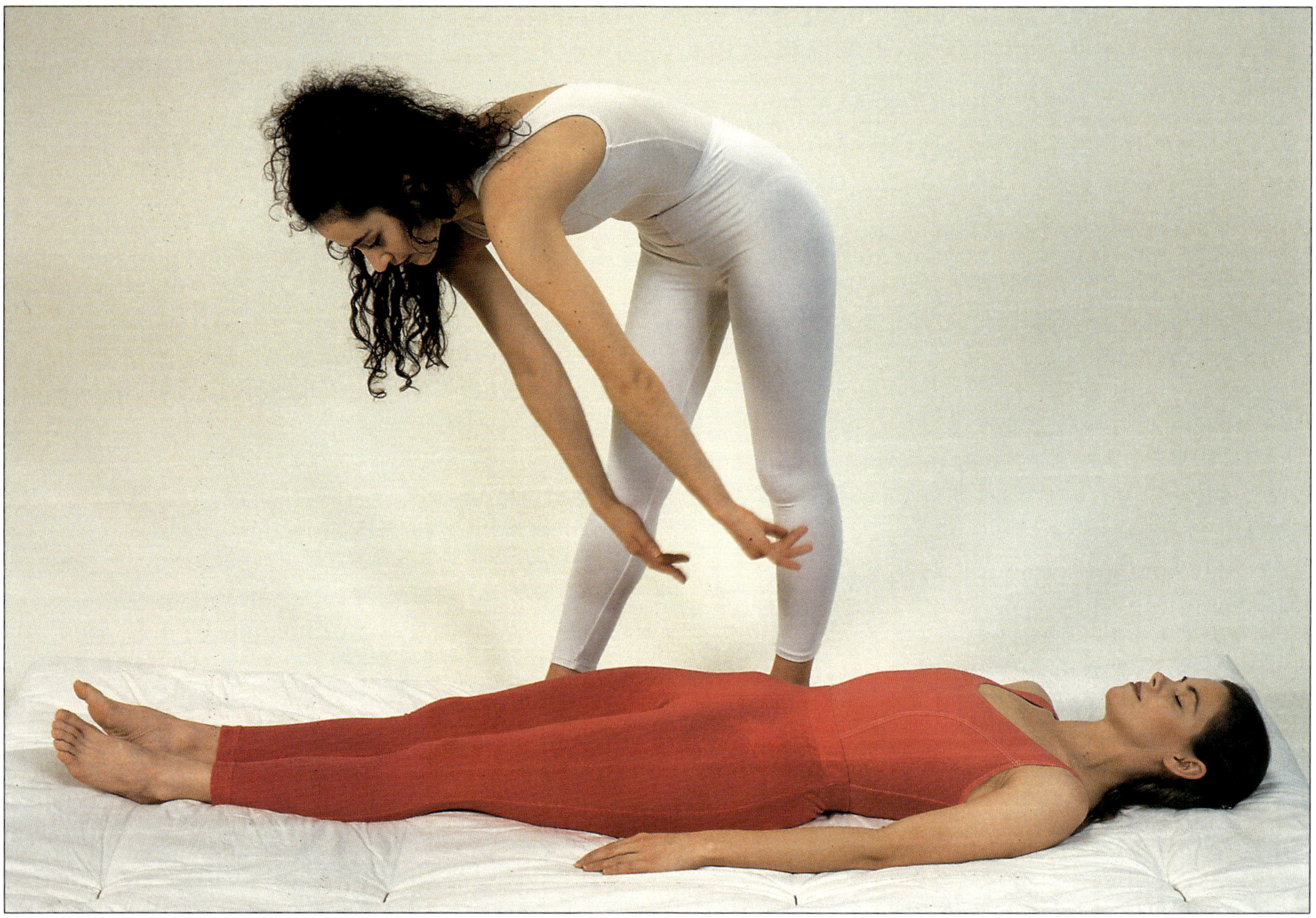

KURZBEHANDLUNGEN

Nicht immer ist es möglich oder notwendig, die ganze Folge einer Übung einzuhalten; auch mit kürzeren, konzentrierten Sitzungen kann man eine Menge erreichen. Manche Menschen wollen sich auch einen ersten Eindruck verschaffen, ehe sie sich einer Ganzkörperbehandlung unterziehen. Manchmal ist es auch nicht angebracht oder unmöglich, sich auf den Boden zu legen. In solchen Situationen oder bei knapper Zeit ist eine Teilbehandlung von Nutzen.

Sie werden ohnehin feststellen, daß manche Methoden den besonderen Umständen anzupassen sind – bei älteren oder leidenden Menschen zum Beispiel, die bestimmte Positionen nicht einnehmen können.

Dem kommt entgegen, daß die Anwendung von Shiatsu auch an einzelnen Körperpartien ganzheitliche Wirkung zeigt, weil sie mit vielen Zonen und Organen in Verbindung stehen. Solchen Kurzbehandlungen dienen die folgenden Hinweise.

Schultern

Die Schulterbehandlung ist eine ideale Einführung in das Shiatsu. Sie läßt sich überall ausführen, wo ein Stuhl oder Platz zum Sitzen vorhanden ist, und kann sehr rasch und auch ziemlich gründlich sein. Außerdem zeigt sie in kurzer Zeit große Wirkung.

Sie können die Schulterbehandlung im Sitzen mit den entsprechenden Schritten auch auf den oberen Rücken, auf Nacken und Kopf ausdehnen.

Die Kurzbehandlung empfiehlt sich besonders bei Verspannungen im Oberkörper und bei Kopfschmerzen.

Rücken und Schultern

Bei beschränkter Zeit ist der Rücken der bevorzugte Körperteil für eine Behandlung, denn dort finden sich die Druckpunkte für alle wichtigen Organe. Außerdem ist er bei den meisten Menschen eine Problemzone.

Sie können auch eine modifizierte Massage der Schultern anschließen und an den Druckpunkten arbeiten, wenn Ihr Partner sich auf den Bauch legt und Sie dann vor seinem Kopf sitzen.

Gesicht, Kopf, Nacken und Schultern

Wenn jemand sich in der Brust beengt fühlt oder unter Kopfschmerzen leidet und rasche Hilfe braucht, ist diese Kurzbehandlung *(Seite 84–91)* eine gute Lösung.

Rückseite des Körpers

Eine Behandlung der gesamten Körperrückseite führt zu einem größeren Wohlbefinden, als die des Rückens allein. Miteingeschlossen sind auch die Füße – doch es genügt, deren Oberfläche und die Zehen zu bearbeiten. Diese Übungsfolge ist bei Spannungen im ganzen Rücken und nach harter Arbeit angebracht und dauert etwa 20 bis 25 Minuten.

Vorderseite des Körpers

Die Behandlung der gesamten Körperfront dient allen wichtigen Organsystemen und ist angebracht, wenn dort etwa Probleme im Unterleib vorliegen.

Man beginnt an den Schultern und arbeitet – einschließlich der Hände – bis hinab zu den Füßen; zum Schluß wird das Gesicht behandelt. Sie werden Ihre Methode ein wenig ändern müssen, um auch die Fußsohlen zu erreichen.

Füße

Diese äußerst beliebte und angenehme Behandlung verhilft vielen Menschen zu einem sehr intensiven Körpergefühl. Ihr Partner sitzt dabei in einem Sessel und legt die Füße auf einen Hocker. Die Füße haben auch bei der Selbstbehandlung Priorität.

Hände

Die Hände kann man in fast jeder Situation durch Shiatsu behandeln – vor allem regelmäßig bei Arthritis. Die Selbstbehandlung ist nicht nur einfach, sondern auch sehr unauffällig und nützlich zur Revitalisierung untertags.

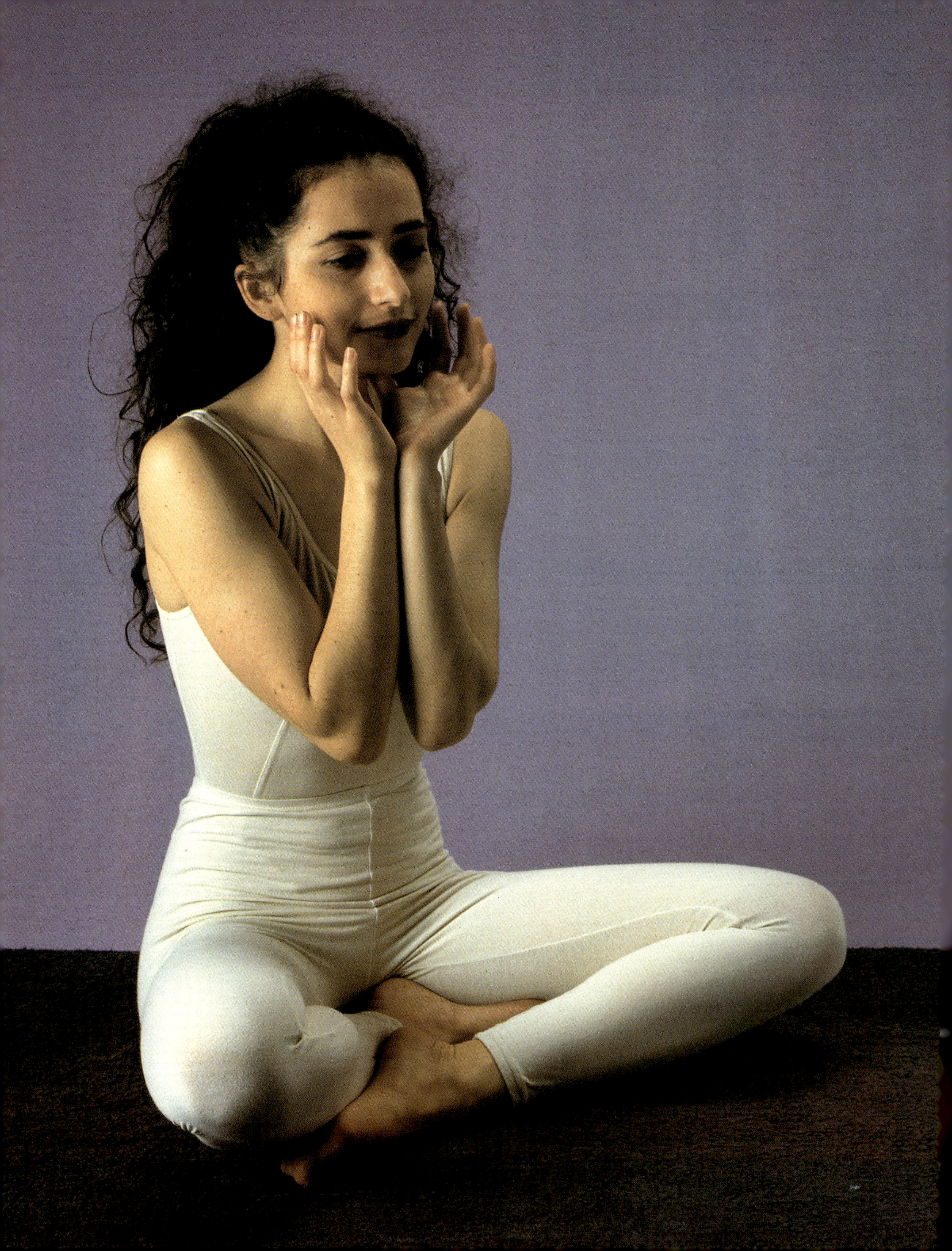

TEIL II

Selbstbehandlung

Es zählt zu den Vorzügen des Shiatsu, daß Sie nicht nur andere, sondern auch sich selbst behandeln können. Dabei erfahren Sie durch den eigenen Körper eine ganze Menge zur Verbesserung Ihrer Technik: Sie können herausfinden, wo genau die Druckpunkte zu lokalisieren sind, wie sich ihre Behandlung anfühlt und wieviel Druck jeweils anzuwenden ist.

Natürlich werden Sie nicht alle Körperpunkte erreichen – vor allem nicht die am Rücken – und die Dehnungen und Drehungen nicht auf dieselbe Weise ausführen können; doch an den Extremitäten und an der Vorderseite des Körpers lassen sich die Griffe mit Handfläche und Daumen mühelos anwenden. Und das bedeutet, daß Sie bei der Selbstbehandlung die großen Energiekanäle und damit alle wichtigen Organe erreichen.

Wir wollen hier nicht alle Techniken von Teil I wiederholen, sondern Ihnen nur Richtlinien und Beispiele geben, wie man diese Techniken bei einer Selbstbehandlung anwendet. Dazu zeigen wir Ihnen ein paar klassische Übungen, die speziell für das Ein-Personen-Shiatsu entwickelt wurden.

Es ergibt sich eine neue Reihenfolge. Sie beginnt mit Dehnungsübungen für den ganzen Körper zur Lockerung von Spannungen und zur Stimulierung des Energieflusses und bereitet auf die spezifische Arbeit vor.

Dann folgt eine rasche Sequenz zur Behandlung aller Energiekanäle, die auch Voraussetzung zur Arbeit in speziellen Zonen ist.

Zum Schluß zeigen wir am Beispiel von Gesicht und Kopf, wie man Shiatsu im Detail einer Selbstbehandlung anpaßt: Dies ist generell die richtige Übung zum Abschluß. Natürlich können Sie jede Einheit auch gesondert ausführen.

Links: *Die Technik des Shiatsu läßt sich der Selbstbehandlung leicht anpassen. Das Bild zeigt, wie man den Griff an den Druckpunkten um den Kiefer modifiziert.*

Shiatsu-Stretching

Diese Dehnübungen für die Meridiane stehen am Anfang einer Selbstbehandlung, können aber auch als eigene Einheit genutzt werden. Sie eignen sich ebenso zur Vorbereitung auf eine Shiatsu-Sitzung, allein oder zusammen mit dem Partner.

Wie immer Sie davon Gebrauch machen: Sie strecken und stimulieren in umfassender Weise nacheinander alle Energiekanäle, indem sie Stagnationen aufheben, Blockierungen auflösen, den Energiefluß fördern und das Ki zwischen den verschiedenen Organsystemen harmonisieren. Die ganze Übungsfolge beansprucht ungefähr zehn Minuten – es hängt davon ab, wie lange Sie jedes Stretching halten.

Wenn Sie sehr steif oder gerade erst aufgestanden sind, sollten Sie Ihre Glieder zuvor ein wenig auflockern und ausschütteln. Und Sie dürfen Ihre Position nur bis zu dem Punkt verändern, an dem die Streckung noch angenehm ist.

1a Für alle Dehnungen gilt ein Grundmuster: Erst nehmen Sie die Ausgangsposition ein und holen tief Atem; dann bewegen Sie sich mit dem Ausatmen in die gestreckte Haltung, halten die Streckung während des Ausatmens und lockern sie mit der nächsten Einatmung. Danach strecken Sie sich wieder mit dem Ausatmen und halten die Position für einige Atemzüge, um sie mit dem letzten Einatmen wieder zu lösen. In der gestreckten Position sollte der Körper im ganzen entspannt und das Atmen natürlich und gleichmäßig sein. Das Stretching dauert so lange, bis Sie die Energie durch die gestreckten Glieder strömen fühlen. Das dauert gewöhnlich 30 Sekunden, manchmal auch mehrere Minuten. Die zweite Dehnung ist in der Regel intensiver.

Dieses erste Stretching stimuliert speziell Lunge und Dickdarm und hat mehrere Phasen. Zunächst verschränken Sie die Finger hinter dem Rücken *(rechts)* und atmen ein.

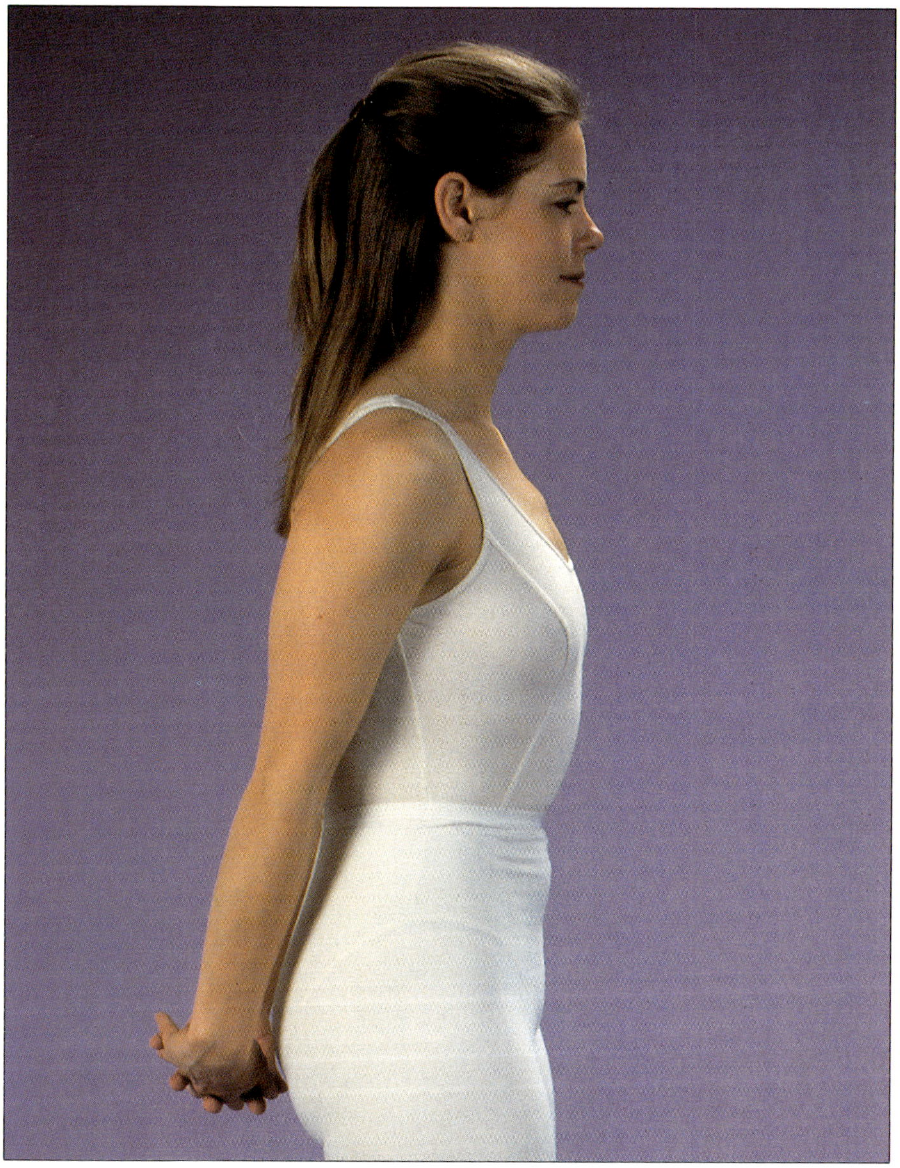

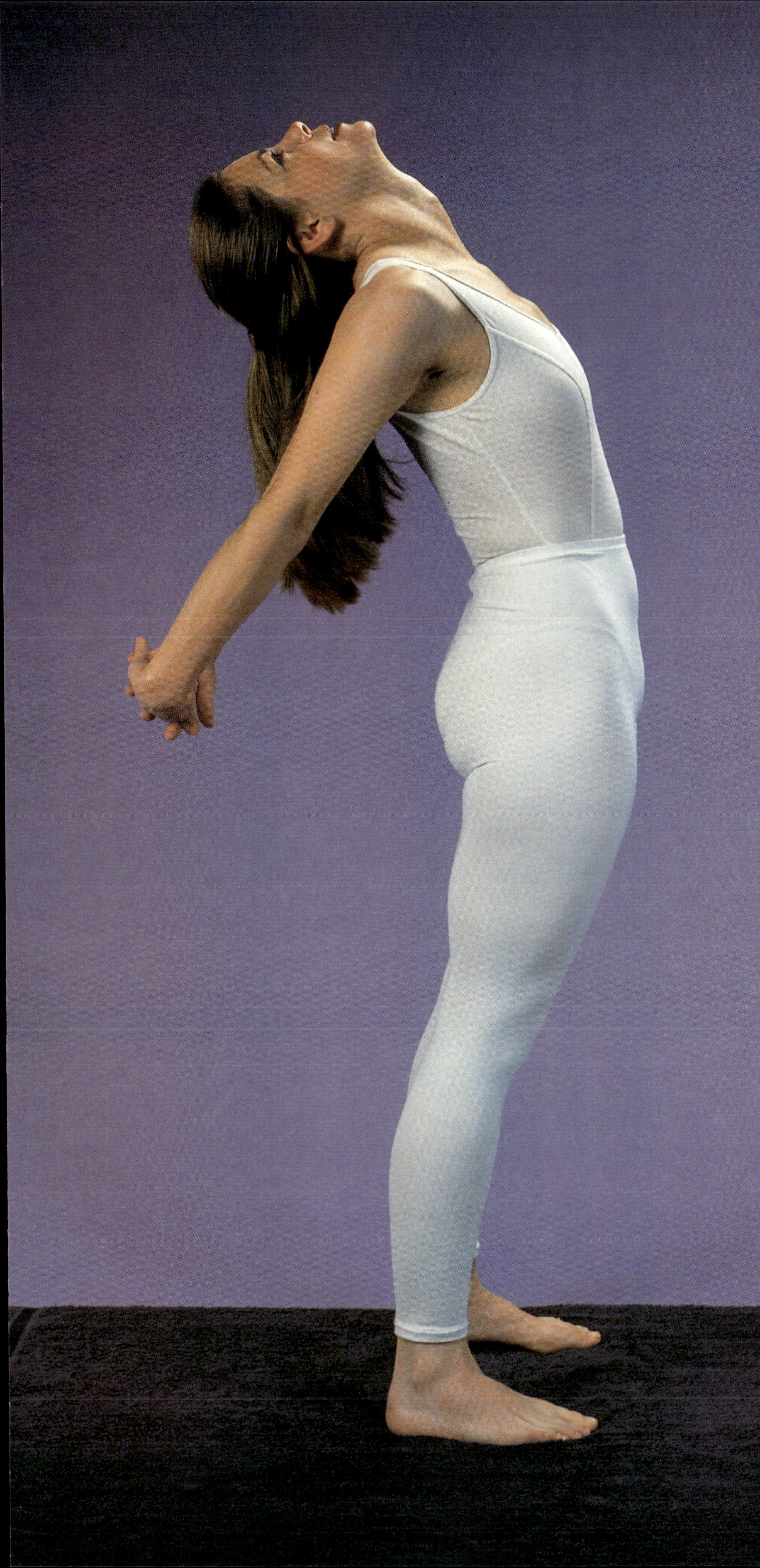

1b Mit dem Ausatmen beugen Sie sich nach vorn und drücken die Arme vom Körper weg *(unten).* Beim Einatmen lassen Sie in der Dehnung nach, mit dem Ausatmen strekken Sie sich wieder und halten die Position, tief und natürlich atmend. Beim Einatmen dann locker wieder aufrichten.

Dieser Ablauf wird nun mit einer Beugung aus den Hüften nach hinten wiederholt *(links),* wobei Sie die Arme erneut vom Körper wegdrücken. Zuletzt verschränken Sie die Finger anders herum, so daß nun der bisher obere Daumen der untere ist.

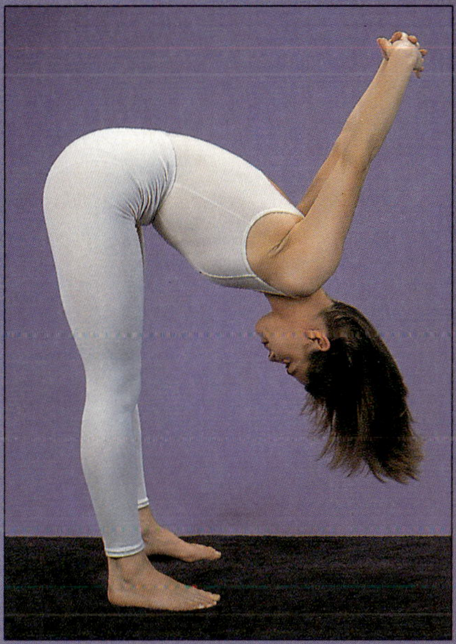

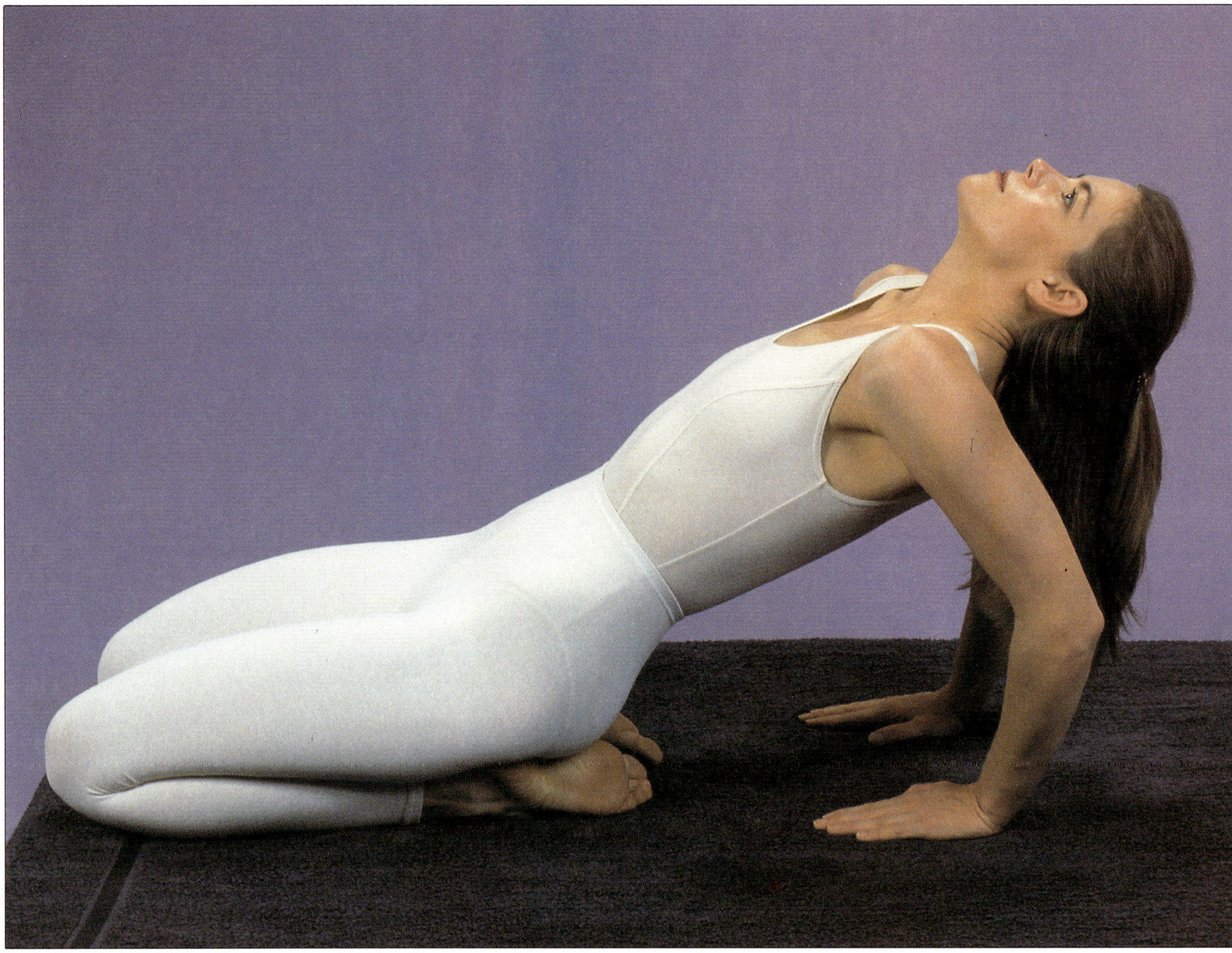

2a Das zweite Stretching können Sie Ihrer Gelenkigkeit anpassen. Da es Magen, Milz und Pankreas anregt, sollte man es nicht gerade nach dem Essen ausprobieren.
Sie knien, lehnen sich zurück und legen die Hände auf den Boden *(oben)*. Dann können Sie erst üben oder ganz nach Verfassung striktere Positionen einnehmen *(rechts, unten, Seite 107 oben)*. Die Übung selbst: Einatmen, dann beim Ausatmen den Körper rückwärts neigen, damit sich seine Vorderseite dehnt, beim Einatmen wieder lockern, beim Ausatmen erneut strecken und halten, natürlich atmen. Sie lösen sich aus der Position, indem Sie sich beim Einatmen auf die Seite rollen *(Seite 107 Mitte)*.

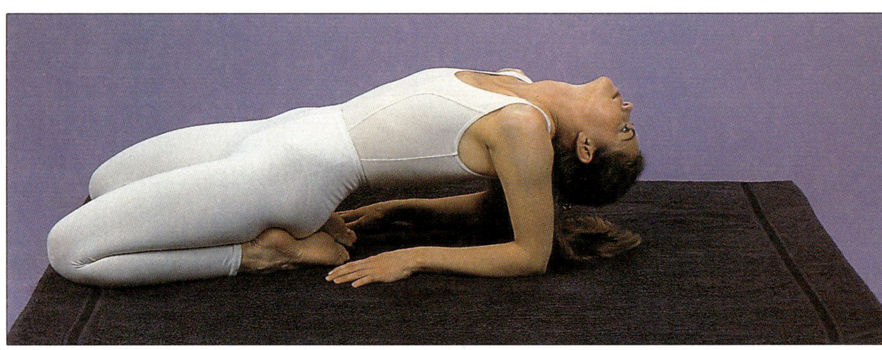

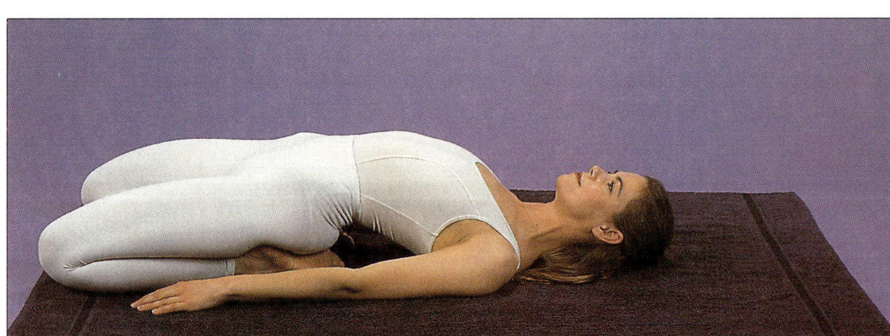

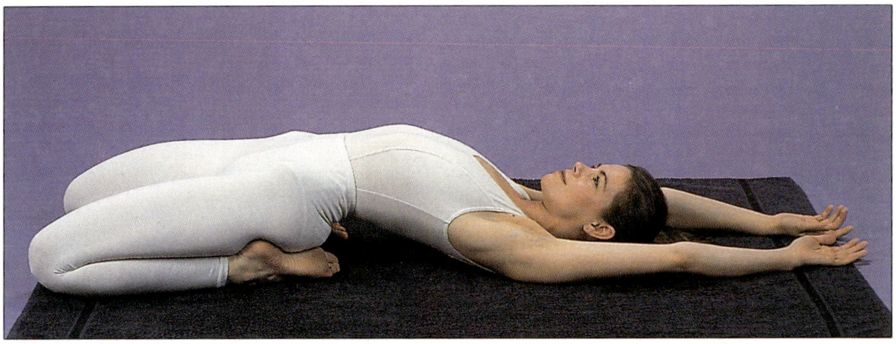

2b In der anstrengendsten Version dieses Stretching liegt man flach auf den Schultern, mit den Füßen seitlich und den Armen über dem Kopf *(links)*. Das geht nur, wenn man durch Yoga geübt oder sehr gelenkig ist. Die Streckung spürt man stark in den Beinen und der ganzen Körpervorderseite.

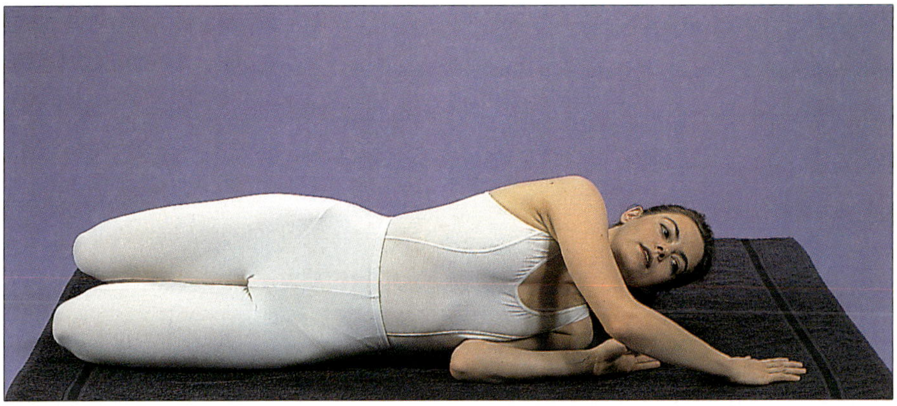

2c Nach dieser Übung – in jeder Form! – müssen Sie sich beim Einatmen über die Seite auf alle viere abrollen. Beim Aufrichten nach vorn wäre der Druck auf Rücken und Unterleib zu stark.

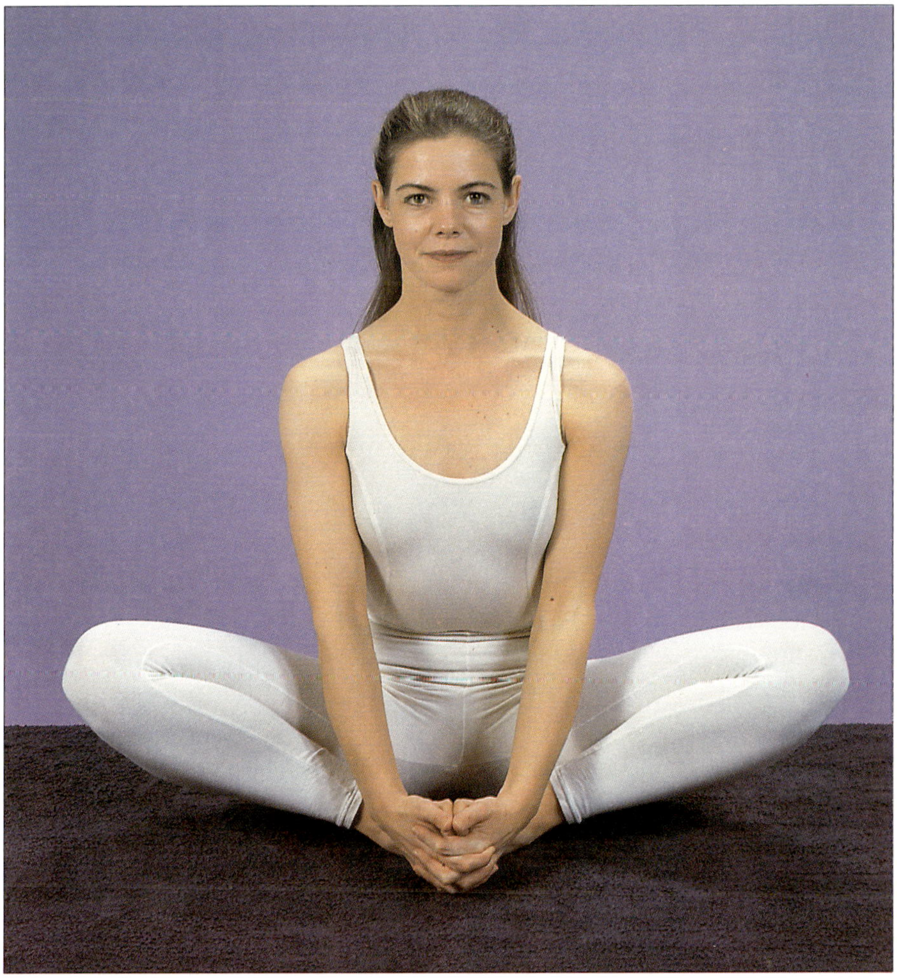

3a Das dritte Stretching wirkt auf Herz und Dünndarm. Sie sitzen dabei aufrecht und ziehen die Füße mit den Sohlen aneinander zu den Leisten *(links)*. Mit den Händen die Füße umfassen.

3b Zum Strecken lehnen Sie sich beim Ausatmen nach vorn und legen die Ellbogen vor die Beine *(unten)*. Die Position halten und mit dem Einatmen lockern – bei der nächsten Ausatmung wieder strecken und dann – natürlich weiteratmend – so bleiben. Bei Rückenproblemen halten Sie den oberen Rücken gerade und beugen sich aus der Taille. Die Dehnung spürt man vor allem an den Innenarmen.

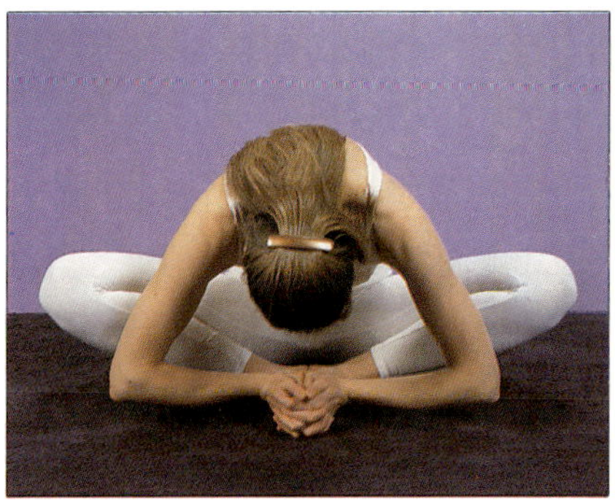

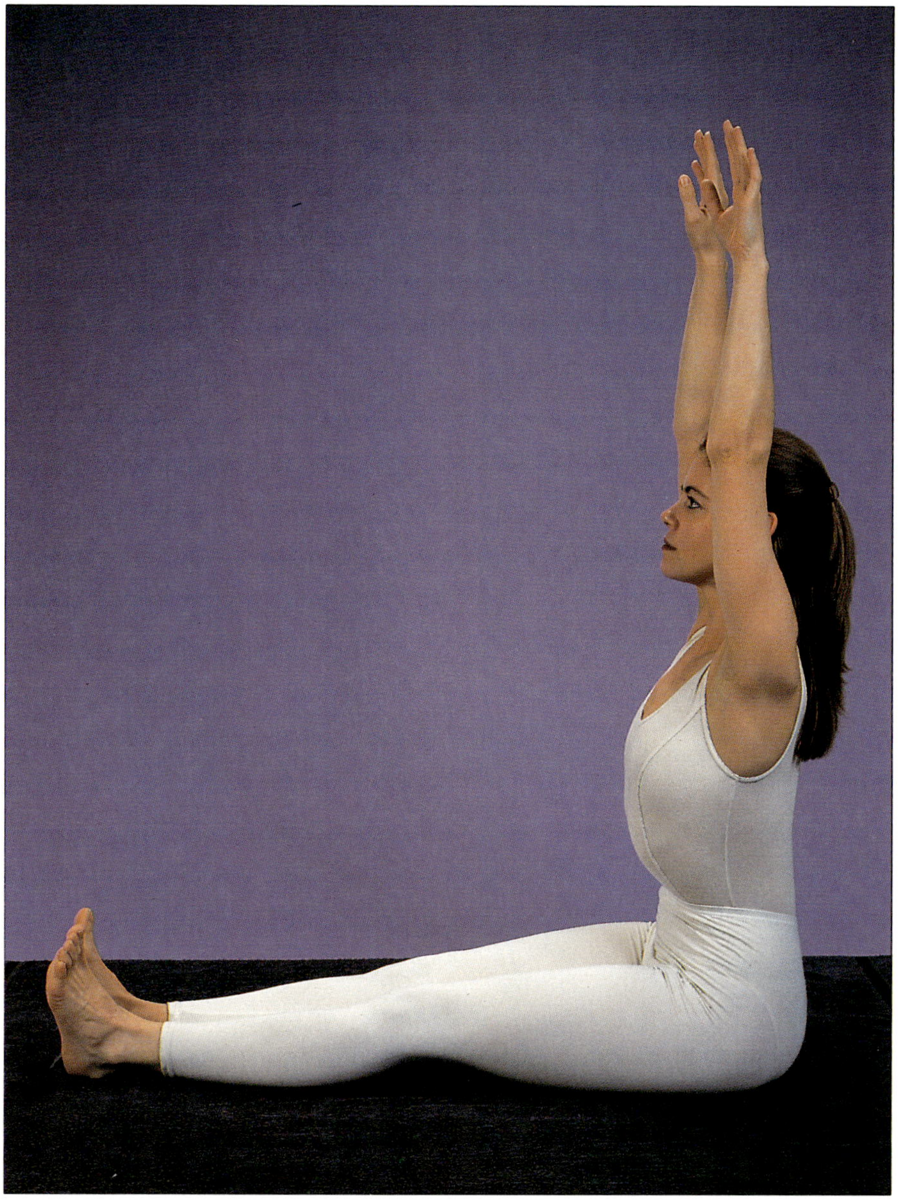

4a Dieses Stretching gilt Nieren und Blase. Zunächst strecken Sie die Beine geradeaus und die Arme über den Kopf *(rechts)* und atmen ein.

4b Mit dem Ausatmen nehmen Sie den Kopf zwischen die Arme und legen die Hände vorn über die Fesseln oder Füße – so weit die Streckung eben reicht. Sie spüren die Dehnung hinten im Rücken und an den Rückseiten der Beine. Beim ersten Einatmen wieder nachlassen – und mit dem nächsten Ausatmen die Dehnung erneut aufnehmen und bei entspannter Atmung eine Weile halten.

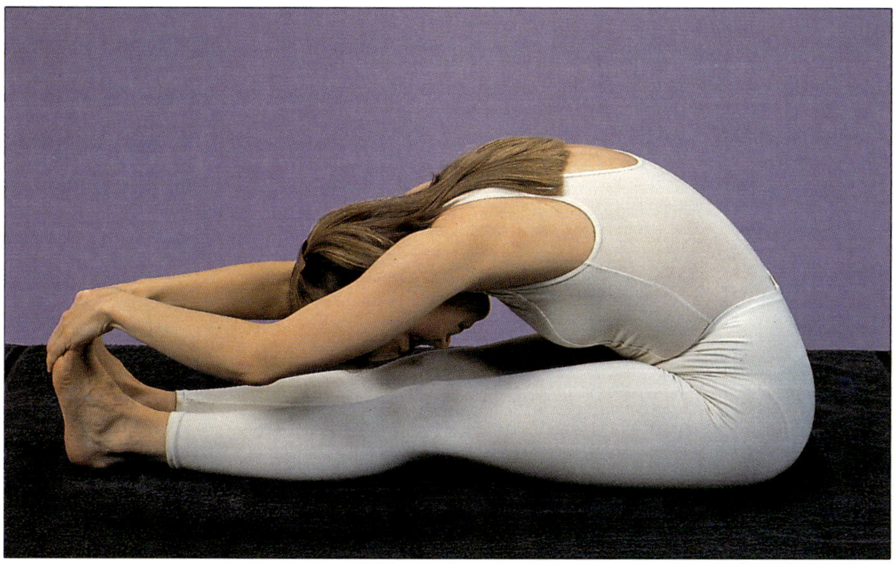

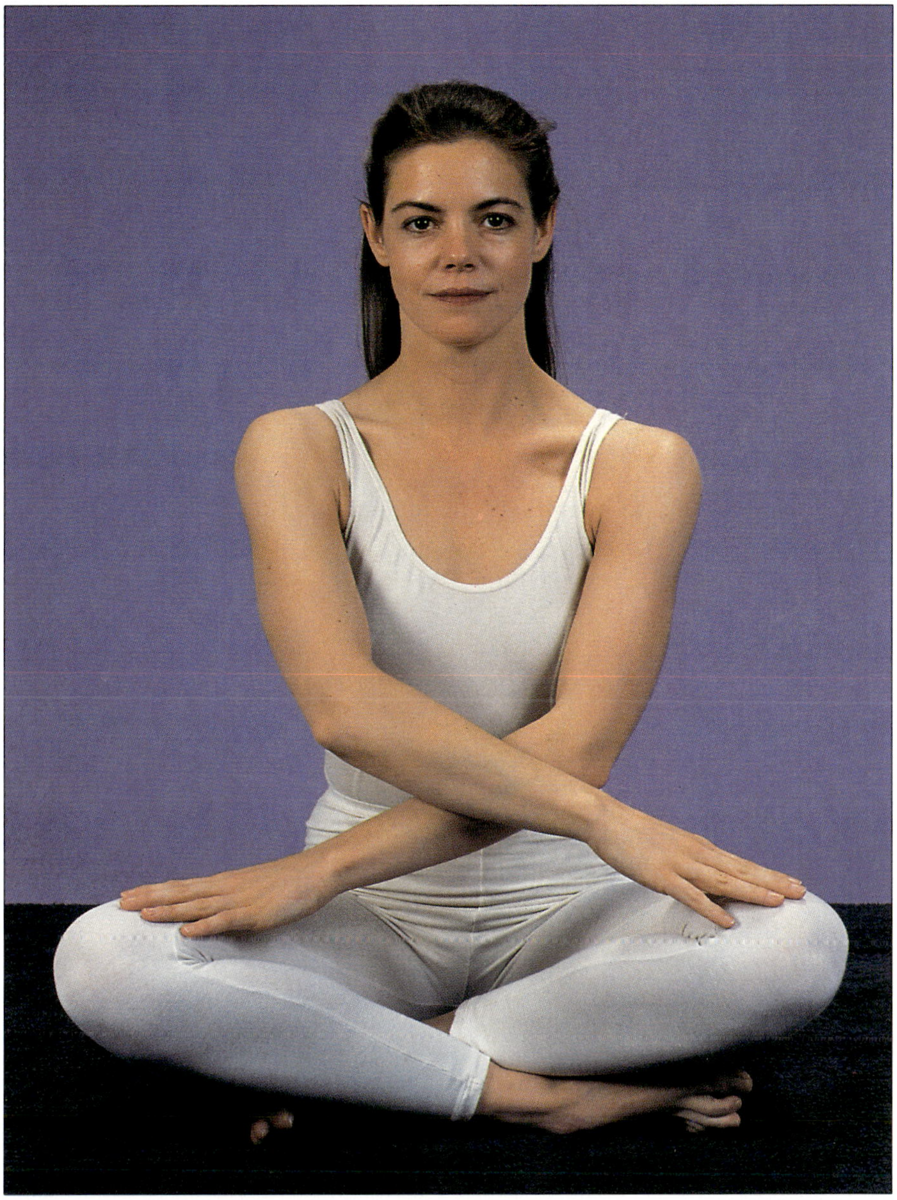

5a Dieses Stretching ist mit dem Gouverneursgefäß und dem Dreifacherwärmer verbunden *(siehe Seite 126)* und hat zwei Sequenzen. Es dient zur Regulierung des Kreislaufs, des Stoffwechsels und der Körpertemperatur. Zunächst sitzen Sie mit gekreuzten Beinen oder den Fußsohlen aneinander – wie es bequemer ist. Auch die Arme kreuzen und die Hände auf die Knie legen *(links)*. Einatmen.

5b Mit dem Ausatmen beugen Sie sich vor, halten sich dabei an den Knien fest und lassen den Kopf und die Knie zu Boden sinken *(unten)*. Diese Streckung müssen Sie oben und unten in den Armen spüren. Wie gewohnt lockern Sie dann ein wenig das Streching und verstärken es erneut. Vor der zweiten Dehnung sitzen Sie wieder aufrecht, kreuzen Beine und Arme aber anders herum und führen dann das Stretching aus.

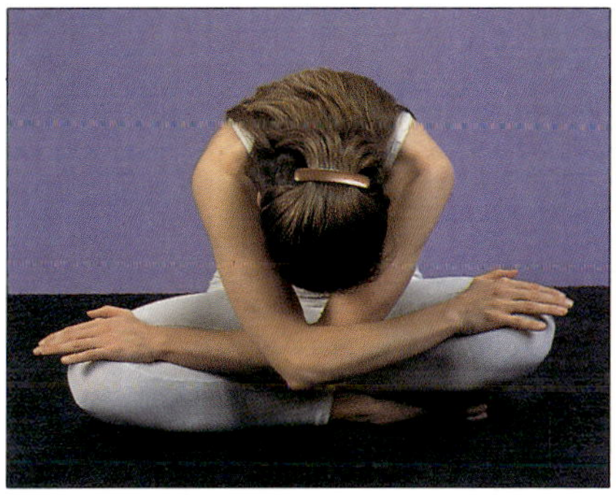

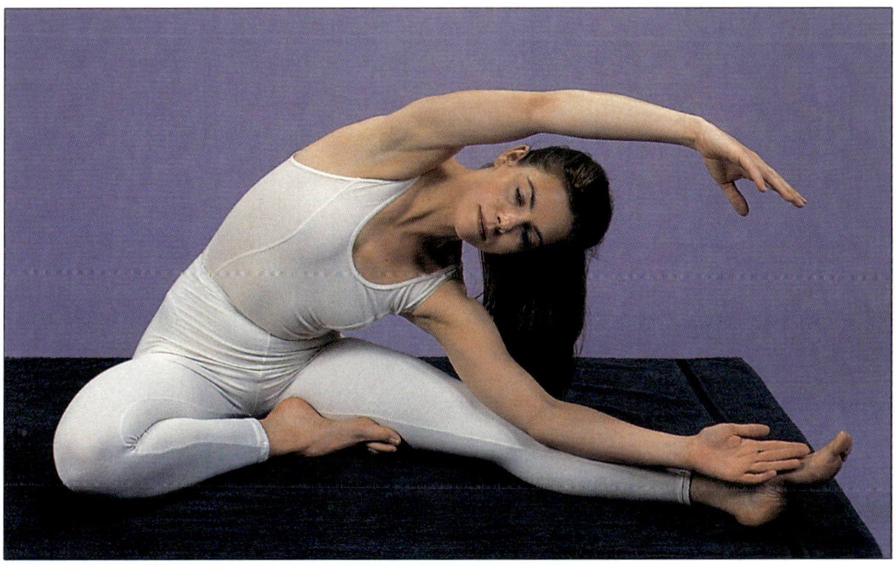

6 Das abschließende Stretching ist für Leber und Gallenblase. Sie spreizen die Beine weit, führen das rechte Bein zur Leiste, legen die linke Hand geöffnet auf das linke Bein und lehnen sich mit dem rechten Arm über dem Kopf nach links *(links)*. Die Streckung wird noch verstärkt, wenn Sie beide Beine gespreizt halten. Dann folgt dieselbe Übung nach rechts und schließt diese Stretchingfolge ab.

Legen Sie sich nun ein paar Minuten entspannt auf den Rücken, und spüren Sie den Energieströmen Ihres Körpers nach.

Shiatsu-Eigenbehandlung

Dieses Kapitel gibt Ihnen eine kurze Anleitung, wie Sie Shiatsu bei sich selbst anwenden. Sie bildet den Rahmen für einzelne Übungen, die Sie den Schritten aus Teil I anpassen. Das Vorgehen basiert auf der klassischen östlichen Technik zur Stärkung und Intensivierung des Ki im eigenen Körper, die traditionell in Kampfsport- und Shiatsu-Schulen zum Aufwärmen eingesetzt wird. Dabei werden die Meridiane am ganzen Körper vor allem durch Klopfen behandelt, um den Energiefluß zu stimulieren und den Muskeltonus zu erhöhen.

Man kann diese Sequenz auch als selbständige Übungseinheit anwenden oder zur Auflockerung vor anderen Trainingsmethoden wie Yoga oder Aerobic.

Hier folgen einige Beispiele.

Gesicht und Kopf

Im Detail wird die Arbeit an Druckpunkten auf den Seiten 116 bis 119 geschildert. Gesicht und Kopf kann man Shiatsu sehr einfach anpassen, und es hat eine besonders wohltuende Wirkung.

Schultern

Massage und Druckpunkte sind gut zu erreichen, wenn man die Schultern mit der gegenüberliegenden Hand behandelt und dabei den Ellbogen mit der anderen Hand stützt. Schritt 3 auf Seite 112 gibt ein Beispiel. In der Regel ist es einfacher, statt des Daumens die Fingerspitzen für die Pressur zu benutzen.

Beine

Die beste Position ist auf dem Boden. Sie setzen sich auf die rechte Pobacke und ziehen die Beine links an, eines leicht vor dem anderen. In dieser Position können Sie mit Handfläche und Fingern Innenseite und Rücken des rechten Beins und Außen- und Vorderseite des linken Beins behandeln. Danach wechseln Sie die Beine zur anderen Seite und wiederholen die Übung. In dieser Haltung beugen Sie sich mit dem ganzen Gewicht Ihres Oberkörpers aus dem Unterleib vor und halten den Arm mit der arbeitenden Hand gerade.

Arme

Da Sie den bearbeiteten Arm nicht auf den Boden legen können, halten Sie ihn zur Stütze an den Körper. Schwer zugängliche Flächen behandeln Sie mit Fingerspitzen- statt Daumendruck.

Hände und Füße

Die eigenen Hände und Füße lassen sich fast genauso behandeln wie die anderer. Sie strecken ein Bein gerade vor sich aus und legen die Fessel des anderen über den Oberschenkel. So erreicht man mühelos die Fußsohle. Den Fußrücken behandelt man, indem man den Fuß flach aufsetzt und ihn dicht zu sich heranzieht.

Zu dieser Behandlungsfolge

Halten Sie den ganzen Körper entspannt, besonders die gerade behandelte Partie. Gehen Sie flott voran, und atmen Sie tief und regelmäßig. Klopfen Sie mit leicht geballter Faust und locker aus dem Handgelenk, getrost auch kräftig – Schmerzen und blaue Flecken sind nicht zu befürchten.

Die Arbeitsrichtung folgt dem Muster des Ki-Flusses: an der Körperfront und der Innenseite der Glieder aufwärts, an Rücken und Außenseite der Glieder abwärts. Man beginnt am Kopf, dann folgen Schultern und Arme; dann Rücken, Gesäß und Beine, schließlich Unterleib und die Brust. Danach können Sie zur besonderen Behandlung des Gesichts übergehen *(Seite 116–117)* – und natürlich jederzeit die behandelten Partien auch intensiver bearbeiten wie in Teil I.

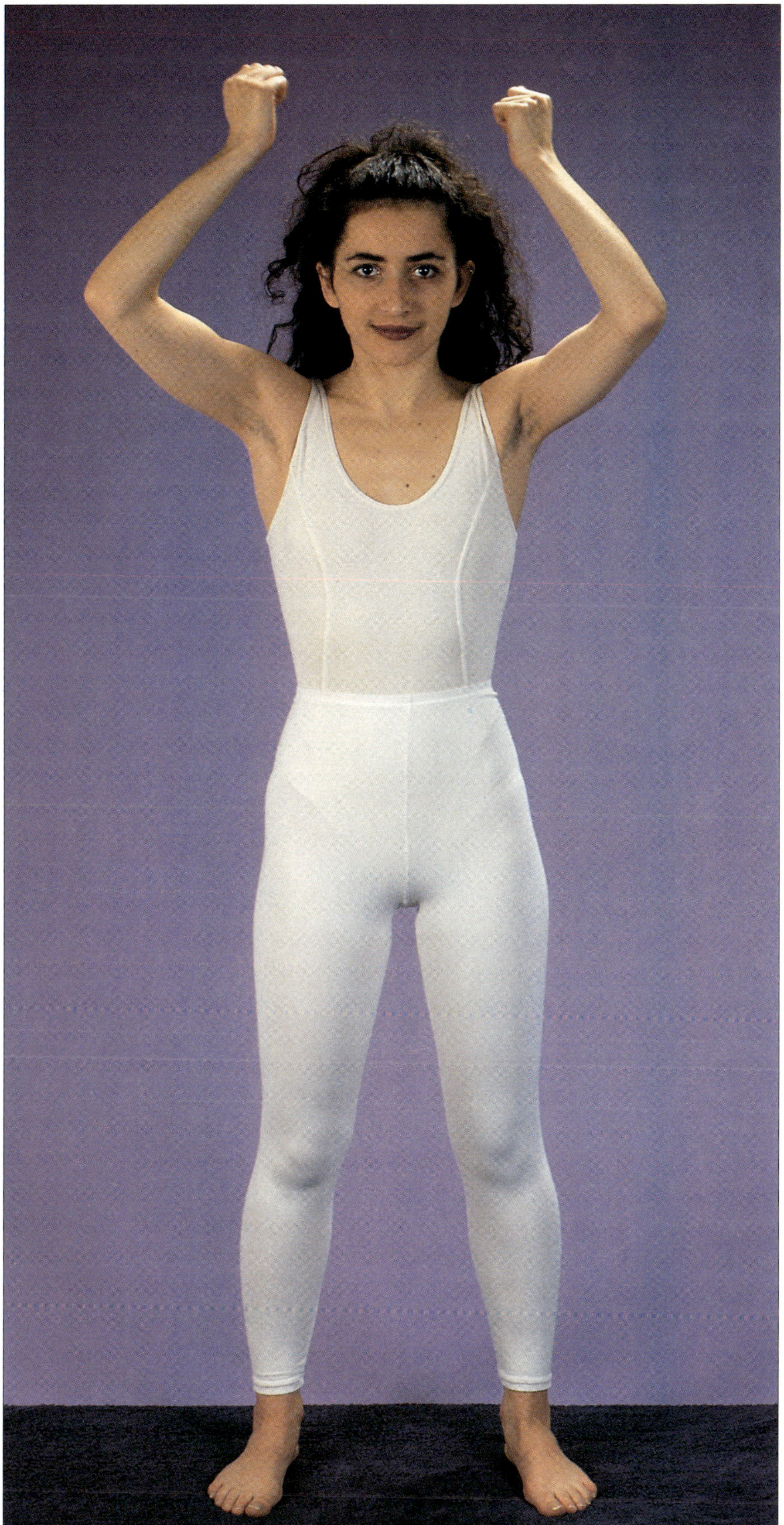

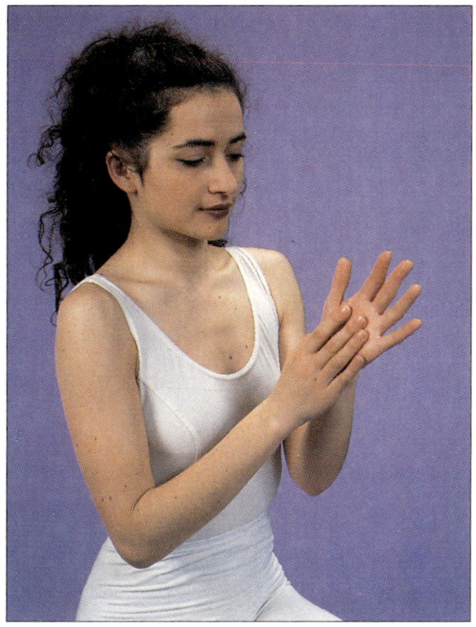

1 Reiben Sie die Hände kräftig eine Weile aneinander *(oben)*, bis Sie die Energie darin spüren: Diese Bewegungen gehen über die ganze Hand und das Gelenk *(siehe Seite 123)*. Damit stimuliert man den Energiefluß im ganzen Körper.

2 Sie stehen aufrecht mit gespreizten Beinen und trommeln mit leicht geballten Fäusten locker aus dem Handgelenk über den Kopf *(links)* – oder mit flachen Händen, wenn Sie empfindlich sind *(unten)*. Man beginnt vorn in der Mitte über zwei Linien längs des Scheitels und fährt in parallelen Linien seitlich fort, bis die ganze Kopfhaut durchgearbeitet ist. Atmen Sie dabei ganz natürlich und regelmäßig.

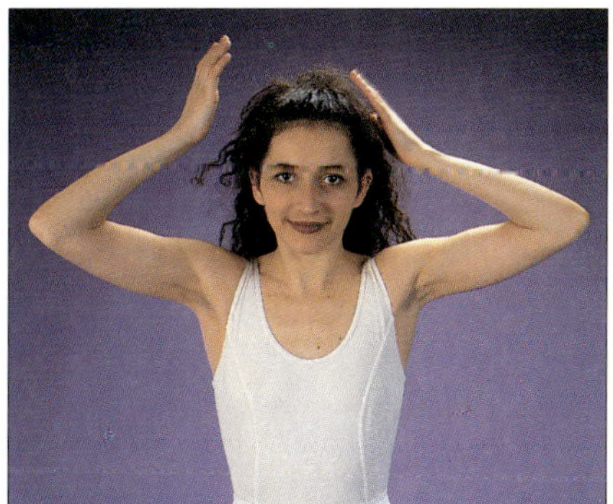

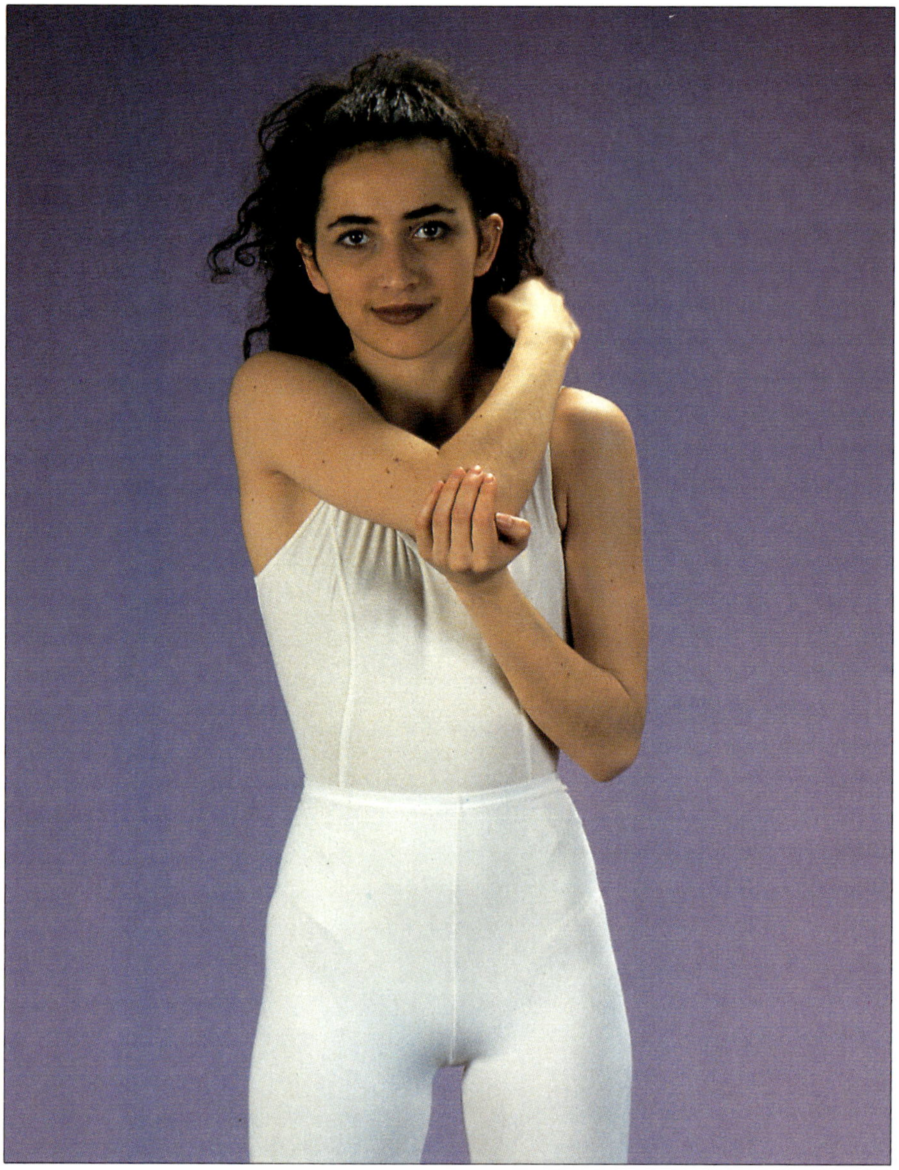

3 Sie stützen den rechten Ellbogen mit der linken Hand, legen dabei den linken Oberarm an den Körper *(rechts)* und klopfen mit der rechten Faust, leicht geballt und locker aus dem Gelenk, kräftig über die Muskeln der linken Schulter. Zuerst über die ganze Schulterpartie bis zum Nackenansatz, ungefähr 30 Sekunden – bis sich die Partie locker anfühlt. Dann wechseln Sie die Arme, klopfen die rechte Schulter mit der linken Faust und atmen die ganze Zeit ruhig und entspannt.

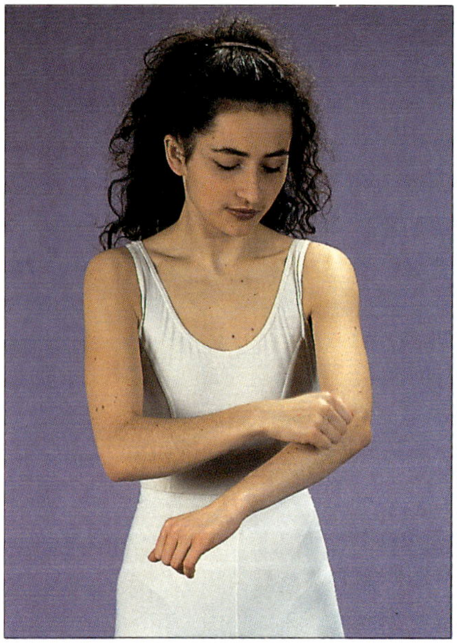

4 Halten Sie den Arm mit der Handfläche nach unten, und klopfen Sie vom Handgelenk bis hoch zur Schulter über die ganze Oberfläche *(links)*. Dann drehen Sie den Arm mit der Handfläche nach oben und klopfen über die Innenfläche von der Achselhöhle wieder hinab zum Handgelenk *(rechts)*. Mindestens dreimal wiederholen – und dann am anderen Arm.

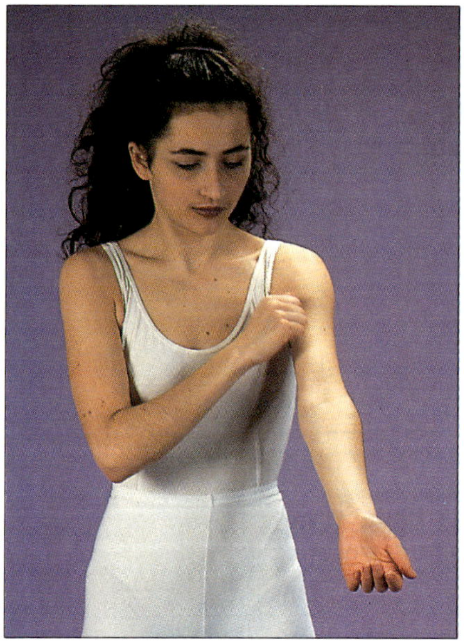

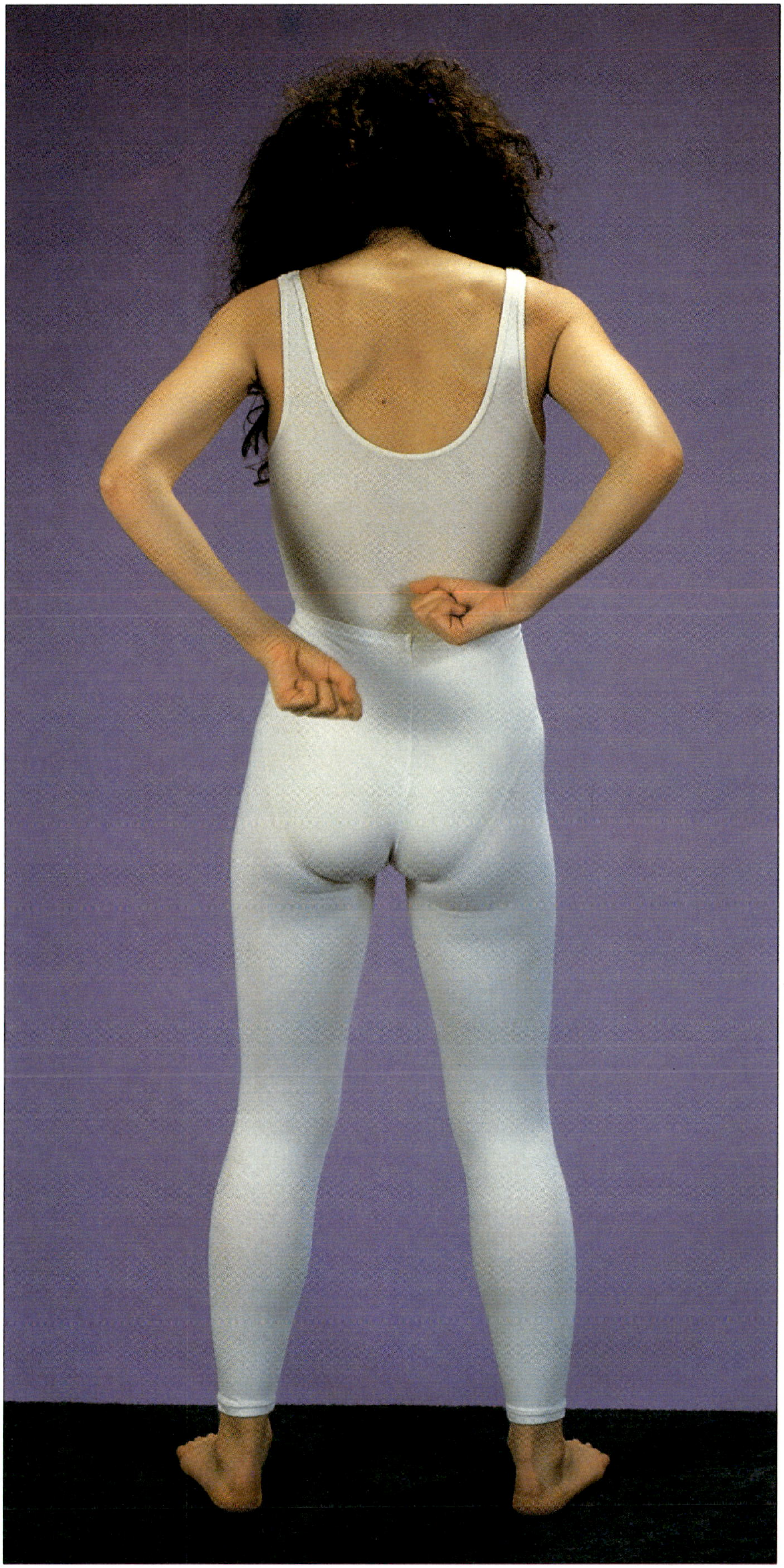

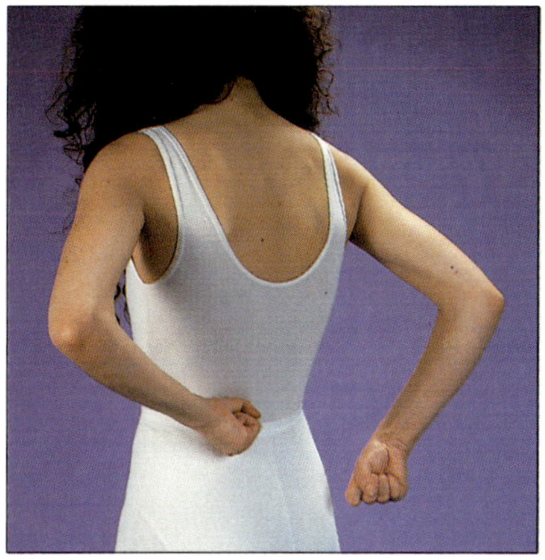

5 Klopfen Sie zu beiden Seiten der Wirbelsäule hinab *(links)* – von oben, so weit Sie reichen, bis zum Kreuzbein. Dazu benutzt man die Knöchel von Daumen und Zeigefinger *(oben)*. Trommeln Sie abwechselnd in flottem Rhythmus aus lockeren Handgelenken an beiden Seiten dreimal entlang. Als regelmäßige Übung am Morgen hilft das gegen die alltägliche Rückenbelastung.

6 Klopfen Sie sehr kräftig über den ganzen Po *(unten)* – wieder in raschem, alternierendem Rhythmus mit lockeren Gelenken. Diese Übung löst Stagnationen des Ki, die sich bei sitzender Tätigkeit leicht einstellen können.

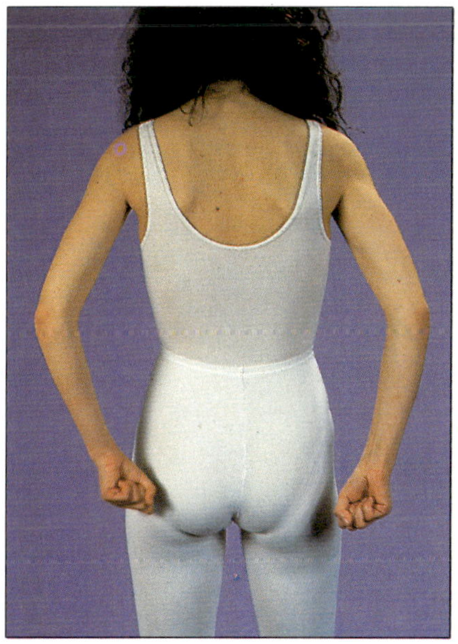

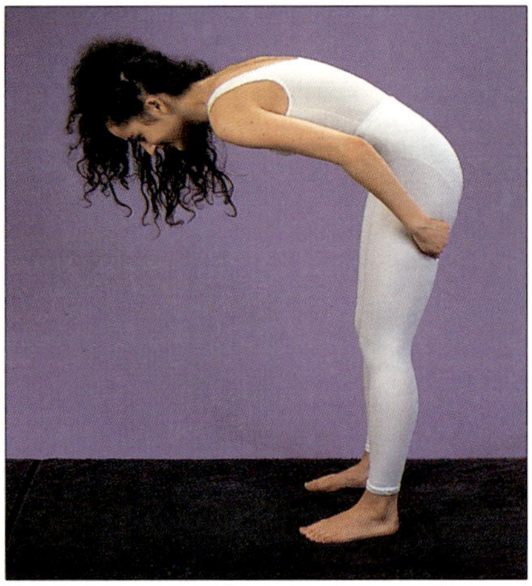

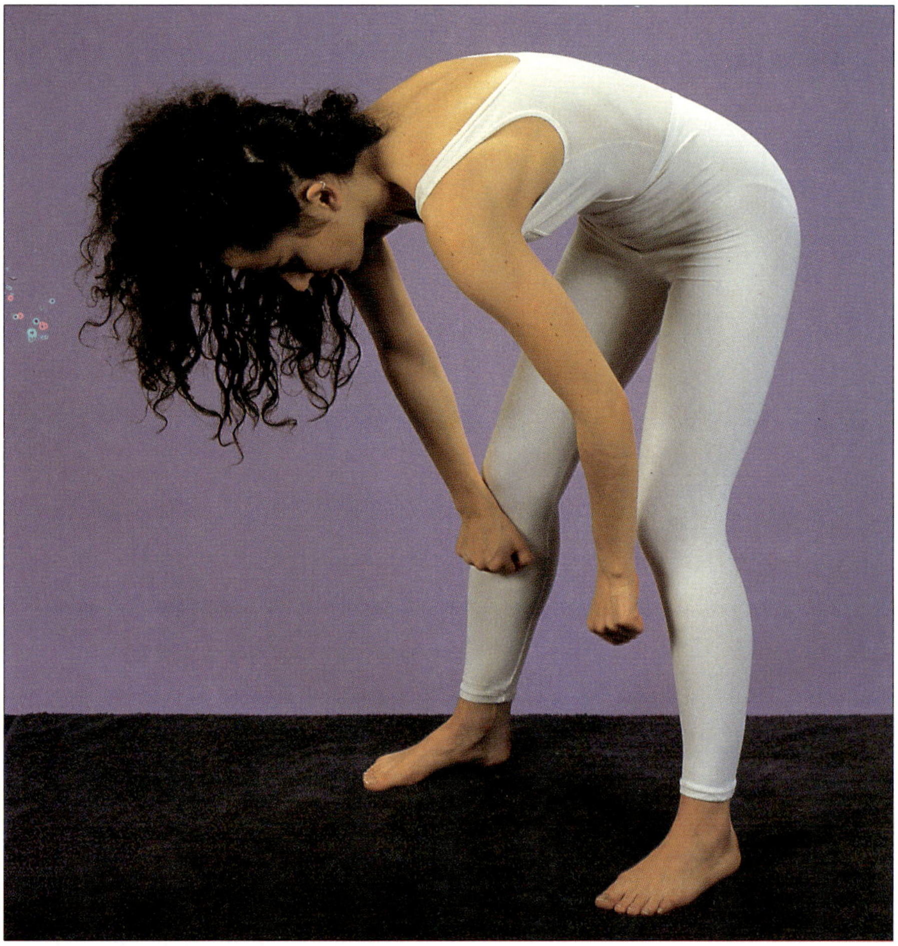

7 Neigen Sie sich mit leicht gebeugten Beinen vor, damit die Muskeln nicht verspannt und die Knie nicht blockiert werden. In dieser Position klopfen Sie mit den Fingerknöcheln an den Rückseiten und Außenseiten der Beine *(oben)* vom Gesäß hinab bis zu den Fesseln. Danach trommeln Sie an Front und Innenseite der Beine *(rechts)* wieder hoch zu den Schenkeln. Die Fäuste nur locker ballen, die Gelenke locker halten und das Ganze zweimal wiederholen.

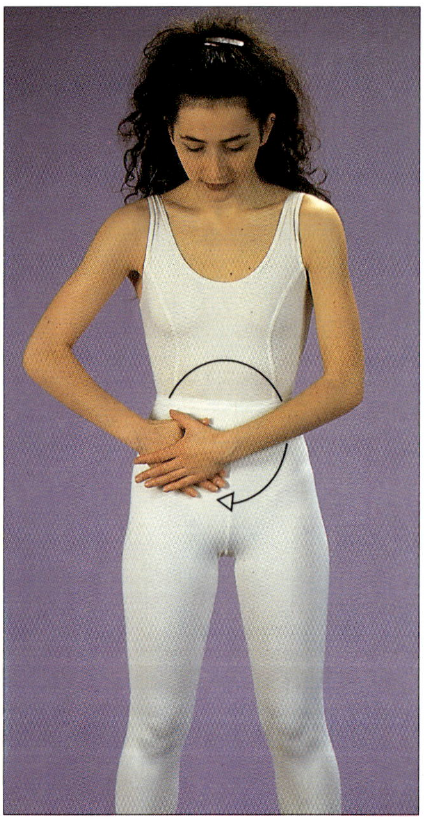

8 Massieren Sie den Unterleib. Man beginnt unten rechts zwischen Schambein und Becken mit übereinandergelegten Händen *(links)* und bewegt sie mit kräftigem Druck im Uhrzeigersinn über die Bauchhöhle um den Nabel – mindestens dreimal. Die Übung ist nicht nur gut für den Darm, sondern auch äußerst beruhigend und entspannend.

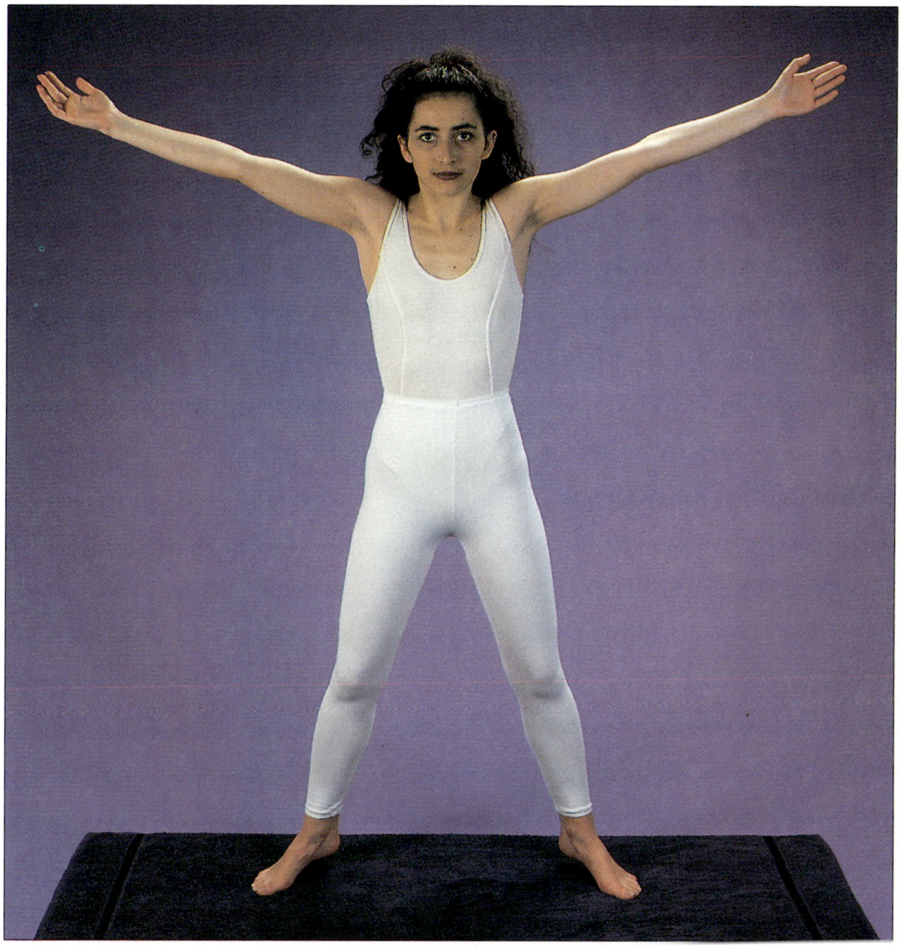

9 Stellen Sie die Beine weiter auseinander. Mit dem Ausatmen strecken Sie die Arme aus, weiten die Brust und heben sich auf die Zehenspitzen *(links)*. Sie sollten das Gefühl haben, den Körper ganz zu öffnen. Beim Ausatmen lassen Sie die Schultern locker fallen, senken sich auf die Fersen und trommeln kräftig über den oberen Brustraum *(unten links)*. So aktiviert man das Ki und reaktiviert am Morgen den ganzen Körper. Die Übung löst auch lokale Energieblockierungen, aufgestaute Gefühle und Spannungen in der Brust. Wenn es Ihnen Spaß macht, können Sie mit einem lauten »Aaaaah!« beim Ausatmen auch innere Vibrationen auslösen. Die ganze Übung dreimal wiederholen.

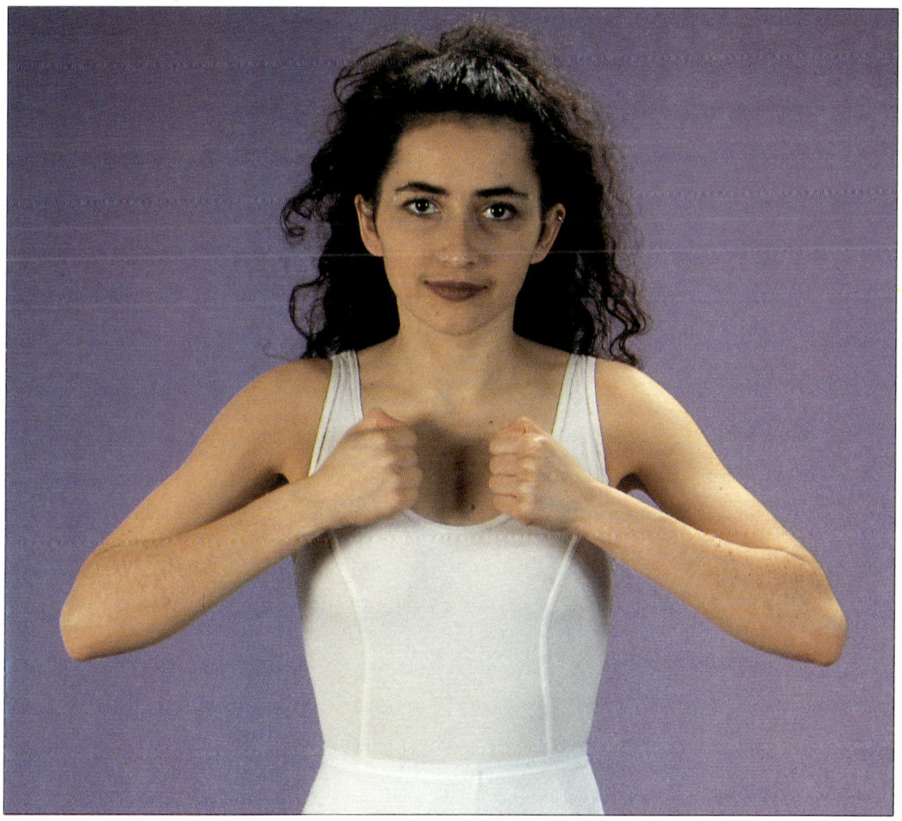

10 Reiben Sie die Wangen abwechselnd kräftig mit den Händen *(unten)*. Das regt besonders Lunge und Atemwege an und ist eine gute Abrundung der ganzen Folge – oder der Übergang zur Gesichtsbehandlung.

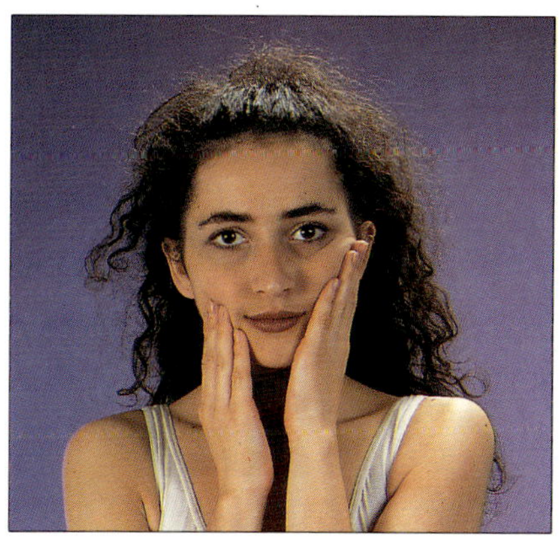

Gesichtsbehandlung

Das Gesicht weist viele Druckpunkte auf, die mit den verschiedensten Körperorganen korrespondieren, weshalb seine Behandlung dem gesamten Organismus zugute kommt und wohltuende Wirkung auf ihn ausübt.

Sie nimmt den Zügen die Spannung, gibt Haut und Muskeln Tonus, steigert die Durchblutung. Eine tägliche Behandlung begegnet den Auswirkungen von Streß und Altern und läßt Sie frischer und strahlender aussehen.

Diese Sequenz ist eine Adaption von Lektion 10 in Teil I und fügt bei den Augen einige Übungen hinzu, die man bei einem Partner nur bedingt anwenden kann. Wie gewohnt wird die Pressur mit dem Ausatmen ausgeführt und jede Abfolge dreimal wiederholt.

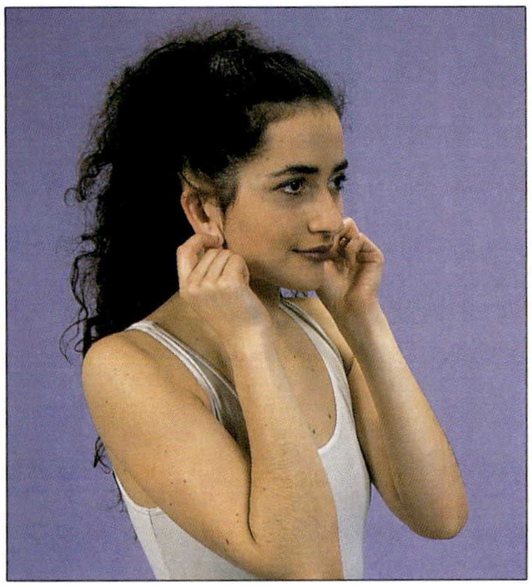

1 Sie können sitzen, stehen oder knien und beginnen mit der Massage der Ohren *(oben)*. Drücken und ziehen Sie beide kräftig außen herum bis zu den Ohrläppchen.

2 Pressen Sie beide Daumen unter das Kinn *(rechts)*. Bewegen Sie die Daumen gleichzeitig auswärts, und drücken Sie punktweise unter der Kieferkante bis unter die Ohren.

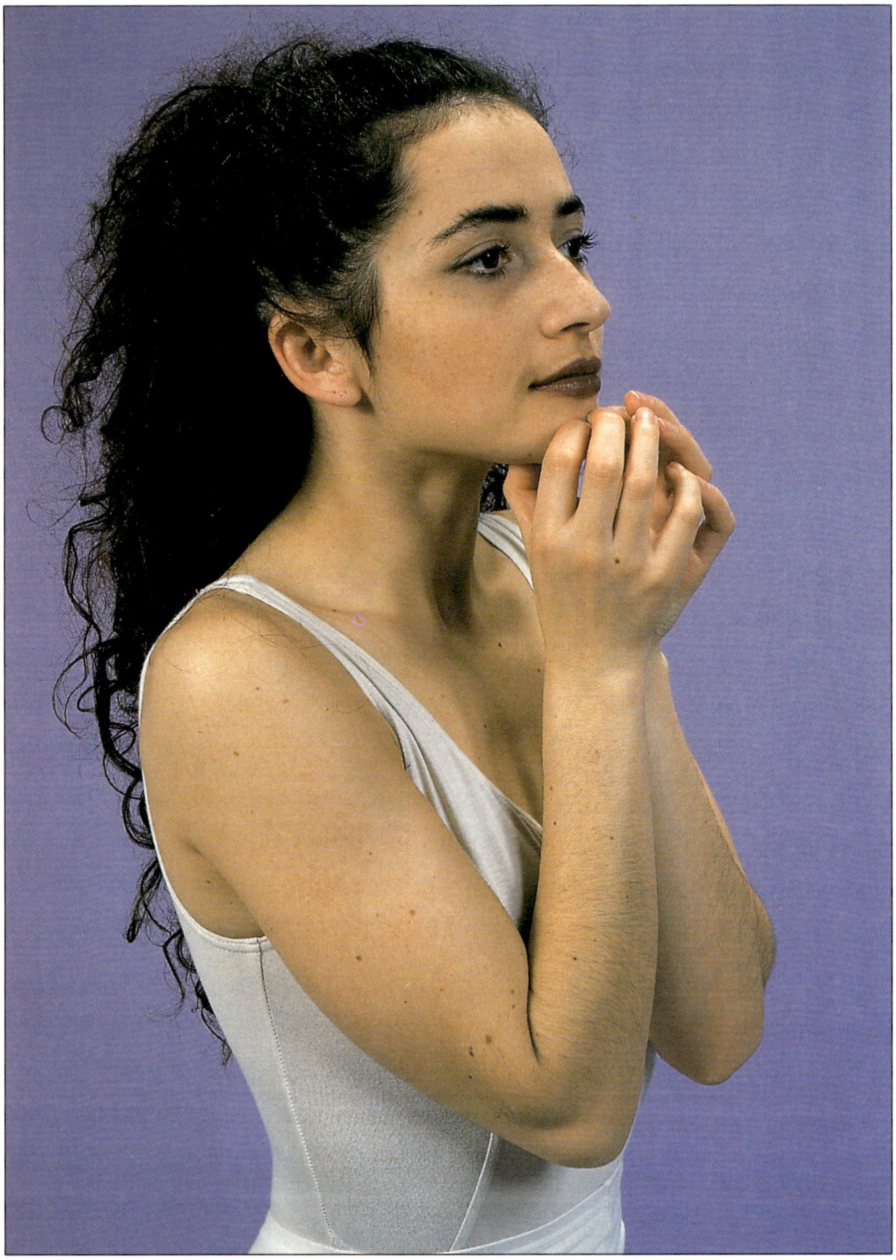

3 Pressen Sie die Kuppen der Zeigefinger in die Höhlungen, die Sie beim Öffnen des Mundes direkt unter dem Ohr spüren *(rechts)*. Diese Druckpunkte wirken auf Stoffwechsel und Wärmeausgleich des ganzen Organismus.

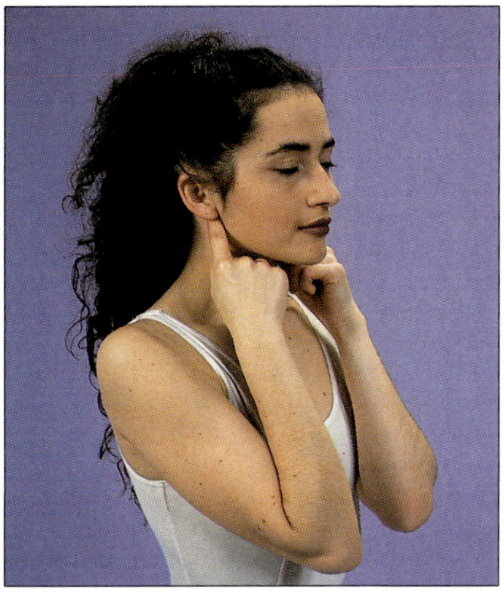

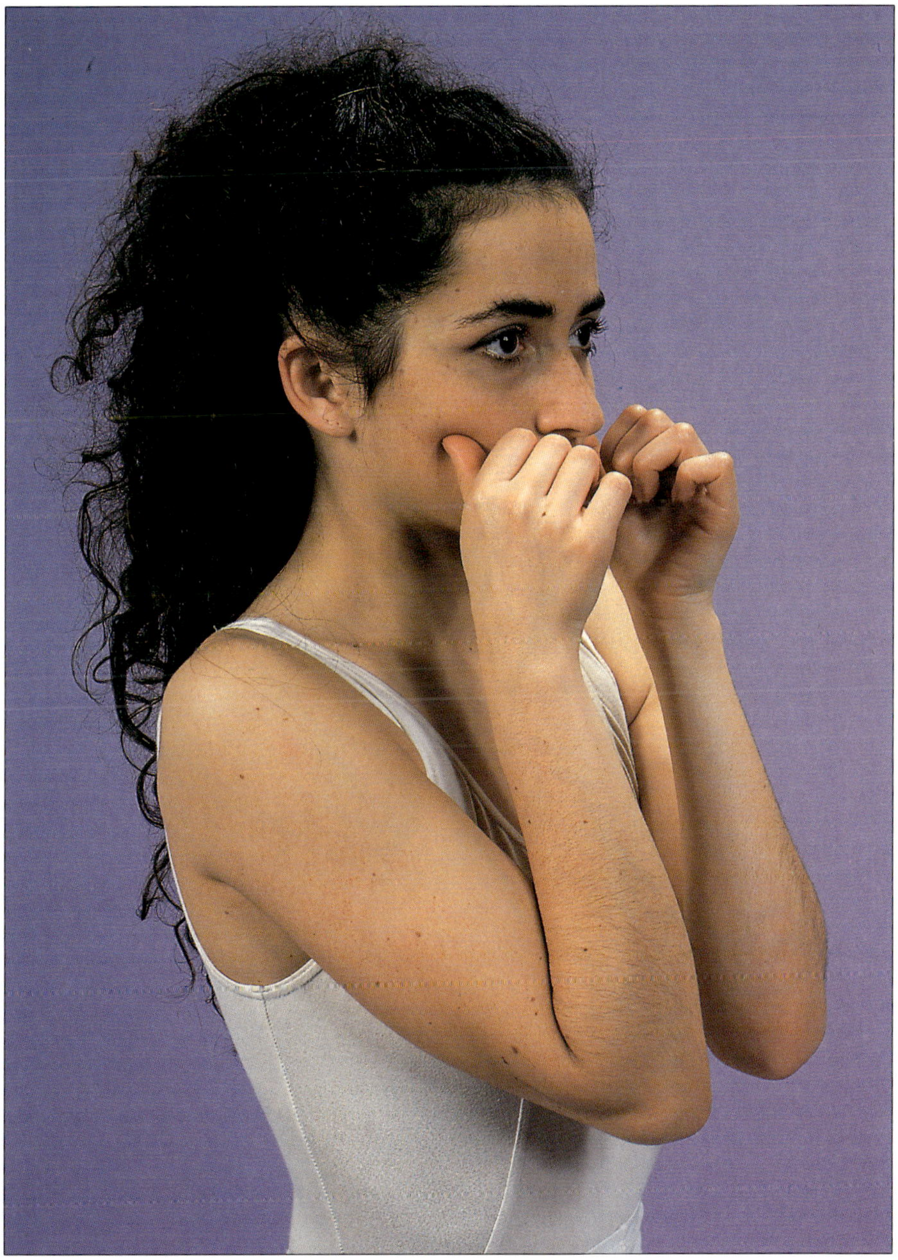

4 Fangen Sie unten vor dem Ohr an, und pressen Sie mit Daumendruck unter dem Backenknochen entlang *(links)*, bis seine Ecke an der Nase verschwindet. Diese Druckpunkte helfen bei Nebenhöhlen- und Nasenstauungen, Gesichtsspannung und Zahnschmerzen.

5 Pressen Sie die Kuppen der Zeigefinger in die beiden kleinen Höhlungen an beiden Seiten der Nasenflügel *(unten)*. Das sind klassische Tsubos zur Behandlung von Nebenhöhlenentzündungen, die auch gegen Gesichtsspannung helfen.

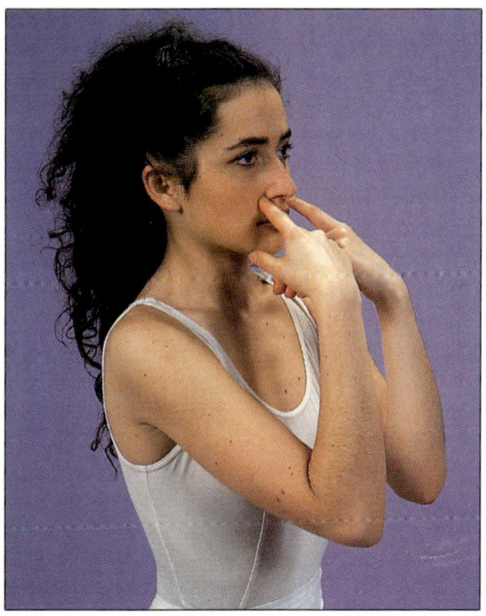

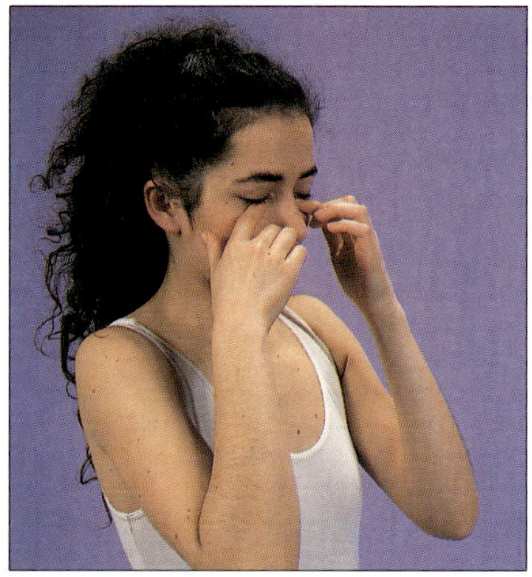

6 Drücken Sie mit den Spitzen der Zeigefinger zwischen Augäpfel und Augenhöhlen *(rechts)* – innen beginnend bis außen unter die Lider. Es wird Sie überraschen, wie schmerzlos und zugleich wohltuend bei überanstrengten oder geschwollenen Augen diese Übung ist. Nur: Ihre Nägel müssen kurz sein, denn die Haut ist verletzlich.

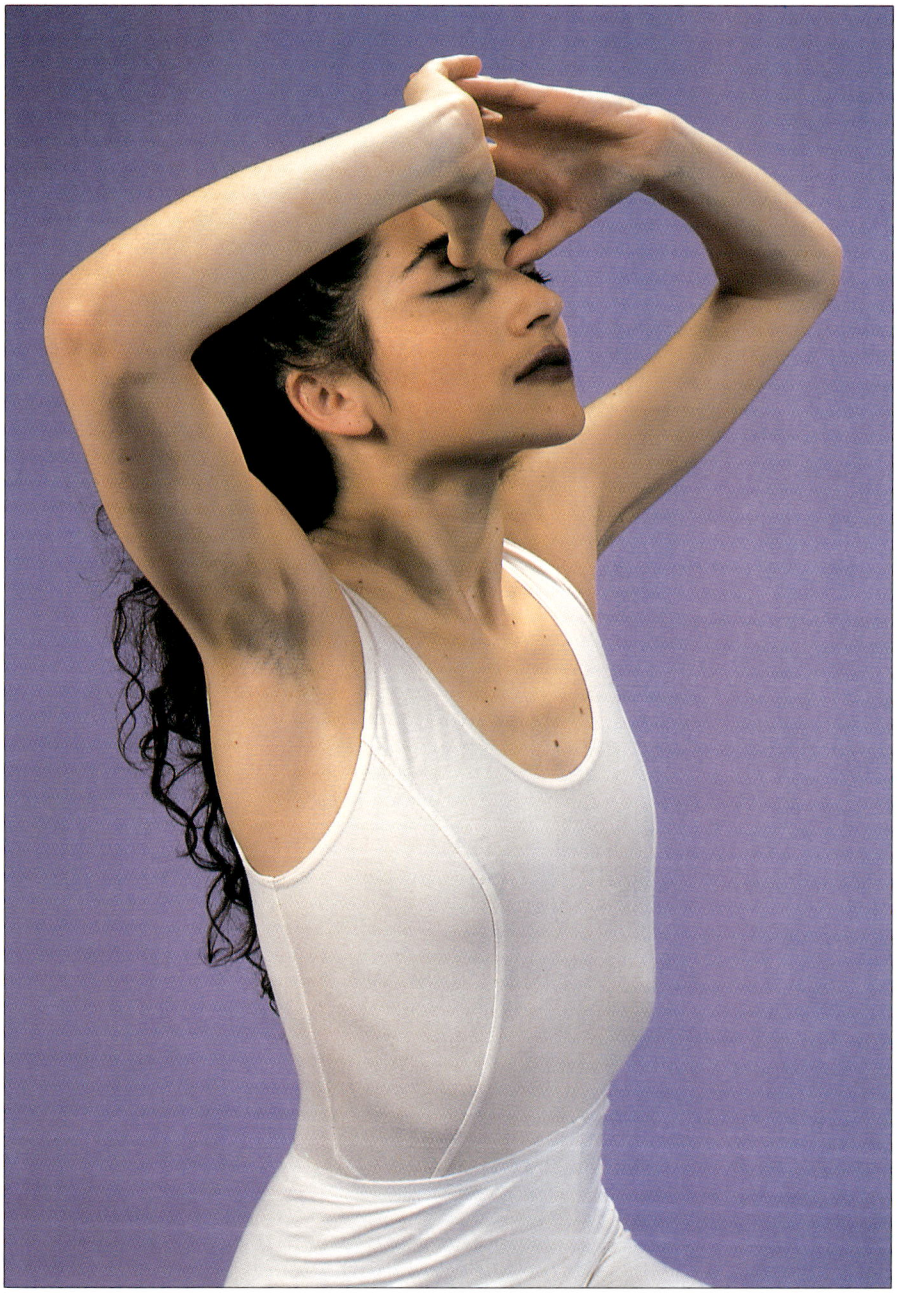

7 Drücken Sie mit den Spitzen der Daumen am Nasenbein zwischen Augäpfel und Augenhöhlen *(rechts)*, und arbeiten Sie über den Augenlidern nach außen. Sie können auch die beiden Höhlungen unter den Brauen dicht beim Nasenbein behandeln.

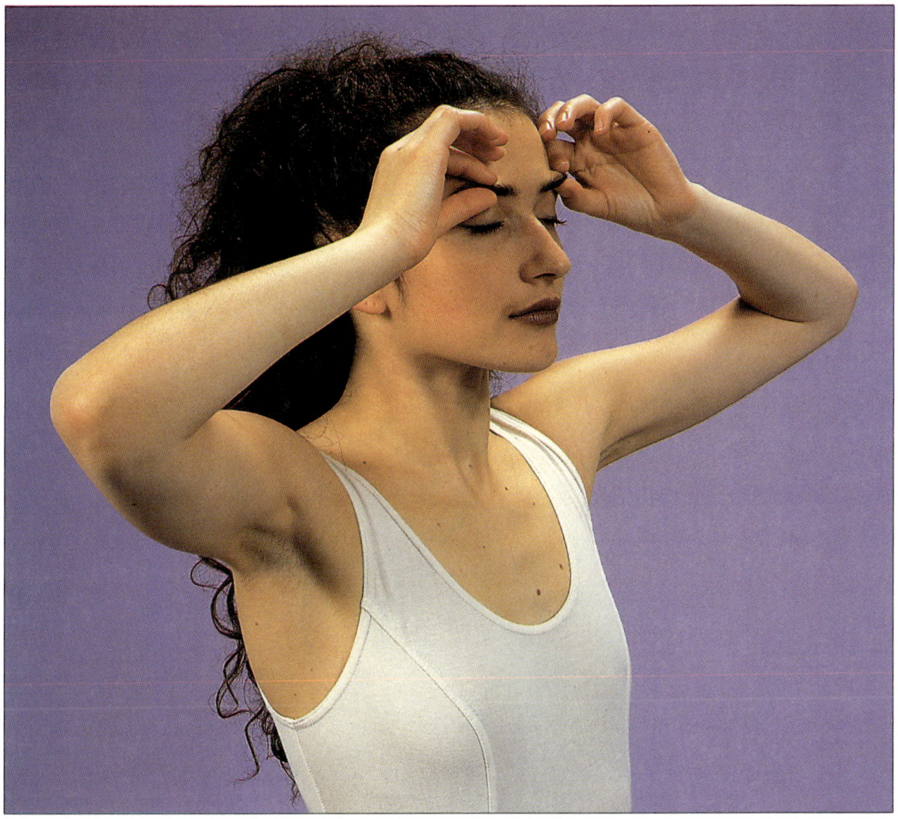

8 Pressen Sie die Augenbrauen fest zwischen Daumen und Zeigefinger *(links)* von innen nach außen. Das verhilft dem oberen Teil des Gesichts zur Entspannung.

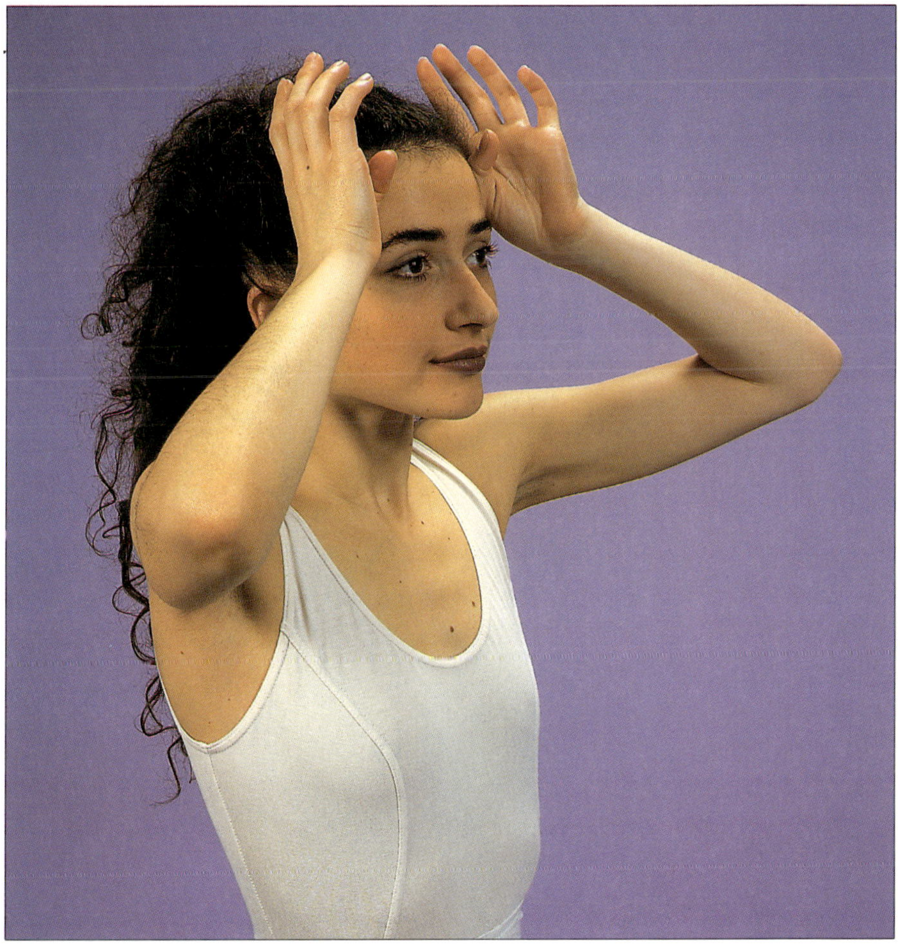

9 Massieren Sie die Stirn *(links)*, indem Sie mit den unteren Daumengliedern hinaus zu den Schläfen streichen – zuerst leicht, dann fester. Zum Schluß kann man auf gleiche Weise, doch zarter, die Stirn mit den flachen Fingern massieren.

10 Massieren Sie zum Abschluß dieser Sequenz die Schläfen mit den Kuppen der Mittelfinger *(unten)*.

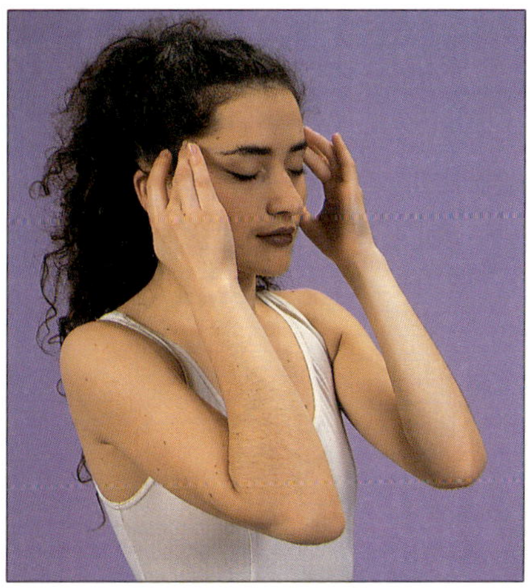

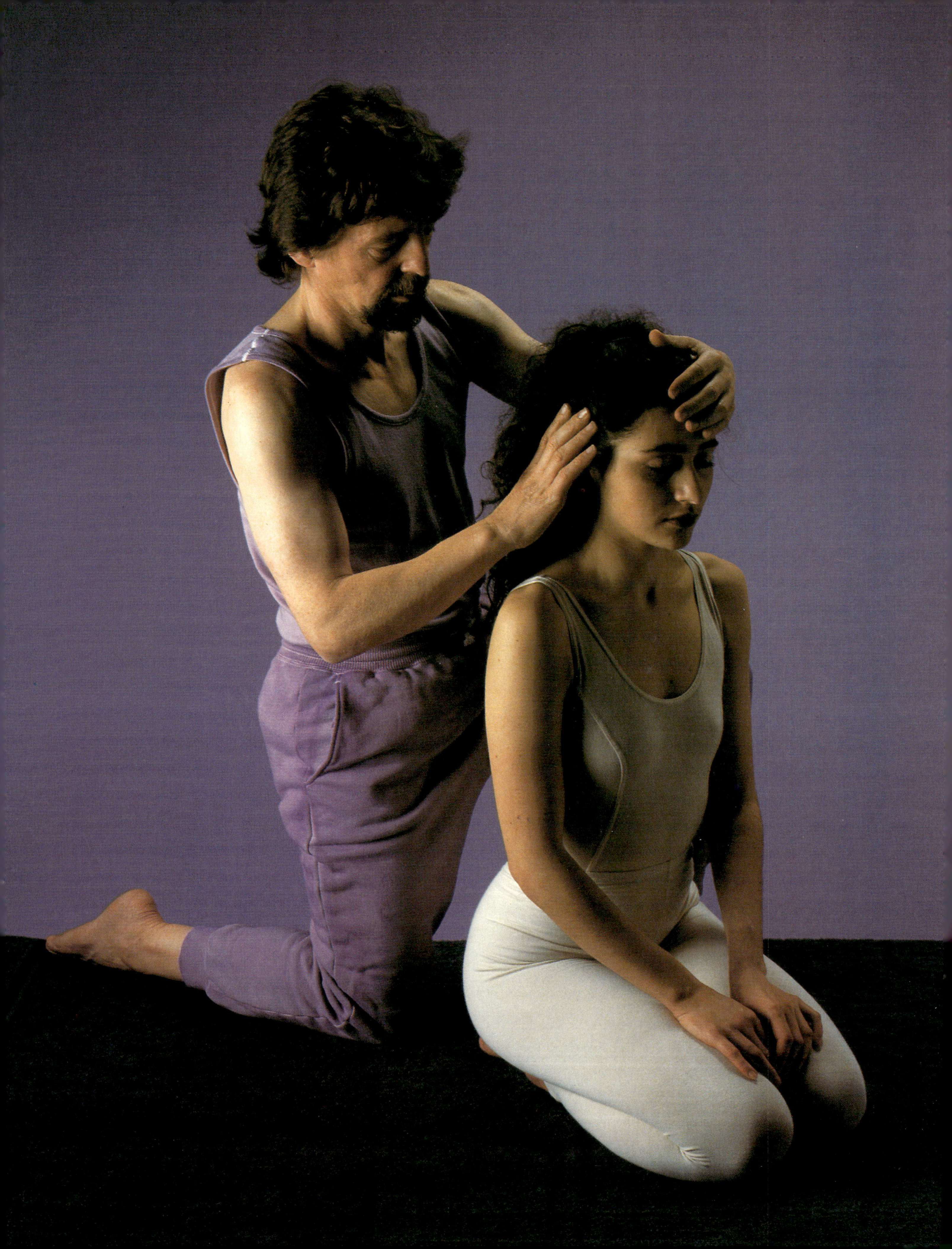

TEIL III

DIE TECHNIK WEITERENTWICKELN

Wenn Sie die Behandlungsfolgen von Teil I bereits einige Male ausgeführt haben, wird Ihnen sicher schon ein Blick auf die Illustrationen zur Anwendung genügen. Sobald Sie mit dem gesamten Ablauf vertraut sind und den Prinzipien des Shiatsu in Ihrer Arbeitsweise selbstverständlich folgen, ohne lange darüber nachzudenken, wird sich auch das Gefühl dafür einstellen, wie Ihre Partner im einzelnen darauf reagieren und ob sie sich dabei wohl fühlen. Dies ist der Zeitpunkt, an dem Sie Ihre Technik weiterentwickeln können.

Es stehen Ihnen vier Wege offen: Sie steigern Ihr eigenes Energiebewußtsein durch Atem- und Visualisierungsübungen; Sie verbessern Ihre Sensibilität für den Fluß des Ki im Körper des Empfängers; Sie erweitern Ihr Wissen darüber, wie das Ki im Körper arbeitet, wie die Meridiane verlaufen und das chinesische System der fünf Elemente wirkt; und Sie passen Ihre Techniken den individuellen Verschiedenheiten und den speziellen gesundheitlichen Bedingungen an.

Davon handeln die folgenden Seiten – in dieser Reihenfolge. Am besten gehen Sie dabei Schritt für Schritt vor. Wenn Sie erst mit einem Gebiet vertraut sind und diese Kenntnisse in die Praxis umgesetzt haben, wenden Sie sich dem nächsten zu. Haben Sie Ihre Technik so weit entwickelt, verspüren Sie vielleicht den Wunsch, noch andere Shiatsu-Stile kennenzulernen. Dafür sollten Sie spezielle Kurse besuchen, die in der Erwachsenenbildung und von erfahrenen Heilpraktikern angeboten werden.

Links: *Bei fortgeschrittener Technik wird die Grundbehandlung des Shiatsu nach individuellen Erfordernissen und Bedingungen ausgerichtet und verändert.*

ENERGIE-ÜBUNGEN

Aus der Praxis des Shiatsu besitzen Sie bereits Erfahrungen mit Ihrem Ki, denn bei den Behandlungen sollten Sie gespürt haben, wie es in Ihrem Körper fließt und Verbindung zur Energie im Körper des Partners aufnimmt. Die folgenden Übungen und Anleitungen werden Ihnen helfen, dieses Bewußtsein weiterzuentwickeln. Sie umfassen Atem- und Visualisierungsübungen und eine einfache Anleitung, wie Sie Ihre Energie in den Händen erfahrbar machen können.

Hara und Atmung

Schon in der Einführung wurde beschrieben, wie wichtig es ist, daß man bei der Behandlung Aufmerksamkeit und Atmung ganz auf den unteren Bauch konzentriert, auf das Hara. Es ist der Sitz des Tanden, eines der sieben großen Energiezentren unseres Körpers: Diese Chakren sind in allen Heilverfahren und spirituellen Übungen seit Jahrtausenden von zentraler Bedeutung.

Sie müssen sich das Tanden als einen Punkt in der Mitte des Körpers, ein paar Zentimeter unter dem Nabel und ein wenig vor der Wirbelsäule vorstellen. Es bildet den Schwerpunkt unseres Körpers. In allen Übungsweisen östlicher Tradition, die auf das Ki eingehen, ist dies ein Zentrum der Konzentration – in den Kampfsportarten wie beim Bogenschießen, in der Teezeremonie und selbst bei der Kunst des Blumensteckens, dem Ikebana! Wenn es Ihnen möglich ist, Ihre Aufmerksamkeit bei der Arbeit immer auf diesen Punkt zu richten, werden Sie innere Ruhe, Festigkeit und Konzentration erlangen. Es hilft Ihnen auch, auf die Signale aus dem Energiefeld des Partners spontan und instinktiv zu reagieren, selbst wenn Sie dafür noch keine Erklärung und Antwort haben – doch Sie werden sich bewußt auf Ihr Ki und nicht auf physische Kraft und Stärke verlassen.

Wird diese Fähigkeit erst zur zweiten Natur, so teilen sich die positiven Folgen auch allen anderen Lebensbereichen mit; sie zeigen sich sowohl in körperlichen Tätigkeiten wie im Umgang mit anderen Menschen.

Die Konzentration auf das Hara kann man sowohl durch einfache Übungen als auch in der Praxis des Shiatsu erlangen.

Sie sitzen aufrecht. Die kniende Position *seiza (unten)* ist ideal, Sie können aber auch andere Positionen, wie auf Seite 17 gezeigt, einnehmen. Bei Seiza kann ein Kissen unter den Füßen das aufrechte Sitzen erleichtern.

Entspannen Sie sich am ganzen Körper. Richten Sie die Aufmerksamkeit ganz auf das Hara, und verfolgen Sie, wie Ihr Atem tief und in natürlicher Bewegung zum Tanden hinzieht. Sie spüren, wie sich der Bauch beim Einatmen wölbt und beim Ausatmen wieder flach wird. Wenn Sie die Hände flach unter den Nabel legen, fühlen Sie es noch deutlicher. Schweift Ihre Aufmerksamkeit ab, führen Sie sie freundlich wieder zu dieser Übung zurück. Wenn die Bauchatmung für Sie ungewohnt ist, sollten Sie die Übung einige Minuten fortsetzen.

Zur Intensivierung der Übung versuchen Sie nun zu fühlen, wie beim Einatmen das Ki mit der Luft in das Hara hinabströmt. Halten Sie den Atem an, konzentrieren Sie sich ein paar Sekunden auf die Energie dort unten. Dann stoßen Sie langsam den Atem aus – und spüren, daß das Ki im Hara verbleibt.

Mit jedem weiteren bewußten Atemzug nehmen Sie mehr Energie auf, sammeln sie im Tanden und spüren, wie sie von Minute zu Minute zunimmt.

Dieser Übung sollte man täglich fünf Minuten widmen. Besonders nützlich ist sie zur Vorbereitung auf Behandlungen, weil man sich dabei von anderen Gedanken löst. Sie werden bald entdecken, daß Sie ihr Hara auch während vieler alltäglicher Verrichtungen pflegen können – bei rhythmischen Abläufen wie Spazierengehen beispielsweise

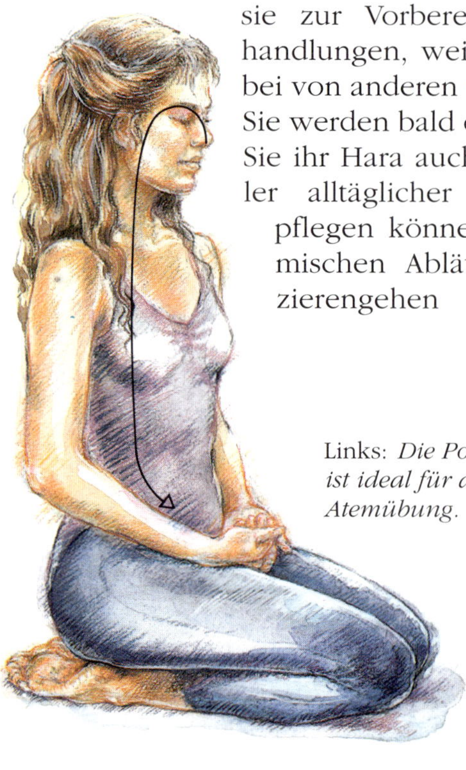

Links: *Die Position Seiza ist ideal für die Hara-Atemübung.*

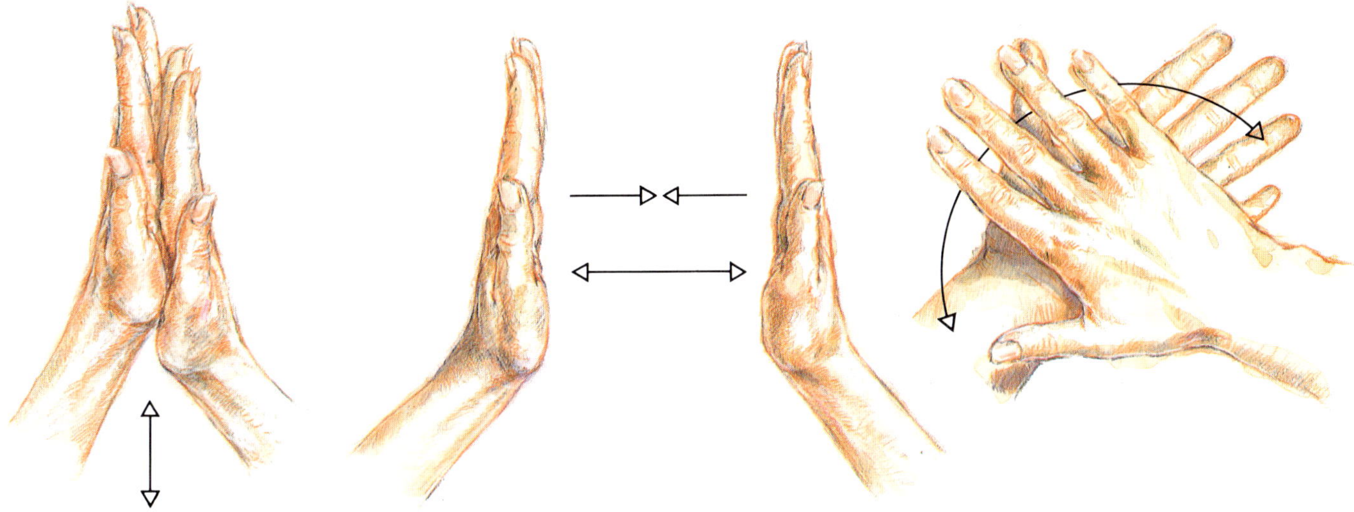

Oben: *Aneinanderreiben stimuliert den Fluß des Ki in den Händen* (links). *Man spürt die Zunahme der Energie, wenn man die Hände aufeinander zu bewegt* (Mitte) *oder übereinander dreht* (rechts).

oder so profanen wie Schlangestehen und Warten auf den Bus.

Das Tanden ist nur eines der Energiezentren oder Chakren, auf die man sich in dieser Weise konzentrieren kann. Andere Menschen wählen dafür das Herzzentrum. Es liegt in der Mitte des oberen Brustraums wiederum zentral zwischen Vorderseite und Rücken des Körpers. Dieses Chakra hat besonders Einfluß auf unsere Emotionen und Beziehungen zu anderen Menschen. Nachdem Sie sich an den Umgang mit Ihrem Hara gewöhnt und seine Energie stabilisiert haben, können Sie also auf gleiche Weise etwas für Ihr emotionales Wohlbefinden und Ihre altruistischen Möglichkeiten tun. Konzentrieren Sie Ihre Atemtechnik auf das Herz-Chakra, so kommen Sie in Berührung mit den eigenen Gefühlen und finden Hilfe in schwierigen Beziehungen.

Ein weiteres Chakra liegt genau hinter der Mitte zwischen den Augenbrauen, das *Dritte Auge*. Die Konzentration darauf entwickelt unsere Fähigkeit zu Verständnis, Intuition und psychischer Wahrnehmung.

Energie in den Händen

Mit dieser einfachen Übung entwickeln Sie Ihr Bewußtsein für das eigene Ki und steigern die Wirksamkeit Ihrer Behandlungen an sich selbst oder anderen.

Sie sitzen oder stehen gerade und sind völlig entspannt. Achten Sie besonders auf die Schultern: Fühlen sie sich »dicht« an, werden sie wie auf Seite 110 massiert. Dann reiben Sie die Hände in Gesichtshöhe aneinander: Die Finger zeigen aufwärts, die Hände haben bis zur Wurzel Kontakt. Nach 20 oder 30 Sekunden führen Sie die Hände parallel um eine Handbreit auseinander.

Nehmen Sie etwas wahr? Man spürt das stimulierte Ki häufig als eine Art Prickeln, wie elektrische Spannung oder wie eine magnetische Ladung, manchmal sogar wie eine feste Energiekugel zwischen den Händen. Variieren Sie den Abstand, führen Sie die Hände aneinander vorbei, und spüren Sie den Empfindungen nach; das Schließen der Augen macht sie deutlicher. Vielleicht klappt dies nicht auf Anhieb, doch später werden Sie es merken, und in jedem Fall wirkt es sich auf die darauffolgende Behandlung aus.

Eine Variante dazu, die bei manchen besser ankommt, ist das kräftige Schütteln der Hände: ungefähr ein halbe Minute mit entspannten Schultern aus lockerem Handgelenk. Auch dann bewegen Sie die Hände wieder zueinander *(siehe Seite 123)*.

SENSIBILISIERUNGSÜBUNGEN

Die Grundtechniken in Teil I enthalten auch allgemeine Streckübungen und einige andere Beispiele, in denen Sie Hände und Arme auf gleiche Weise einsetzen. Vor allem aber benutzen Sie die Handflächen und Daumen, was man gemeinhin »beidhändige Arbeit« nennt. Die Bezeichnung ist etwas irreführend, denn tatsächlich benutzen Sie zwar beide Hände gleichzeitig, aber in sehr verschiedener Weise: Die eine Hand ist eher passiv und ruht mehr oder weniger an einer Stelle, während die andere sich entlang der Linie der Druckpunkte bewegt. Das geschieht, um die Energie zwischen zwei Druckpunkten auszugleichen und sich für die Interaktion zu sensibilisieren.

Nach einiger Übung in Shiatsu werden Sie feststellen, daß man bei der punktuellen Druckbehandlung auf verschiedene »Qualitäten« des Ki trifft. Offensichtlich ist (wie bei der Rückenbehandlung erwähnt, *siehe Seite 34*), daß das Oberflächengewebe der behandelten Zone von unterschiedlicher Beschaffenheit ist und auf die Berührung verschieden anspricht: Man spürt Verdichtung oder Aufgelockertheit, Verhärtung oder manchmal eine seltsame Leblosigkeit. Darin drückt sich der Zustand des Ki an dieser Körperpartie im Verhältnis zu anderen aus. Es besteht immer eine gewisse, jedoch geringe Unausgewogenheit oder Ungleichmäßigkeit in der Verteilung des Ki. Das fühlt man dem Gewebe an – und deshalb üben wir Shiatsu: Es ist unvermeidlich, daß sich die Energie in manchen Bereichen staut und in anderen fehlt. Doch mit wachsender Erfahrung und Technik werden Sie beim Druck mit Handfläche oder Daumen diese Oberfläche durchdringen und den Kontakt herstellen zu der Energie, die darunterliegt. Dann werden Sie »begreifen«, was im Energiefeld des Ki vor sich geht.

Tsubos

Die Druckpunkte im Shiatsu werden *tsubos* genannt. Dieses japanische Wort bedeutet »Gefäß« und beschreibt zugleich seine Eigenart. Wenn man auf den Tsubo drückt, empfindet man zuerst Widerstand; hält der Druck an, so fühlt man, wie der Tsubo sich unter dem Daumen öffnet; und dann erreicht man den »Boden« des Gefäßes. Die

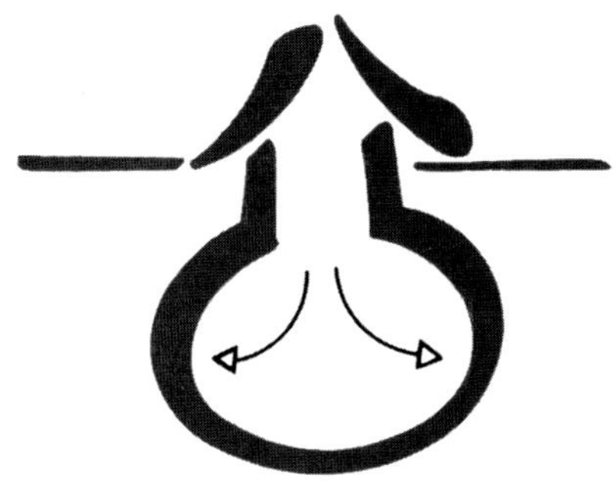

Oben: *Das japanische Zeichen für Tsubo charakterisiert den Druckpunkt als ein Gefäß mit engem Hals und einem Deckel darüber.*

Darstellung oben illustriert das. Auch wenn Sie diesen Vorgang nicht gleich wahrnehmen, werden Sie ihn nach einiger Praxis feststellen, sobald Sie den Punkt genauer lokalisieren. Mit dem Pressen und Halten des Tsubo stellen Sie eine Verbindung mit dem Ki unter der Oberfläche her: Viele Tsubos sind »Pforten« zu einem Ki-Kanal oder Meridian. Wenn Sie sie öffnen, nennt man das den Tsubo-Effekt.

Ein Hauptunterschied zwischen Akupressur oder Akupunktur und Shiatsu – und einer seiner großen Vorzüge – besteht darin, daß man jeden Punkt des Körpers und nicht allein die der klassischen Meridiane behandelt. Allerdings sind die Meridianpunkte leichter zu finden, direkter zu behandeln, und ihre Wirkungen sind einfacher zu verstehen: Darum sollten Sie sich am Anfang besser auf diese Punkte konzentrieren. Später werden Sie herausfinden, daß die gleichen Prinzipien an unglaublich vielen anderen Stellen anzuwenden sind.

Kyo und Jitsu

Wenn Sie unter der Oberfläche des Tsubo seine Energie berühren, nehmen Sie deren spezielle Qualität wahr. Ihre beiden Extreme werden mit Kyo und Jitsu bezeichnet. Kyo-Symptome sind Leere, innere Schwäche, Unterfunktion oder Mangel an lokaler Energie; Anzeichen des Jitsu sind Fülle, Überfluß und Überaktivität des Ki. Natürlich sind das eher relative als absolute Werte zum Zweck des Vergleichs, und auch die damit beschriebenen Zustände sind dynamisch und gewissermaßen fließend, auch wenn sie gelegentlich länger andauern. Die Feststellung, ob es sich bei dem Energiezustand um Kyo oder Jitsu handelt, hilft zunächst bei der Beurteilung der aktuellen Situation (Diagnose) und der angebrachten Heilungsschritte (Behandlung). Schmerzen und andere Störungen sind oft unmittelbar mit der Stelle assoziiert, an der man durch Kyo oder Jitsu ein Ungleichgewicht der Energie aufspürt, und können dort direkt behandelt werden.

Kyo und Jitsu als Ausdruck unterschiedlicher Energievolumen können nicht nur zwischen einzelnen Punkten, sondern auch zwischen Energiekanälen und ihrem Organsystem, zwischen verschiedenen Zonen oder Teilen eines Körpers und selbst im Verhältnis zu anderen Personen vorliegen. So kann bei einem Menschen der Nieren-Meridian durch Kyo gekennzeichnet sein, der Unterkörper mehr Jitsu enthalten als der Oberkörper – und die ganze Person im Vergleich mit anderen stärker durch Kyo bestimmt sein. Bei einer Behandlung sind all diese Faktoren zu berücksichtigen. Beispiele dafür finden Sie weiter hinten im Buch, wenn wir auf individuelle Behandlungen eingehen.

Sensibilität für andere

Die Atmung in das Hara und die Ki-Stimulierung zwischen den Händen *(siehe Seite 122–123)* lassen auch unser Bewußtsein für die Aura oder das Energiefeld wachsen, das den ganzen Körper umgibt. Wenn Sie es weiterentwickeln wollen, um auch die Aura anderer Menschen zu erspüren, dann bewegen Sie nach dem Reiben oder Schütteln Ihrer Hände eine Hand um Kopf, Schultern und Oberkörper des Partners, der dabei sitzt. Sie müssen ganz entspannt sein. Probieren Sie verschiedene Abstände aus, schließen Sie die Augen. In einem gewissen Abstand können Sie fühlen, wie Sie in sein Energiefeld eintreten. Versuchen Sie das auch mit anderen Personen – Stärke und Eigenart der Aura variieren stark von Mensch zu Mensch und verändern sich mit der Zeit. Sie könnten auch entdecken, daß eine Ihrer Hände sensibler ist als die andere, daß bestimmte Bereiche einer Aura intensiver oder schwächer strahlen als andere und damit auf einen Überfluß oder Mangel an Energie des Körpers hinweisen. Auch diese Erfahrung können Sie für die Behandlung nutzen.

DAS KI IM MENSCHLICHEN KÖRPER

Die Kulturen des Ostens haben schon vor langer Zeit eine Reihe klassischer Analysesysteme entwickelt, die darstellen, wie Energie – die Kraft des Lebens – im Universum als Ganzes und im menschlichen Körper im besonderen wirkt. Diese Systeme sind von fundamentaler Bedeutung für die eingehendere Diagnose und Behandlung. Sie umfassen das chinesische Modell der organischen Systeme, das klassische System der Meridiane und Druckpunkte, die Gesetze des Yin und Yang und die Lehre von den fünf Elementen.

Die vitalen Organe

Die alte chinesische Medizin besitzt eine andere Auffassung von den inneren Organen und ihren Funktionen als die westliche Medizin. Sie konzentriert sich nicht allein auf deren physische Verfassung und Funktionsweise, sondern auf die unterschiedlichen Energiezustände jedes Systems und wie diese Energien sich wechselseitig und im ganzen ergänzen. Zu jedem dieser Organsysteme gehört ein Meridian oder Energiekanal, in dem das Ki in bestimmter Richtung fließt; und unter dem Aspekt von Diagnose und Therapie sind die Meridiane wichtiger als die Organe selbst.

Auch die Zusammenhänge zwischen den Organen werden in der traditionellen chinesischen Medizin anders gesehen. Man reiht sie nicht einfach in funktionale Gruppierungen wie Magen/Dünndarm/Dickdarm ein, sondern in Paaren, die einander ergänzen und in energetischem Austausch stehen; die Paare selbst wiederum sind einem ganzheitlichen System zugeordnet, durch das Ki fließt.

Wir werden das später noch erklären. Die Lage der wichtigen Organe zeigt das Schaubild auf Seite 126.

Die Energiekanäle

Kenntnis und Verständnis der Kanäle oder Meridiane sind entscheidend für die Weiterentwicklung Ihrer Technik, denn daraus lernen Sie, wo und mit welchen Wirkungen Sie Ihre Behandlung

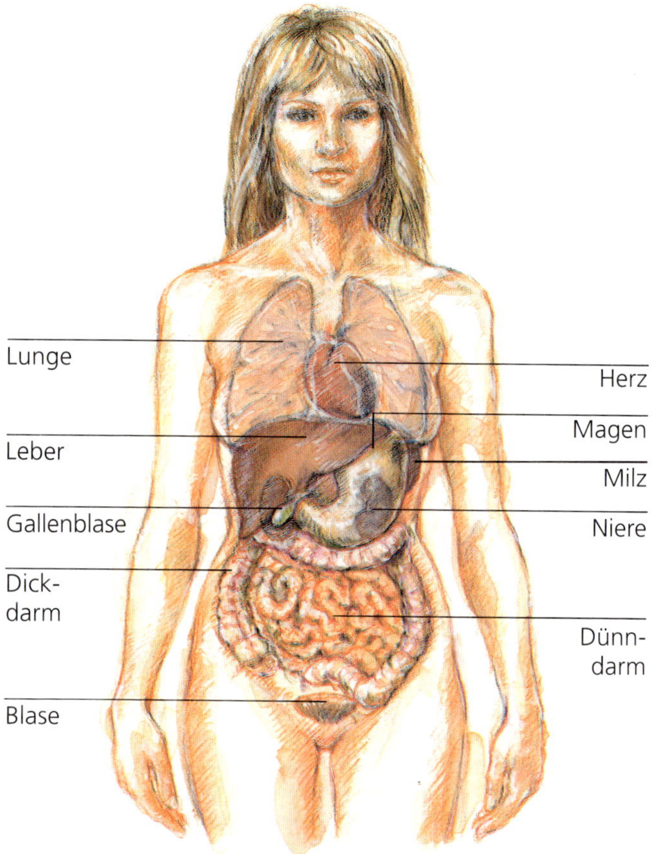

Oben: *Das Schaubild zeigt die Lage der Organe mit korrespondierenden Meridianen. Die Nieren liegen im Rücken des Brustkorbs hinter den anderen Organen.*

anwenden können. In der Meridian-Methode verbindet sich das klassische chinesische System der vitalen Organe mit dem ganzheitlichen Begriff des Ki.

Die Meridiane kann man sich als ein Gewebe oder Netzwerk von Energiekanälen vorstellen, die sich durch den ganzen Körper ziehen und alle organischen Systeme mit seinen Extremitäten verbinden: dem Kopf, den Händen, den Füßen. In den klassischen Schriften östlicher Medizin wird es poetisch als »ein Gewebe, das seinen Weber nicht kennt« beschrieben. Verläuft ein solcher Kanal nahe der Oberfläche unserer Haut, dann wirkt seine Behandlung auf das damit verbundene organische System.

Es gibt insgesamt vierzehn große Meridiane. Zehn von ihnen sind paarweise mit großen, den vitalen inneren Organen verbunden und sorgen zusammen für den energetischen Austausch dieser Organe:

Lunge und Dickdarm
Magen und Milz
Herz und Dünndarm
Blase und Niere
Leber und Gallenblase

Zwei weitere Meridianpaare sind zwar nicht im physischen Sinn mit Organen verbunden, doch von ebensolcher Bedeutung:

Perikard und Dreifacherwärmer
Gouverneursgefäß und Direktionsgefäß

Die Funktionen dieser Organsysteme sind auf Seite 127 zusammengefaßt und auf den folgenden Seiten dargestellt. Alle Meridiane – mit Ausnahme von Gouverneursgefäß und Direktionsgefäß – verlaufen in zwei Kanälen symmetrisch an beiden Seiten des Körpers; bei der Behandlung werden sie an beiden Seiten bearbeitet. Gouverneursgefäß und Direktionsgefäß haben jeweils einen Kanal: Der eine verläuft vorn an der Mittellinie des Körpers, der andere an der Mittellinie am Rücken hinab *(siehe Seite 128 und 130)*.

Im Grundprogramm von Teil I haben Sie bereits an fast allen Meridianen gearbeitet und einige ihrer Linien und Druckpunkte in den Abbildungen gesehen. Wir sind darauf nicht weiter eingegangen, weil Sie erst einmal ein eigenes Gefühl dafür bekommen sollten, wo man drückt und wie man das Ki ertastet – bevor Sie sich das im Kopf zurechtlegen und zuviel nachdenken.

Doch nachdem Sie nun das Grundprogramm soweit beherrschen, benötigen Sie zur Verfeinerung Ihrer Technik genauere Informationen, wo man den Druck am besten ansetzt und welche Wirkungen er jeweils zeigt. Das Wissen um die Meridiane macht eine spezielle Behandlung möglich: Wenn jemand beispielsweise eine schwache Verdauung hat, können Sie sich auf den entsprechenden Meridian konzentrieren. Diese Kenntnisse machen es aber auch möglich, spezielle Informationen über einzelne Organe zu erhalten, weil Sie den Zustand des Ki in den entsprechenden Kanälen herausfinden können.

Das Ki fließt in jedem Meridian nur in eine Richtung. Generell kann man sagen: an der Rückseite des Körpers (und der erhobenen Arme) und der Außenseite seiner Glieder abwärts – an der

Frontseite des Körpers und der Innenseite seiner Glieder aufwärts. Nach diesem Muster richtet sich auch der Behandlungsablauf in Teil I und II. Der Magen-Meridian bildet die Ausnahme von der Regel: Hier fließt das Ki an der Vorderseite der Beine abwärts.

Das Schema der Meridiane wird auf den nächsten Seiten vorgestellt. Es zeigt auch einige spezielle Druckpunkte; wo man sie lokalisiert, finden Sie auf den Seiten 135 bis 140. Darüber hinaus gilt: Ki ist Lebensenergie, eine ganzheitliche Kraft, die in allen Meridianen durch den gesamten Organismus strömt.

Die Funktionen der organischen Systeme

Die folgenden Beschreibungen geben die Rolle der organischen Systeme nach den Vorstellungen der östlichen Medizin wieder. Die Organe und ihre Meridiane bilden ein System und haben eine gemeinsame Abkürzung, die in Klammern steht.

Lunge (Lu): Nimmt die Luft und das in ihr enthaltene Ki auf, setzt sie um zu körperlicher Energie und überträgt sie auf die anderen Kanäle; der Meridian stützt positive Einstellungen.

Dickdarm (Di): Ist vor allem durch das Kolon (Grimmdarm) bestimmt, entzieht den Nährstoffen Flüssigkeit und scheidet unbrauchbare Feststoffe aus; psychisch mit »Festhalten« und Selbstvertrauen verbunden.

Magen (Ma): Bereitet Nahrung zur Verdauung vor und entnimmt ihr Ki und Nährstoffe für Milz und Dünndarm; wirkt auf die intellektuelle Verfassung.

Milz (Mi): Verwandelt Nährkraft zu Ki, schwemmt alte Blutzellen aus und ist wichtig für das Immunsystem. Die traditionelle chinesische Medizin ordnet dem Meridian auch die Bauchspeicheldrüse (Pankreas) zu, der Hormone und Enzyme zur Verdauungshilfe produziert und Blutzucker und Fettstoffwechsel kontrolliert; beeinflußt Konzentrationfähigkeit und analytisches Denken.

Herz (He): Läßt das Blut zirkulieren und kontrolliert die Blutgefäße; wird als Sitz von Bewußtsein und Gefühlen betrachtet.

Dünndarm (Dü): Erhält die Nahrung vom Magen, sondert die Nährstoffe aus und nimmt sie auf, während die Reste zur Ausscheidung zu Dickdarm und Blase wandern; wird mit der Unterscheidungskraft assoziiert.

Blase (Bl): Speichert vorübergehend überschüssige Flüssigkeiten und scheidet sie aus; wird mit Mut verknüpft.

Nieren (Ni): Speichern Ki und versorgen damit die Organe und lebenswichtige Vorgänge wie Geburt, Wachstum und Fortpflanzung, sorgen auch für den Flüssigkeitshaushalt und eliminieren Giftstoffe; beeinflussen die Willenskraft.

Perikard (Pe): Unterstützt Herzfunktionen und Kreislauf; hat mit den menschlichen Beziehungen zu tun.

Dreifacherwärmer (DE): Verbreitet Ki im ganzen Körper und reguliert die Körperwärme; ermöglicht Gefühlsbeziehungen zu anderen.

Gallenblase (Gbl): Speichert die von der Leber produzierte Galle und unterstützt die Leberfunktionen; wird mit Entscheidungskraft und Handlungsfähigkeit verbunden.

Leber (Le): Speichert Blut und fördert den Ki-Fluß im ganzen Körper, entfernt auch toxische Substanzen aus dem Dünndarm; wirkt auf Kreativität, Stimmung und Planung.

Gouverneursgefäß (Gg): Kontrolliert die Meridiane an der Vorderseite des Körpers und der Innenseite der Glieder.

Direktionsgefäß (Dg): Kontrolliert die Meridiane an der Rückseite des Körpers und der Außenseite der Glieder.

Jedes Organsystem beeinflußt außerdem spezielle emotionale Zustände und andere Aspekte der physischen Verfassung. Darüber mehr in der Lehre von den fünf Elementen *(Seite 131–132).*

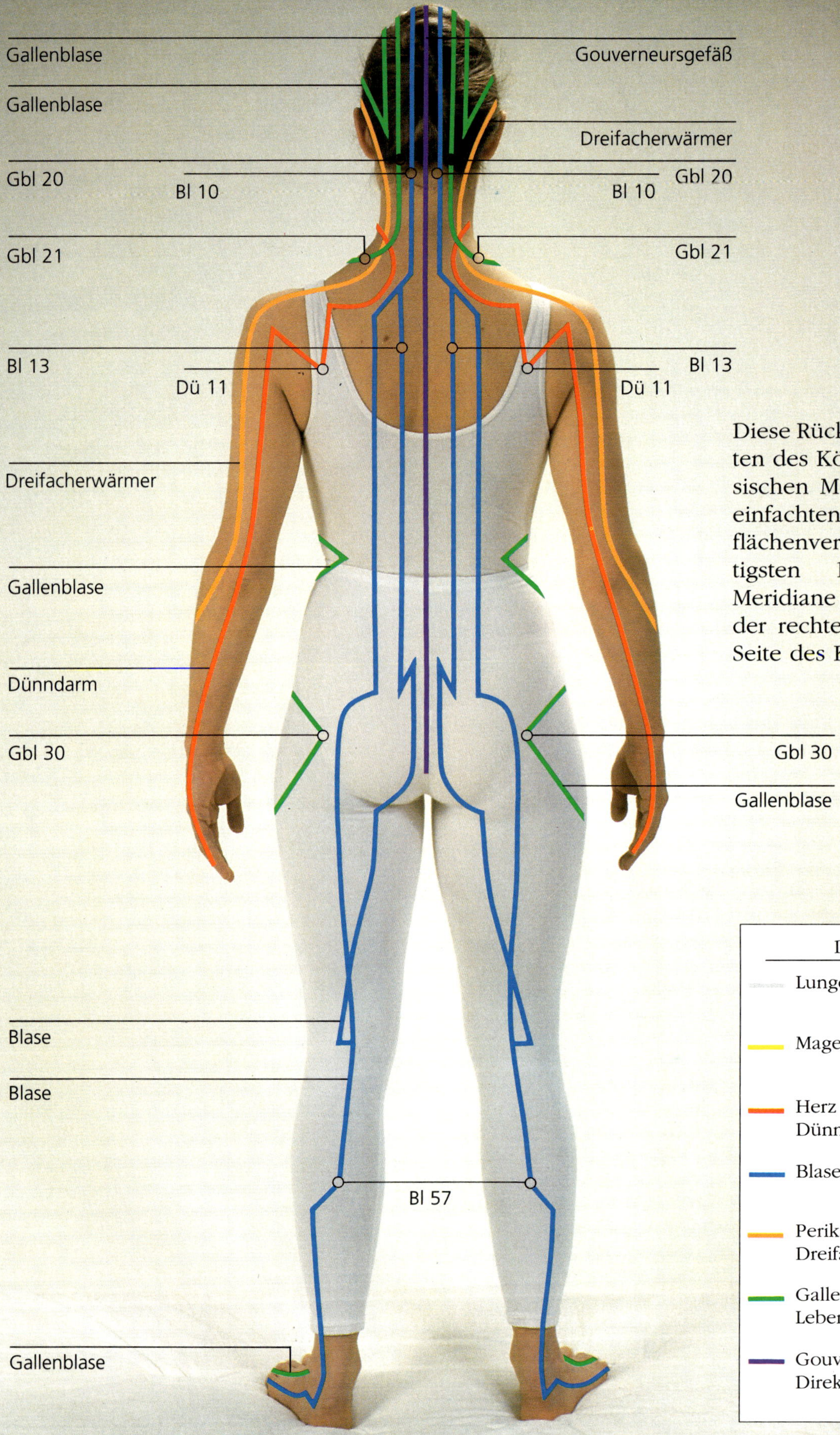

Diese Rücken- und Seitenansichten des Körpers zeigen die klassischen Meridiane in einer vereinfachten Version des Oberflächenverlaufs mit ihren wichtigsten Druckpunkten. Alle Meridiane und Tsubos sind auf der rechten wie auf der linken Seite des Körpers zu finden.

DIE MERIDIANE

- Lunge (Lu) und Dickdarm (Di)
- Magen (Ma) und Milz (Mi)
- Herz (He) und Dünndarm (Dü)
- Blase (Bl) und Nieren (Ni)
- Perikard (Pe) und Dreifacherwärmer (DE)
- Gallenblase (Gbl) und Leber (Le)
- Gouverneursgefäß (Gg) und Direktionsgefäß (Dg)

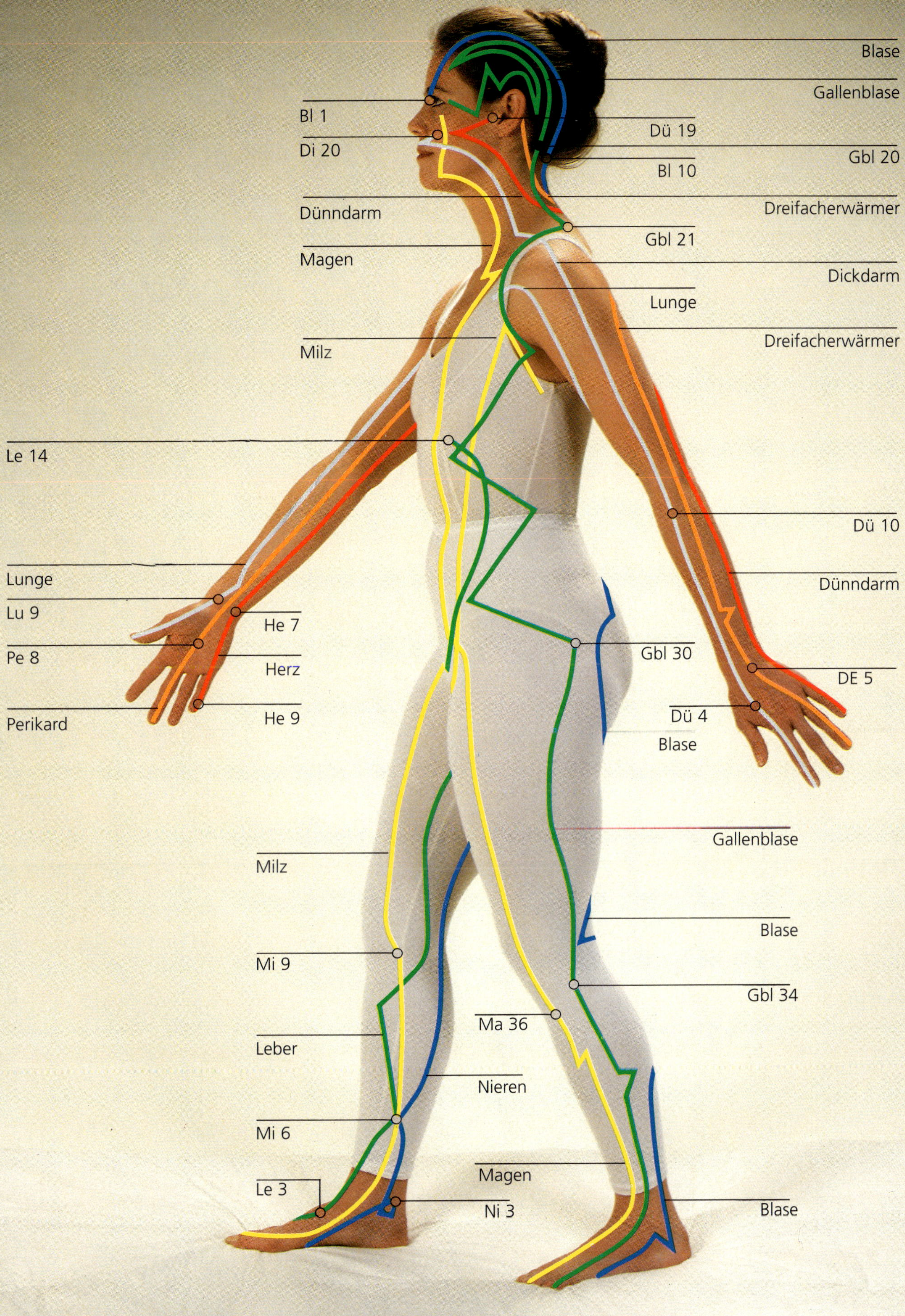
Blase
Gallenblase
Bl 1
Dü 19
Di 20
Gbl 20
Bl 10
Dünndarm
Dreifacherwärmer
Gbl 21
Magen
Dickdarm
Lunge
Dreifacherwärmer
Milz
Le 14
Dü 10
Lunge
Dünndarm
Lu 9
He 7
Gbl 30
Pe 8
Herz
DE 5
Perikard
He 9
Dü 4
Blase
Gallenblase
Milz
Blase
Mi 9
Gbl 34
Ma 36
Leber
Nieren
Mi 6
Magen
Le 3
Ni 3
Blase

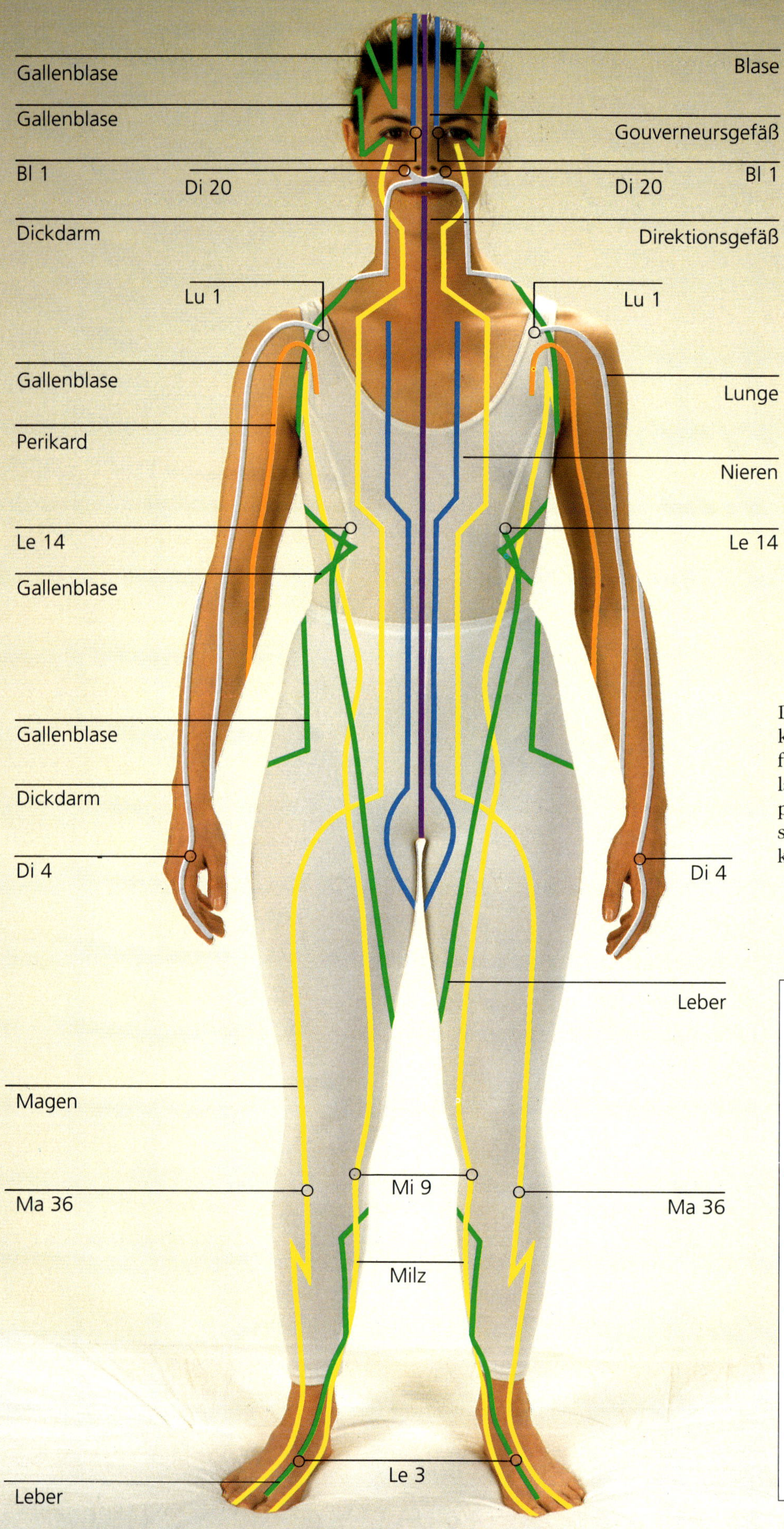

Die Frontansicht des Körpers zeigt die klassischen Meridiane in einer vereinfachten Version des Oberflächenverlaufs mit ihren wichtigsten Druckpunkten. Alle Meridiane und Tsubos sind auf der rechten wie auf der linken Seite des Körpers zu finden.

DIE MERIDIANE

- Lunge (Lu) und Dickdarm (Di)
- Magen (Ma) und Milz (Mi)
- Herz (He) und Dünndarm (Dü)
- Blase (Bl) und Nieren (Ni)
- Perikard (Pe) und Dreifacherwärmer (DE)
- Gallenblase (Gbl) und Leber (Le)
- Gouverneursgefäß (Gg) und Direktionsgefäß (Dg)

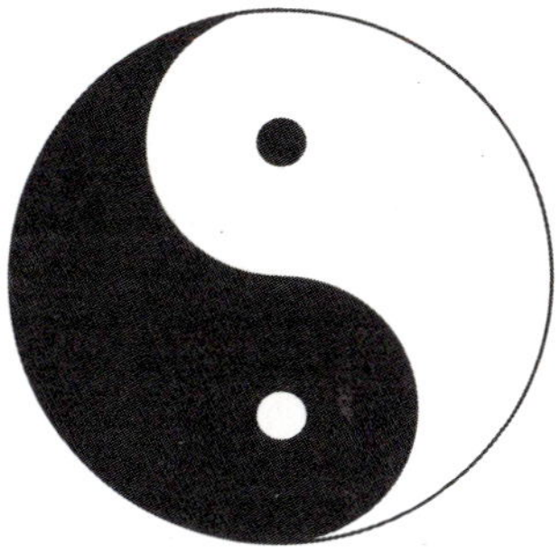

Links: *Das berühmte Symbol für Yin und Yang zeigt, wie jedes zum Ausgleich der Gegensätze drängt.*

Yin und Yang

Das Prinzip von Yin und Yang charakterisiert die fernöstliche Auffassung vom Wirken der Energie: Es ist die Grundlage der gesamten Kosmologie und erklärt in der traditionellen chinesischen Medizin den Aufbau des Organismus.

Die Theorie von Yin und Yang wurde zuerst vor dreitausend Jahren in dem klassischen chinesischen Werk *I Ching*, dem Buch der Wandlungen, dargestellt; doch ihre Ursprünge reichen wohl noch weiter zurück. In allen Kräften und Erscheinungen des Universums herrschen wechselweise Yin oder Yang vor. Doch jedes Phänomen enthält beide Elemente, wie es das berühmte Symbol *(siehe oben)* ausdrückt, und darum sind sie immer nur relativ zu bestimmen. Yin oder Yang treten nie in reiner Form auf, sondern sind in allen Phänomenen oder Kräften nur im Verhältnis zueinander und im Zusammenhang mit anderen Phänomenen oder Kräften zu beurteilen. Außerdem manifestieren sich die beiden Energieprinzipien in dynamischer Form und stetem Wechsel: etwa in den natürlichen Zyklen von Tag und Nacht, Winter und Sommer, Geburt und Tod. Darum werden die Eigenschaften von Yin und Yang üblicherweise in Paarungen sich ergänzender Gegensätze beschrieben: hell und dunkel, heiß und kalt, männlich und weiblich und dergleichen. Yang wird als dynamisch, aktiv, nach außen gerichtet angesehen; Yin als passiv, verinnerlicht und von Natur unscheinbarer. Yin und Yang sind »komplementäre Gegensätze« und wirken ständig interaktiv, um einen Zustand des Gleichgewichts und der Harmonie herzustellen. Ist das Yin zu stark, so zieht es Elemente des Yang an – und umgekehrt.

Beispiele komplementärer Gegensätze

Yin	**Yang**
Ruhe	Bewegung
Schatten	Sonne
Kälte	Wärme
Dunkelheit	Licht
passiv	aktiv
innen	außen
unsichtbar	sichtbar
weich	hart
naß	trocken
weiblich	männlich

Für das Verständnis des Shiatsu ist das Prinzip von Yin und Yang unentbehrlich.

Zum einen: Ki entsteht aus der Interaktion zwischen Yin und Yang. Erkennt man, wie sich das Verhältnis der beiden im Körper darstellt, dann versteht man sehr viel besser, wie das Ki im Körper wirkt. Die Meridiane selbts sind nach Yin und Yang zu unterscheiden: Die Yang-Kanäle laufen abwärts im »harten« Rücken des Körpers und an der Außenseite der Glieder und sind mit den »festen« oder Yang-Organen verbunden: Milz, Herz, Nieren; die Yin-Kanäle laufen aufwärts an der »weichen« Front des Körpers und sind mit den »hohlen« Yin-Organen assoziiert: Magen, Dünndarm, Blase. So begreift man auch die Paarungen der Meridiane und Organe leichter. Die Meridiane sind wie folgt aufgeteilt:

Yin	**Yang**
Dickdarm	Lunge
Magen	Milz
Dünndarm	Herz
Blase	Nieren
Dreifacherwärmer	Perikard
Gallenblase	Leber

Zum anderen: Wir können durch das Verständnis von Yin und Yang eine Shiatsu-Behandlung verbessern und verändern, indem wir beispielsweise auf Übergewichte von Yin oder Yang eingehen – davon mehr im letzten Abschnitt über individuelle Behandlung. Darüber hinaus ist das Prinzip von Yin und Yang in sich selbst eine faszinierende Theorie, die sich auf viele Lebensbereiche anwenden läßt, wenn man sich intensiver mit ihr beschäftigt. Nicht zuletzt weist uns das Prinzip von Yin und Yang auch den Weg zur klassischen chinesischen Lehre von den fünf Elementen.

Die fünf Elemente

Dieses System eröffnet einen weiteren Weg zum Verständnis der kosmologischen Vorstellung östlichen Denkens: Es beschreibt den Kreislauf universaler Energie in seinen verschiedenen Phasen. Das ist ein kreativer Prozeß und für Shiatsu von großer Bedeutung, weil darin die besonderen Möglichkeiten seiner Anwendung sichtbar werden.

Die Zyklen der Natur haben wir zur Illustration der Interaktion von Yin und Yang bereits herangezogen. Die Lehre von den fünf Elementen benutzt sie als Grundmodell. Darum müßte man sie exakter »Die fünf Phasen der Energieverwandlung« nennen, denn die sogenannten »Elemente« sind nur Symbole dieser Phasen.

Die ständige Umsetzung von Energie von Yin zu Yang und wieder zurück zu Yin kann man im Jahresablauf als einen Kreis darstellen, in dem fünf verschiedene Phasen sowohl in Interaktion miteinander als auch in bezug auf das Ganze stehen. Und dies ist das Modell: Die Phase *Wasser* bedeutet Ruhe oder Winter; ihr folgt die aufschäumende Energie des Frühlings, die als Phase *Holz* symbolisiert wird; nun entfaltet sich die kosmische Energie in der Spitze der irdischen Sommerphase *Feuer,* fällt wieder ab zum Spätsommer der Phase *Erde* und verdichtet sich schließlich in der Herbstphase des *Metall,* um wieder in Winter und *Wasser* überzugehen.

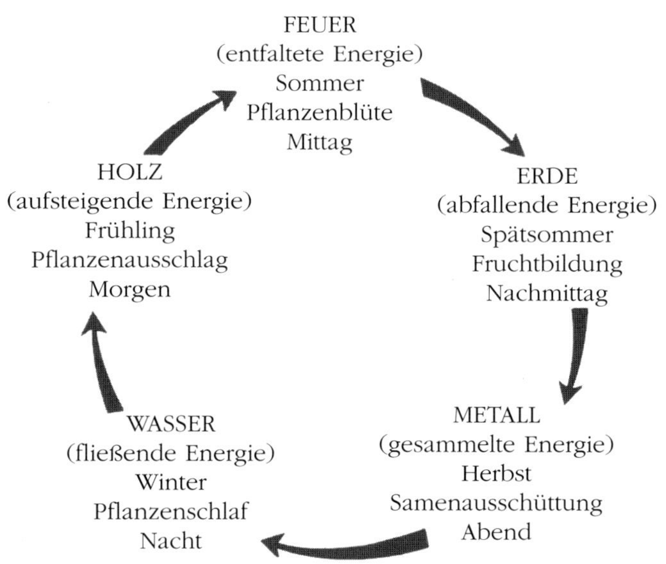

Oben: *Das traditionelle chinesische System der fünf Elemente mit den sich wandelnden Phasen der Energiezustände und ihren Entsprechungen in der natürlichen Umwelt.*

Man kann unendlich viele Modelle zum Beleg dieser Theorie heranziehen, doch der natürliche Zyklus der Pflanzen soll genügen, um eine Vorstellung von der unverwechselbaren Wirkung des Energieumsatzes in den verschiedenen Phasen zu geben. Die winterliche Ruhe der Pflanzen, während der sie – passiv – unter dem Schnee alle Energie in ihren Wurzeln speichern, ist das Sinnbild für *Wasser.* Nichts scheint zu geschehen; doch im Inneren bereiten sie sich vor auf die nächste Phase *Holz.* Die Kraft des Holzes ist nicht aufzuhalten, bricht durch nach oben und außen in Zweigen, Knospen und Keimen. Dann entwickeln diese Sprossen und Blüten, die wie *Feuer* flammend zum Himmel züngeln und doch bald absterben werden. Die Energie der Erde sammelt sich im Schwellen ihrer Früchte – ihre erdgebundene, naturgemäße Eigenschaft. In der Phase *Metall* bilden sie schließlich ihren Samen aus, das Konzentrat ihrer Energie. Schlafend liegt er in der Erde, bis die Zeit des *Wassers* wiederkehrt. Das Schaubild *(links)* verdeutlicht diesen Zyklus.

Die Logik dieses Systems läßt sich auch auf die Organisation der Energie im Körper übertragen, den Fluß des Ki durch Meridiane und Organe. Sie gibt uns eine weitere Anleitung für Shiatsu zur Hand – zur Diagnose wie zur Therapie. Jedes der fünf Elemente – oder Phasen – kontrolliert bestimmte Paare oder Gruppierungen der Organe: *Wasser* Nieren und Blase, *Holz* Leber und Gallenblase, *Feuer* Herz und Dünndarm sowie Perikard und Dreifacherwärmer, *Erde* Magen und Milz, *Metall* Lunge und Dickdarm. Durch das Verstehen der einzelnen Elemente lernen wir auch die ihnen assoziierten Organe besser verstehen, wie sie zum Beispiel auf den Wechsel der Jahreszeiten reagieren oder wie unsere emotionale Verfassung mit den verschiedenen Energiephasen und den korrespondierenden Organen verknüpft ist.

Schließlich wird durch die Beziehungen zwischen den Elementen auch deutlich, wie die Organsysteme dynamisch aufeinander reagieren. Diese Interaktion folgt zwei verschiedenen Mustern. Jedes Element steht erstens mit den beiden ihm im Zyklus benachbarten und zweitens mit den ihm im Kreis gegenüberliegenden in Beziehung. Die Beziehung zu benachbarten Elementen hat ergänzenden Charakter und wird als Produktionssequenz bezeichnet. In den Symbolen der Natur ist das so zu interpretieren: Holz brennt, um Feuer zu erzeugen – Feuer produziert Asche, die die Erde nährt – die Erde enthält die Adern der Metalle – Metall schmilzt und verwandelt sich in den flüssigen Zustand Wasser – Wasser fördert das Wachstum des Holzes. Die Wechselbeziehung zu den gegenüberliegenden Elementen hingegen ist antagonistischer oder hemmender Art und wird Kontrollsequenz genannt: Wasser löscht Feuer, Feuer schmilzt Metall, Metall schneidet Holz, Holz durchdringt Erde, Erde kanalisiert Wasser. Ist die Energie eines Elements schwach, dann kann sie durch Anstöße aus seinem produzierenden Element erweitert oder verstärkt werden; ist dagegen ein Übermaß an Energie vorhanden, so kann sie durch Einwirkung des kontrollierenden Elements vermindert werden.

Diese Wechselbeziehungen zeigt die zweite Darstellung der fünf Elemente *(unten)*. Das Ziel einer Shiatsu-Behandlung ist es, den Empfänger in Einklang zu bringen mit der Energie seiner Umwelt und des Lebens. Die Analyse der fünf Elemente ist deshalb bei der individuellen Anwendung von großem Nutzen.

Unten: *Die Wechselbeziehungen zwischen den fünf Elementen und den damit verbundenen emotionalen Zuständen: Die Kontrollsequenz zeigen die inneren geraden Pfeile, die Produktionssequenz die Pfeile im Kreis.*

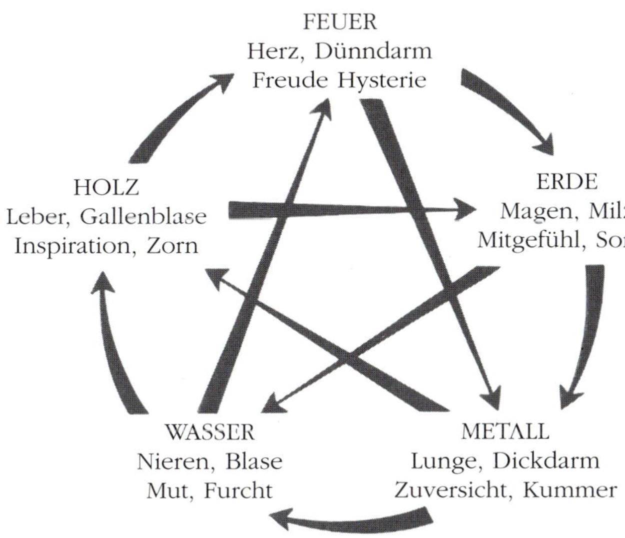

INDIVIDUELLE BEHANDLUNG

Shiatsu wirkt auf den Fluß der Lebensenergie in unserem Körper auf dreierlei Weise:

- Es löst lokale Blockierungen im natürlichen Fluß des Ki.
- Es regelt bei Mangel oder Überfluß das Niveau des Ki.
- Es stellt das Gleichgewicht des Ki zwischen verschiedenen Punkten wieder her.

Das Feingefühl für diese besonderen Strukturen erwirbt man nur durch Erfahrung und Praxis, doch schon durch die regelmäßige Ganzkörperbehandlung mit den Methoden und Techniken des Grundprogramms erreicht man weitgehende Verbesserung, weil der Körper die Fähigkeit besitzt, die innere Balance zwischen zwei Punkten oder Zonen auch auf geringe Einwirkungen hin – wie den Druck mit der Handfläche – wiederherzustellen. Aber natürlich werden Sie nach einiger Übung genauer wissen wollen, wie Sie zu einer Behandlung gelangen, die den Bedürfnissen Ihrer Partner entspricht.

Jeder Mensch ist auf seine Weise einzigartig. Außerdem verändert sich sein Befinden von Jahr zu Jahr, von Tag zu Tag, von einem Augenblick zum andern – sei es nun gering oder sehr deutlich. Darum ist auch eine Shiatsu-Behandlung nicht gleich wie die andere, auch wenn man beim Erlernen der Technik einem gewissen Grundmuster folgen muß. Überdies ist eine Fülle gesundheitlicher Aspekte zu berücksichtigen – nicht nur physischer, sondern auch psychischer und emotionaler Art. Shiatsu kann wie jede andere ganzheitliche Therapie im Hinblick auf solche Aspekte eine große Hilfe sein. Wir werden hier vor allem auf die Behandlung körperlicher und emotional bedingter Probleme eingehen; doch das Hauptziel von Shiatsu ist es natürlich auch, auf das menschliche Urbedürfnis nach Zufriedenheit und Harmonie Einfluß zu nehmen und die Kraft zu geben, die Herausforderungen des Lebens anzunehmen und zu bewältigen.

Wenn allerdings schwere Störungen vorliegen, seien sie mentaler, emotionaler oder physischer Natur, raten wir Ihnen von einer eigenen Behandlung dringend ab: Ihr Partner sollte dann unbedingt einen qualifizierten Therapeuten des Shiatsu aufsuchen.

Bei der individuellen Anpassung des Shiatsu geht man in zwei Stufen vor: Zuerst stellt man die Diagnose: Man arbeitet das Befinden des Partners heraus. Dann kommt die Behandlung: Man setzt diese Erfahrung um. In der Praxis überschneiden sich diese Prozesse ständig, denn wenn Sie Shiatsu geben, erhalten Sie unvermeidlich auch ein Feedback; doch einige Diagnoseverfahren lassen sich unabhängig davon erlernen. Am Anfang werden Sie sich noch darauf konzentrieren müssen; wenn Ihre Hände Erfahrung gesammelt haben, wird Ihnen die Umsetzung dieser Techniken jedoch zur zweiten Natur, instinktiv und intuitiv – und Sie können sich mehr auf das Hara konzentrieren und müssen sich weniger nach Ihrem Kopf richten.

Die Diagnose ist auch nicht so klinisch exakt zu verstehen, wie es das Wort vermittelt. Als Menschen interessieren wir uns von Natur aus für das Befinden anderer, das zeigen schon unsere Grußformeln.

Und wir besitzen auch eine natürliche Begabung, uns selbst ein Urteil zu bilden. Wir schließen intuitiv vom Äußeren auf das Innere, wenn jemand nur ein bißchen bleich oder schlecht aussieht. Das diagnostische Verfahren des Ostens erweitert lediglich dieses Prinzip und verfeinert es in ganz speziellen Methoden. Es gibt zum Beispiel Gesichtsdiagnose, Stimmdiagnose, Haltungsdiagnose, Diagnosen aus dem Pulsschlag oder dem Zustand der Fingernägel, um nur einige zu nennen. Das sind Ergänzungen dessen, was wir selbst bei ganz konventioneller Beobachtung äußerlicher Symptome und aus den Mitteilungen des jeweiligen Partners über anderweitige ärztliche Befunde in Erfahrung bringen können.

Und nicht zuletzt lernen wir durch die Berührung und Energieempfindung im Laufe der Behandlung dazu – zum Beispiel den Zustand von Kyo und Jitsu *(siehe Seite 124)*. Kein Mensch zieht alle Diagnoseverfahren auf einmal heran: Gewöhnlich hält man sich an eine vorherige Einschätzung, folgt dann einer bevorzugten Methode und überprüft durch ein oder zwei andere, ob das Vorgehen stimmt.

Es zählt zu den Vorzügen des Shiatsu, daß man auf diese Weise ein Ungleichgewicht des Energiezustands feststellen und behandeln kann, ehe es sich in äußerlichen Symptomen manifestiert.

Nach östlicher Verfahrensweise verschafft man sich zunächst einen Gesamteindruck, ehe man ins Detail geht und diesem seine Aufmerksamkeit zuwendet. Eine große, kompakte, muskulöse Person spricht vielleicht auf die Art Pressur und Stretching überhaupt nicht an, die für eine zierliche und feingliedrige Person schon ein Zuviel bedeuten kann.

Gehen wir ein wenig tiefer: Eine Person, bei der Jitsu dominiert – Energie, Aktivität und offensichtlich mehr Yang in Körper, Geist und Seele –, braucht eine eher beruhigende Art der Behandlung. Die Pressur muß rasch und kräftig sein und das übermäßige Ki herausziehen, lockern und verteilen. Dehnen, Rütteln und Quetschen sind hilfreich zur lokalen Sedierung und dürfen manchmal sogar in Gegenrichtung zum Ki ausgeführt werden! Dagegen sind bei einer Person, bei der insgesamt das Kyo überwiegt, die also vergleichsweise schwach und vitalitätsarm scheint, langsamere, behutsamere, verweilende Griffe, die der Richtung der Meridiane folgen und den Fluß des Ki anregen und erweitern, angebracht.

In den Begriffen des Yin und Yang kann man für das jeweilige Erscheinungsbild generell sagen: Die Yang-Dominanz – oder Krankheit – ist gekennzeichnet durch Symptome, die akut, aktiv und stark empfunden und oft von Verspannung, Streß und Fieber begleitet werden. Dominiert hingegen Yin, so sind die Symptome häufig tief im Körper verborgen und nur schwer zu entdecken.

Dieselben Prinzipien gelten auf anderen Ebenen, zum Beispiel zwischen verschiedenen Körperzonen ein und derselben Person. Der obere oder untere Körper oder Teile der Wirbelsäule besitzen mehr Kyo (schwach, keine Muskelspannung, schlaff, kalt oder leblos) oder mehr Jitsu (verkrampfte Muskulatur, hart, heiß) und müssen dann entsprechend tonisierend oder sedierend behandelt werden. Jitsu-Zonen fallen übrigens schon ihrer Natur nach stärker auf.

Auf gleiche Weise läßt sich schließlich auch der Zustand einzelner Meridiane und Tsubos unterscheiden und behandeln: Örtlich begrenzte Schmerzen sind Indikator eines Ungleichgewichts von Kyo und Jitsu. Bei Meridianpaaren – in den Beinen zum Beispiel – muß man beide gleichzeitig behandeln.

Erfahrene Therapeuten gehen häufig so vor,

daß sie zuerst ein Ungleichgewicht von Kyo oder Jitsu herausfinden und diese Energiekanäle vorab behandeln, um ihren Ausgleich herbeizuführen.

Die Sedierung der Druckpunkte kann man durch Kreisbewegungen des Daumens am Tsubo ausweiten; bei exzessiver Leere verhilft intensiver Druck über zehn oder fünfzehn Sekunden, im Extremfall sogar minutenlang zu neuem Tonus. Starkes Stretching ist bei allzu dominantem Kyo ungeeignet.

Arbeit an den Druckpunkten

In Teil I haben Sie schon eine ganze Reihe von Druckpunkten nach den fotografischen Vorgaben der Behandlungslinien bearbeitet. Auf den folgenden Seiten geben wir genauere Hinweise zur Lokalisierung der Tsubos und auf ihre besonderen Eigenschaften, damit Sie Ihre Technik weiterentwickeln können.

Die Druckpunkte eröffnen ein weites Feld neuer Körpererfahrungen – was die Hautfläche angeht, was im überlagernden Muskeltonus vorgeht, was sich darunter zwischen Kyo und Jitsu abspielt. Auch dazu folgen einige nützliche Anmerkungen.

Shiatsu-Lehrer haben überdies entdeckt, daß jeder ein angeborenes Sensorium zur Wahrnehmung verborgener Energievorgänge besitzt; meist bleibt es ungenutzt, bis es sich durch bewußtes Studium entwickelt.

Auch Anfänger können intuitiv Druckpunkte finden und instinktiv sogar auf jene Tsubos einwirken, die am dringendsten der Behandlung bedürfen. Nutzen Sie also auch solche angeborenen taktilen Fähigkeiten, wenn Sie die verschiedenen Techniken studieren. Nach längerer Praxis werden Sie feststellen, daß Ihre Hand etwa beim Ertasten der Meridianpunkte an bestimmten Stellen zögert, weil sie sich irgendwie »anders« anfühlen. Dann ist Ihre instinktive Energiewahrnehmung am Werk, und übermäßige Kopfarbeit ist hier nur hinderlich. Sie können dieses Talent durch die Übungen am Beginn dieses Abschnitts fördern, vor allem durch Entspannung und Konzentration auf das Hara des eigenen Körpers.

Bei der Arbeit an den Druckpunkten sind die Kommentare des Partners eine große Hilfe. Pressen und Halten der Tsubos werden vom Empfänger auf je besondere Weise wahrgenommen, und er wird sie bald zu unterscheiden lernen – diese besondere Art der »Empfindlichkeit«, die auch bei Unbehagen etwas ganz anderes ist als Schmerz.

Oft genug kann Ihnen Ihr Partner genau sagen, wann Sie einen Tsubo exakt getroffen haben, welchen Druck Sie anwenden sollten, wie tieferes oder längeres Pressen wirkt.

Nützliche Druckpunkte

Eine Auswahl bekannter und nützlicher Druckpunkte im System der Meridiane geben die folgenden Seiten wieder. Sie helfen Ihnen, Ihre Technik zu verfeinern und eine ganze Reihe allgemeiner Beschwerden zu behandeln. Wirkungen kann man praktisch an jedem Teil des Körpers erzielen; doch die traditionelle chinesische Medizin hat in Jahrtausenden besondere Punkte herausgefunden, die bei Pressur ihre wohltuende Wirkung zuverlässig und auf eine genau definierte Art bewiesen haben.

Die Auswahl ist in keiner Weise erschöpfend – die klassische Akupunktur kennt 365 Tsubos –, jedoch ausreichend, um Ihnen eine genaue Lokalisierung und differenzierte Behandlungsmöglichkeiten zu erlauben.

Haben Sie einige oder alle Punkte studiert, so können Sie zurückgehen zu den Sequenzen des Grundprogramms und an den entsprechenden Stellen Ihre verbesserten Kenntnisse einbringen.

Die Tsubos werden nach ihrer Lage auf den Meridianen bezeichnet. Die Behandlung eines Punktes berührt allerdings nicht nur diesen Meridian und sein korrespondierendes Organ, sondern wirkt ebenso auf den lokalen Bereich wie auf bestimmte Körperfunktionen; sie kann überdies Störungen beseitigen, die nach den Vorstellungen westlicher Medizin mit dem betroffenen Organsystem gar nichts zu tun haben.

Dü 11 zum Beispiel liegt auf dem Schulterblatt und gehört zum Dünndarm-Meridian, doch er hilft auch bei Schulterschmerzen und Lungenproblemen.

Eine ausführliche Beschreibung des subtilen und komplexen Beziehungssystems der östlichen Medizin würde den Rahmen dieses Buches sprengen; Sie finden alles darüber in der weiterführenden Literatur zur chinesischen Medizin und Akupunktur in Ihrer Buchhandlung.

Viele Tsubos tragen auch alte chinesische Namen wie »Emporsprudelnde Quelle« oder »Palast der Arbeit«, die Sie vielleicht ebenfalls kennenlernen wollen, denn sie gewähren einen tiefen Einblick in ihre energetischen Eigenarten und Wirkungen.

Die Meridiankarten auf den Seiten 128–130 geben eine ungefähre Vorstellung davon, wo die Tsubos zu finden sind, während die Fotos einzelner Körperpartien und die Bildunterschriften dazu ihre Lage präzisieren.

Die übliche Maßeinheit zur Lokalisierung der Punkte ist die Daumenbreite, genauer gesagt: die Daumenbreite des Empfängers. Wenn Sie also zierliche Hände haben, Ihr Partner dagegen kräftige, müssen Sie das berücksichtigen. Bei größeren Abständen spricht man auch von Vierfingerbreite, das entspricht drei Daumenbreiten.

Am besten finden Sie einen Punkt, wenn Sie zuerst unserer Information folgen und dann mit dem Daumen um diese Zone pressen, bis sich der Tsubo unter ihm öffnet – dieser Effekt wird auf Seite 124 beschrieben. Fragen Sie auch Ihren Partner, er spürt das sehr gut.

Beachten Sie die Vorsichtsregeln, die bei manchen Punkten angegeben sind.

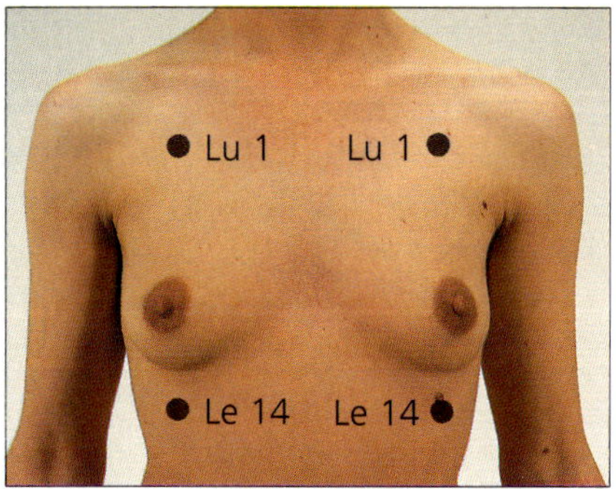

Lungen-Meridian – Lu 1: an der oberen Brust, eine Daumenbreite unter dem vorspringenden Schlüsselbein, in der Höhlung an der Ecke des ersten Rippenzwischenraums.
Bei Erkältung, Husten, Asthma, Atembeschwerden, Brustschmerzen, Brustenge.

Leber-Meridian – Le 14: genau über der unteren Ecke des Brustkorbs, direkt unter den Brustwarzen, zwischen der sechsten und siebten Rippe. Sie sollten dort eine Einbuchtung spüren.
Bei Brustenge, Atembeklemmung, Husten und Rippenschmerzen, Laktationsproblemen, Aufstoßen und Übelkeit.

Lungen-Meridian – Lu 9: an der Hautfalte des inneren Handgelenks, in der Mulde zwischen den Knochen unter der Daumenbasis.
Bei flachem oder schmerzhaftem Atmen, Husten, Rachenkatarrh, Lethargie, Gelenkschmerz; Erste Hilfe bei Bewußtlosigkeit.

Herz-Meridian – He 7: in der Hautfalte des Handgelenks, in der Mulde unter der äußeren Ecke der Handfläche.
Bei Schlaflosigkeit, Reizbarkeit und Hysterie; Erste Hilfe bei Bewußtlosigkeit.

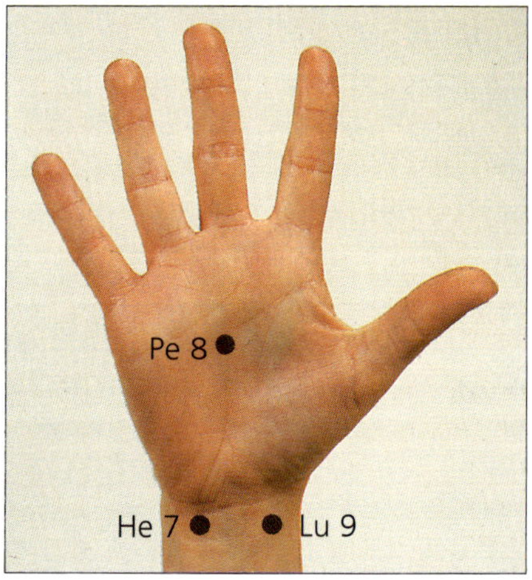

Perikard-Meridian – Pe 8: im Mittelpunkt der Handfläche.
Bei körperlicher Erschöpfung – primär zur Verbesserung des Energieniveaus.

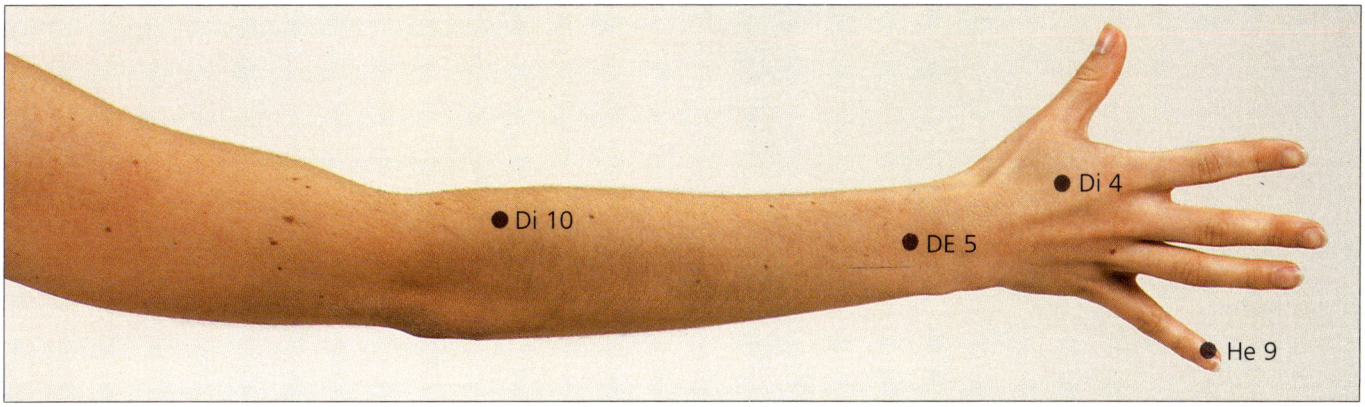

Dickdarm-Meridian – Di 4: auf dem Handrücken, in der Mitte des Muskelgewebes zwischen Daumen und Zeigefinger.
Zur Verbesserung der Darmtätigkeit, bei Husten, Nebenhöhlenentzündung, zur Schmerzkontrolle im oberen Körper (besonders Gesicht – Zahnschmerzen z.B.) und für allgemeines Wohlbefinden.
Vorsicht: Nicht bei Schwangerschaft behandeln!

Dickdarm-Meridian – Di 10: am äußeren Unterarm, eineinhalb Daumenbreiten von der Hautfalte, die sich im gebeugten Ellbogen zeigt. Der Punkt befindet sich etwa auf der Linie des Zeigefingers.
Bei Schmerzen und Ermüdung in den Armen, gegen Muskelkrämpfe, bei Heiserkeit und zum allgemeinen Wohlbefinden.

Herz-Meridian – He 9: an der Innenseite des kleinen Fingers nahe dem Nagelbett.
Bei Angstzuständen und Hysterie; Erste Hilfe bei Angina pectoris und Herzattacken.
Dreifacherwärmer-Meridian – DE 5: auf dem Armrücken, zwei Daumenbreiten über der Gelenkfalte.
Bei Ohrensausen, Ohrenschmerzen, Migräne und allgemeinem Kältegefühl.

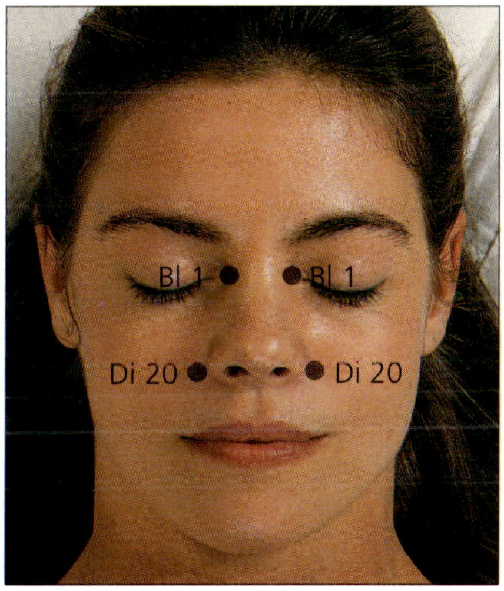

Dickdarm-Meridian – Di 20: nahe den Nasenecken in den kleinen Höhlen außen an den Nasenflügeln.
Bei Nebenhöhlen- und Nasenstauung sowie Gesichtsschmerzen.
Blasen-Meridian – Bl 1: eine Spur über den inneren Augenwinkeln; man preßt mit dem kleinen Finger einwärts und aufwärts, der Daumen ist zu plump für diese Feinarbeit.
Bei geschwollenen und ermüdeten Augen, schwacher Sehkraft und Schlaflosigkeit.

Magen-Meridian – Ma 36: an der Außenseite des Schienbeins, vierfingerbreit unter der Kniescheibe, in der Vertiefung an der äußeren Kante.
Bei müden Beinen, Appetitmangel und für allgemeines Wohlbefinden.
Milz-Meridian – Mi 6: an der Innenseite des Schienbeins, vierfingerbreit über dem Kopf des Sprungbeins. Auch ein Punkt der Nieren- und Leber-Meridiane, die sich hier mit dem Milz-Meridian überschneiden.
Bei Menstruations- und anderen Frauenbeschwerden, Verdauungsproblemen, Übergewicht und Schlaflosigkeit.
Vorsicht: Nicht bei Schwangerschaft behandeln!

Milz-Meridian – Mi 9: an der Innenseite des Schienbeins, direkt unter dem Knie.
Bei Angstzuständen, Hysterie und Knieschmerzen; Erste Hilfe bei Angina und Herzattacken.
Nieren-Meridian – Ni 3: an der Innenseite des Sprungbeins, in der Mitte zwischen Achillessehne und Knöchel.
Bei Nierenstörungen.

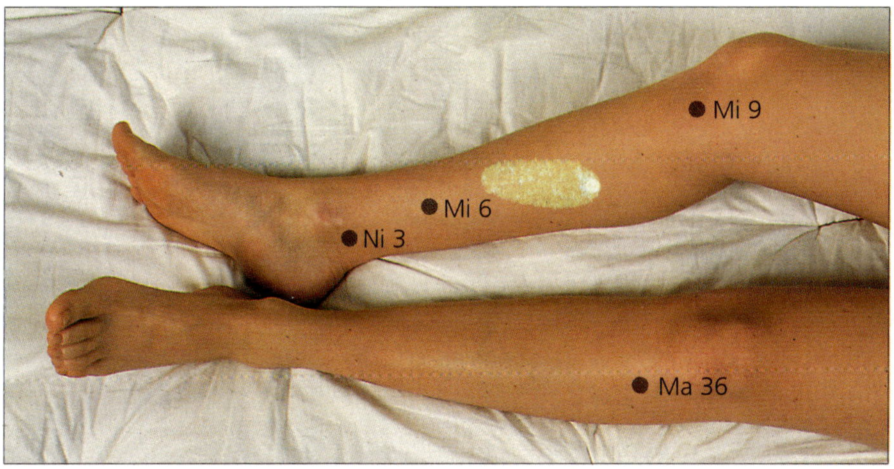

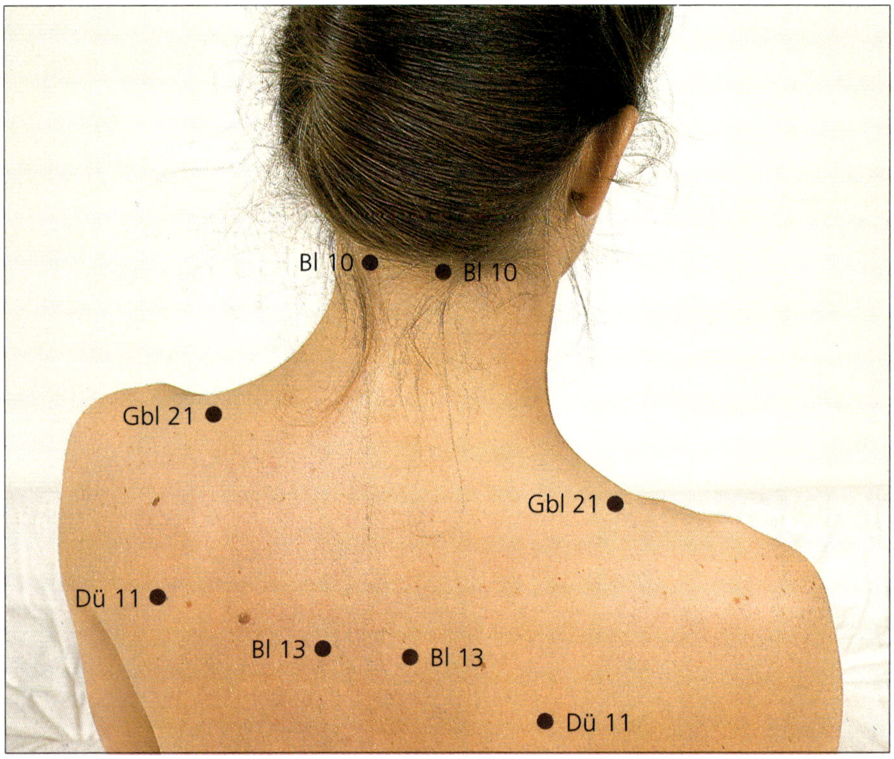

Dünndarm-Meridian – Dü 11: oben am Rücken, in einer Vertiefung in der Mitte der Schulterblätter.
Bei Schultersteife, Schulterschmerzen, Neuralgie; auch bei Lungenproblemen wie Atembeschwerden, Asthma oder Husten.
Blasen-Meridian – Bl 10: im Nacken direkt unter der Schädelbasis, in Daumenbreite neben der Wirbelsäule.
Bei Kopfschmerzen, Nackenschmerzen, Schlaflosigkeit und Nasenverstopfung.
Blasen-Meridian – Bl 13: eineinhalb Daumenbreiten neben der Wirbelsäule, in Höhe des Zwischenraums von drittem und viertem Brustwirbel.
Bei Lungenproblemen wie Asthma, Husten, Bronchitis, Lungenentzündung und Atemlosigkeit; auch bei Blasenbeschwerden oder Lethargie und Depressionen.
Gallenblasen-Meridian – Gbl 21: auf den Schultern direkt über den Brustwarzen.
Bei Schultersteife und Schulterschmerzen und zur Verbesserung der Laktation.
Vorsicht: Nicht bei Schwangerschaft behandeln!

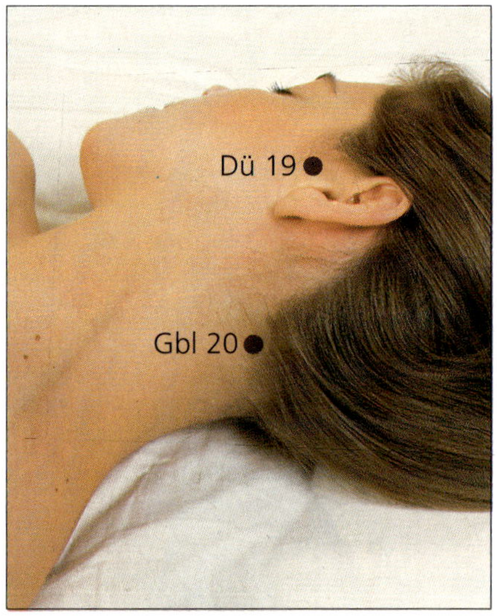

Dünndarm-Meridian – Dü 19: in den Vertiefungen mittlerer Höhe direkt vor den Ohren, sobald man den Kiefer etwas öffnet.
Bei Ohrensausen und Hörproblemen.
Gallenblasen-Meridian – Gbl 20: direkt unter der Schädelbasis in den Vertiefungen, die man an den äußeren Seiten des Trapezmuskels erfühlt.
Bei Erkältung, Kopfschmerz, schmerzenden und geschwollenen Augen sowie Nackenverspannung.

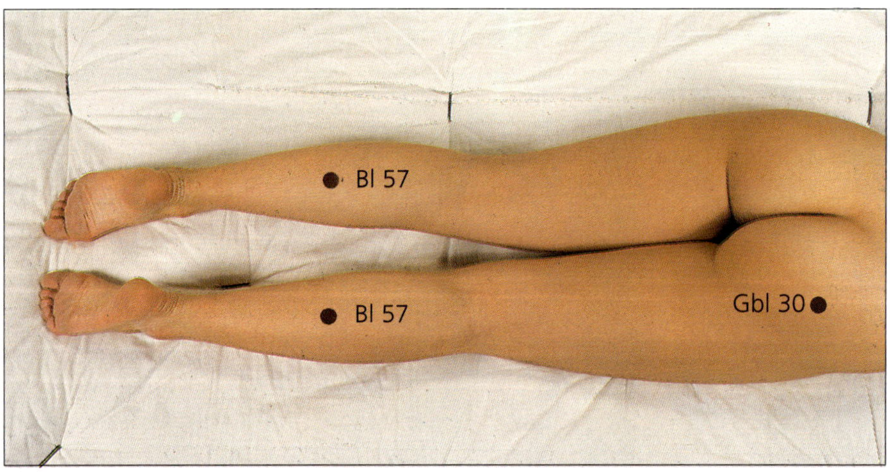

Blasen-Meridian – Bl 57: auf der Rückseite der Beine in der Mitte des Wadenmuskels auf halbem Weg zwischen Knie und Ferse.
Bei Muskelverspannung, Krampf, Steifheit oder Ermüdung der Unterschenkel, Krampfadern, Ischias und Hämorrhoiden.
Gallenblasen-Meridian – Gbl 30: in der großen Muskelsenke zu beiden Seiten des Pos – ein Drittel des Wegs vom Oberschenkelansatz zum Steißbein.
Bei Kreuzschmerzen, Ischias, Arthritis oder Rheuma in den Hüften.

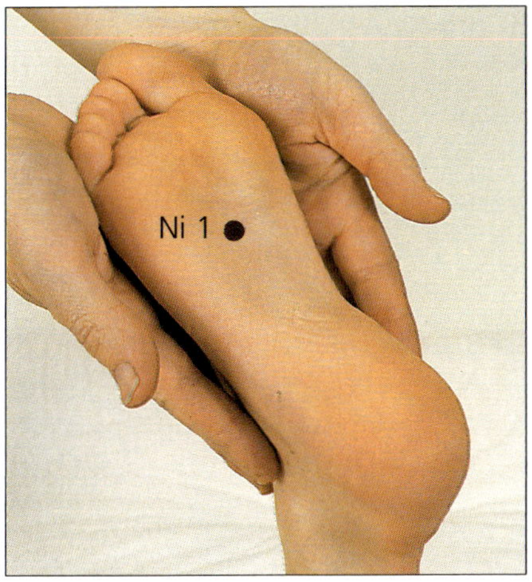

Nieren-Meridian – Ni 1: in der Mitte der Fußsohle, ein Drittel des Wegs von der mittleren Zehenspitze zur Ferse.
Bei Menstruationsbeschwerden, Schwindel und zur Vitalitätssteigerung; Erste Hilfe bei Bewußtlosigkeit.

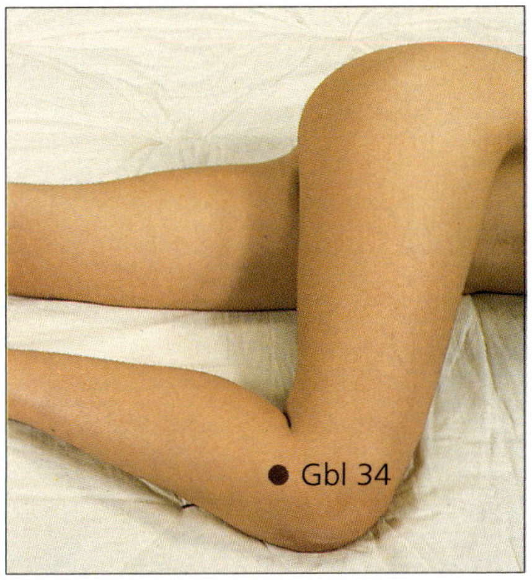

Gallenblasen-Meridian – Gbl 34: an der Außenseite der Beine, direkt unter dem Knie, in der Knochenvertiefung unter der Kniescheibe. Bei der Behandlung soll das Bein angezogen sein.
Bei Kopfschmerzen, Schwäche in den Beinen, Knie- und Knöchelbeschwerden.

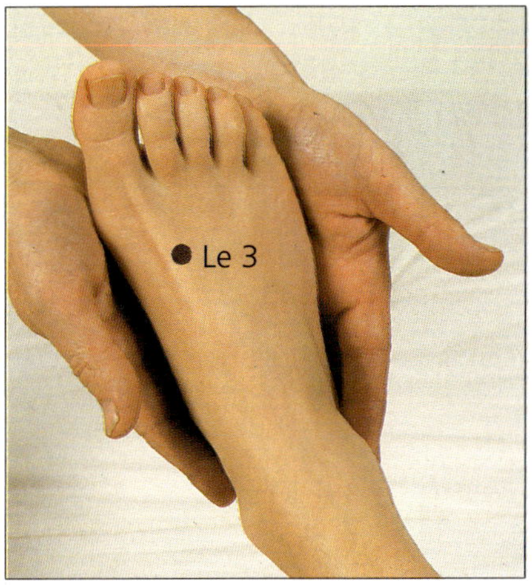

Leber-Meridian – Le 3: auf dem Rist des Fußes, eineinhalb Daumenbreiten oben im Gewebe zwischen erster und zweiter Zehe.
Bei Kopfschmerz, Schwindel und Muskelverkrampfungen.

Behandlung spezieller Beschwerden

Wenn Ihr Partner unter speziellen gesundheitlichen Problemen leidet, kann man die Behandlung häufig darauf einstellen oder zumindest mit ein paar zusätzlichen, spezifischen Schritten darauf eingehen. Dafür folgen nun Beispiele und einige Ratschläge zur Selbsthilfe für den Empfänger. Sie werden sehen, daß manche der genannten Tsubos sehr hilfreich sind bei der ganzheitlichen Behandlung spezieller Probleme, auch wenn diese Druckpunkte nicht den unmittelbaren Effekt der oben geschilderten Art haben.

Erkältung und Grippe: Beim Standardprogramm des Shiatsu wird hier auf die Behandlung von Rücken, Nacken und Kopf besondere Sorgfalt verwendet. Die Übungen dienen dazu, Blockierungen und Stagnationen des Ki zu beheben, die Immunkräfte zu stärken und Giftstoffe in das Blut und durch den Kreislauf aus dem Körper zu schwemmen. Der Verlauf der Erkältung wird meist beschleunigt und »auf die Spitze getrieben«. Hilfreich ist auch die Spezialbehandlung der Lungen: eine regelmäßige Arbeit an den Milz-Kanälen sorgt langfristig für die Verbesserung des Immunsystems. Besonders zu berücksichtigen sind die Punkte Lu 1, Lu 9, Dü 11, Bl 10, Bl 13 und Gbl 20; gegen schmerzhafte Begleiterscheinungen wirken Di 4 und Di 10, gegen Husten Di 4, Bl 13 und Le 14, gegen Schnupfen Di 20 und Bl 10.

Nebenhöhlenentzündung und -stauung: Gewöhnlich helfen Lungen- und Dickdarm-Meridiane mit besonderer Beachtung von Di 4 und vor allem Di 20.

Asthma: Man behandelt den Lungen-Meridian und die Punkte an Nacken, Schultern, oberem Rücken und Brustkorb. Lu 1, Bl 13 und Gbl 21 sind von speziellem Nutzen. Da Asthma eng mit allergischen Reaktionen verbunden ist, sollte man zur Selbsthilfe auch die Ernährung – Milchprodukte! – und andere Störfaktoren überprüfen.

Verstopfung: Natürlich wird man vor allem den Unterleib durch Massagen wie auf Seite 71 und die Dickdarm-Meridiane an den Armen behandeln, aber auch die Schultern sind wichtig. Di 4 ist besonders nützlich und kann auch vom Empfänger selbst bearbeitet werden. Es ist überhaupt sinnvoll, den Klienten die Möglichkeiten der Selbstbehandlung aufzuzeigen *(siehe Seiten 103–119)*, die sehr direkt wirkt und die Darmtätigkeit fördert und regelt. Auch Diätkost und körperliche Übungen sind anzuraten.

Durchfall: Sanftes Shiatsu am Unterleib, Arbeit an den Dickdarm- und Dünndarm-Meridianen, dazu Ma 36 und Ni 1. Das Hara warm halten, nach Möglichkeit fasten und den Flüssigkeitsverlust ausgleichen.

Erschöpfung: Shiatsu ganz allgemein und dazu eine Unterleibsbehandlung. Bei Anstieg des Blutzuckers (Müdigkeit nach dem Essen) ist der Milz-, bei tieferer Erschöpfung der Nieren-Meridian zu bearbeiten. Pe 8 und Ma 36 eignen sich zur raschen Einwirkung; durch Bl 13, Le 10 und Ni 1 kann man generell die Vitalität verbessern.

Kopfschmerzen: Anders als die chemische Industrie zu glauben scheint, gibt es unterschiedliche Arten von Kopfschmerzen mit verschiedenen Ursachen, die auch verschieden behandelt werden müssen. Ursprung, Dauer und Wahrnehmung unterscheiden sich erheblich. Allerdings spielt dabei fast immer Streß in Verbindung mit Verspannungen in Nacken und Schultern und mangelhafter Blutzufuhr in Teilbereichen des Kopfs eine Rolle. Es ist deshalb wichtig, die tiefere Ursache herauszufinden und zu beseitigen; aber eine besondere Behandlung des Rückens und der betroffenen Kopfpartien sowie eine Ganzkörperbehandlung bringen gewöhnlich schon große Erleichterung. Bei einer Reihe von Kopfschmerzen ist die Pressur der Punkte Ma 36, Gbl 20, Gbl 21, Bl 10, Di 4 und Le 3 sehr effektiv. Die Behandlung von Migräne durch Shiatsu ist sehr wohl möglich, erfordert in der Regel jedoch Spezialkenntnisse – auch wenn Sie sich bisweilen durch DE 5 helfen können.

Schlaflosigkeit: Es ist eine der ersten Erfahrungen beim Shiatsu, daß man sehr viel besser schläft – auch wenn das gar nicht das Problem war. Der Empfänger wird durch die Behandlung ungeheuer entspannt, selbst wenn er sonst seine Schwierigkeiten damit hat. Darum ist es auch hier wieder wichtig, den Ursachen schlechten Schlafs auf den Grund zu gehen und sie auszuräumen. Shiatsu hilft dabei, denn in aller Regel verbessert es das Schlafverhalten und läßt so leichter erkennen, was zuvor falsch daran war. Man kann solche Fortschritte unterstützen, indem man besonders Nieren- und Blasenmeridiane und den Bauch und die Füße sowie Bl 10, He 7, Ni 1 und Mi 6 behandelt. Zur Selbsthilfe gehören mehr körperliche Ausgleichsübungen, die Vermeidung von Stimulanzien wie Kaffee und üppigem Essen am späten Abend.

Rückenschmerzen: Es gibt zwei Wege: Man behandelt die Tsubos in der Schmerzzone, um einen Überschuß an Kyo oder Jitsu abzubauen (aber Vorsicht an der Wirbelsäule); und man lockert die Spannungen, die sich in den benachbarten Rückenpartien finden. Hartnäckige Rückenprobleme spiegeln gewöhnlich eine tiefere Schwäche der örtlichen Organe wider. Schmerzen im unteren Rücken weisen oft auf Probleme der Nieren oder der Blase, weshalb man bei Rückenbeschwerden auch möglicherweise betroffene Organe prüfen und behandeln sollte. Gbl 30 hilft bei Kreuzschmerzen, der Tsubo in der Mitte der Kniekehle ist ein klassischer Druckpunkt bei jeder Art Rückenschmerz. Aber setzen Sie den Druck niemals unmittelbar an verletzten Zonen – Bandscheiben! – an.

Menstruationsbeschwerden: Shiatsu am Unterleib bietet eine gute Hilfe, doch muß der Druck leicht und behutsam sein, sobald sich Unbehagen einstellt. Außerdem behandelt man die Meridiane von Nieren, Blase und Milz – speziell Mi 6 und Ni 1.

Behandlung von Emotionen

Das System der fünf Elemente (siehe Seite 132–133) zeigt Wege auf, wie eine Behandlung auf die emotionale Verfassung eines Partners eingehen kann. Die Anwendung dieser Prinzipien wollen wir an einigen Beispielen erläutern.

Allgemein gesagt: Sie kennen das dominierende Element in der emotionalen Verfassung einer Person und können daraus auf das Organsystem schließen, das am stärksten betroffen oder aus dem Gleichgewicht geraten ist, und kontrollieren dieses dann durch weitere Diagnoseverfahren – das kann die Beobachtung oder Befragung des Patienten sein. (Die Verknüpfungen von Organsystemen und emotionalen Mustern sind in der Grafik auf Seite 133 dargestellt.) Ist zum Beispiel die vorherrschende negative Emotion zu diesem Zeitpunkt Zorn oder extreme Ungeduld, dann müssen Sie zuerst auf die Organsysteme Leber und Gallenblase achten (Holz). Leidet die Person hingegen unter unerklärlicher Depression und Kummer, dann deutet das auf Lunge und Dickdarm (Metall). Wenn solch ein emotionales Bild dauerhaft und tief verwurzelt ist, sollte man eine entsprechend tiefgehende, vielleicht sogar konstitutionelle Unausgewogenheit in diesem Organ in Erwägung ziehen. Bestätigt sich die Diagnose im Lauf der Behandlung, dann muß man diesen Meridianen und Druckpunkten ganz besondere Aufmerksamkeit zuwenden.

Aber das System der fünf Elemente bietet mehr als diesen sehr einfachen und direkten Zugang. Die Elemente – oder Phasen der Energietransformation – korrespondieren auf zwei Ebenen miteinander: über die Produktionssequenz und über die Kontrollsequenz.

Die Energie Holz beispielsweise wird gestützt durch die Energie Wasser und stützt ihrerseits die Energie Feuer; sie wird gehemmt durch Metall und hemmt ihrerseits Erde. Diese Wechselbeziehungen eröffnen subtile, aber wichtige zusätzliche Möglichkeiten, das Ki im betreffenden Organsystem zu beeinflussen.

Am Beispiel Leber: tauchen hier Störungen auf, ist die Energie von Kyo überlagert. Wir können am Meridian arbeiten, um sie zu kräftigen, aber auch auf die Kanäle des Wassers (Nieren und Blase) einwirken, um die Einflüsse aus dem Kontrollzyklus auszugleichen; sogar die Sedierung der Energie Metall kann etwas bewirken.

Oder im umgekehrten Fall: Ist das Ki in Holz zu sehr Jitsu, wird man seine Kanäle zuerst sedieren. Eine weitere Möglichkeit ist, jenes Element zu stärken, das seine Energie einschränkt, nämlich Metall und seine Lungen- und Dickdarm-Meridiane. Diese indirekten Verfahrensweisen können häufig sogar wirkungsvoller sein als der direkte Eingriff, weil sie ganzheitlicher Natur und darauf ausgelegt sind, den gesamten Organismus ins Gleichgewicht zu bringen. Die Anwendung des Systems der fünf Elemente kann selbst zum lebenslangen Studium werden; in der Akupunktur ist eine ganze Schulrichtung darauf gegründet.

Wie oft soll man behandeln?

Einmal in der Woche ist bei den meisten Menschen ausreichend, aber wenn in der Familie oder unter Freunden jemand öfter nach Shiatsu verlangt, wird es ihm sicher wohl tun. Auch in der professionellen Behandlung wird der wöchentliche Rhythmus empfohlen. Menschen, die sehr stark ansprechen auf Shiatsu, ist eher eine vierzehntägige Behandlung anzuraten. Wenn die aktuellen Beschwerden erst einmal behoben sind und sich ein gutes Allgemeinbefinden einstellt, genügt zur Aufrechterhaltung der Gesundheit auch eine monatliche oder nur gelegentliche Behandlung.

Gute Ratschläge

Wenn Sie Shiatsu etwas länger praktiziert haben, werden Sie bestätigt finden, daß die physische und psychische Verfassung eines Menschen nicht vom Himmel fällt, sondern in erster Linie Resultat seiner Lebensführung ist. Die Pflichten, die wir uns aufladen, die Nahrung, die wir zu uns nehmen, der Lebensstil, den wir führen, die Art der Umwelteinflüsse, denen wir uns aussetzen, bis hin zu den Filmen, die wir uns anschauen – sie alle haben großen Einfluß auf das Wohlbefinden von Körper, Geist und Seele. Und da wir vieles davon selbst bestimmen können, läßt sich immer etwas für die Verbesserung unserer Verfassung oder Befindlichkeit tun.

Shiatsu bedeutet, daß Sie nicht sosehr die oberflächlichen Symptome spezieller Beschwerden behandeln, sondern auf die ihnen zugrundeliegende Situation des Ki, die Lebensenergie, eingehen. Mit wachsender Erfahrung wird sich ein Gefühl dafür einstellen, und es wird Ihnen auch gelingen, die tieferen Ursachen eines Problems aufzudecken.

Für viele Praktiker gehört es zur selbstverständlichen Aufgabe ganzheitlicher Therapie, dem Klienten auch Empfehlungen zur persönlichen Lebensführung zu geben. Eine sachkundige Shiatsu-Behandlung, die vom eigenen Bemühen des Klienten um bessere konditionelle Voraussetzungen begleitet ist, führt – in Wochen- oder Monatsabständen – zu den besten und nachhaltigsten Ergebnissen.

Register

Kursiv gesetzte Zahlen beziehen sich auf Abbildungen